香药与温病

——明清文献中芳香药物防治温病研究

师小茜 著

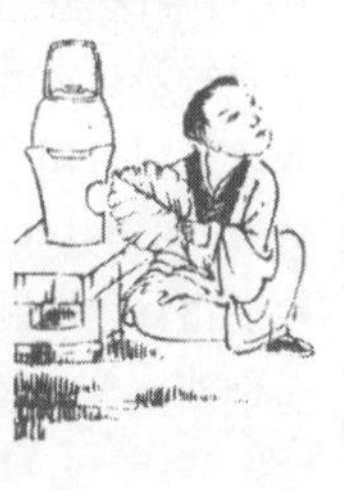

全国百佳图书出版单位
中国中医药出版社
·北 京·

图书在版编目（CIP）数据

香药与温病：明清文献中芳香药物防治温病研究 / 师小茜著 . —北京：
中国中医药出版社，2023.11
ISBN 978 – 7 – 5132 – 8526 – 1

Ⅰ . ①香⋯　Ⅱ . ①师⋯　Ⅲ . ①温病学说 – 文献 – 汇编 – 中国 – 明清时代　Ⅳ . ① R254.2

中国国家版本馆 CIP 数据核字（2023）第 209131 号

中国中医药出版社出版
北京经济技术开发区科创十三街 31 号院二区 8 号楼
邮政编码　100176
传真　010–64405721
廊坊市祥丰印刷有限公司印刷
各地新华书店经销

开本 710 × 1000　1/16　印张 17.25　字数 246 千字
2023 年 11 月第 1 版　2023 年 11 月第 1 次印刷
书号　ISBN 978 – 7 – 5132 – 8526 –1

定价　85.00 元
网址　www.cptcm.com

服 务 热 线　010–64405510
购 书 热 线　010–89535836
维 权 打 假　010–64405753

微信服务号　zgzyycbs
微商城网址　https://kdt.im/LIdUGr
官 方 微 博　http://e.weibo.com/cptcm
天猫旗舰店网址　https://zgzyycbs.tmall.com

如有印装质量问题请与本社出版部联系（010–64405510）

前 言

芳香药泛指一切具有芳香气味的中草药，本书将古代及现代文献中明确记载或以医家经验特定为芳香之品的药物均纳入芳香药的范畴。芳香药的应用源远流长，东汉时期，我国现存最早的药学专著《神农本草经》所载芳香药占10%左右。隋唐时期，药学典籍《新修本草》中记录的芳香药物逐渐增多。宋之前，虽被记录于本草书籍中的芳香药不少，但临床应用却不多。直到宋代，芳香药才开始广泛应用于临床各科，《太平惠民和剂局方》中记载了很多由芳香药组成的方剂，包括后世闻名的开窍醒神佳品苏合香丸、至宝丹等，可使神昏危重之人得以救治；《小儿药证直诀》载有豆蔻散、《妇人大全良方》载有木香枳实丸等，这些方剂均由芳香药组成，效果甚佳。明清时期，芳香药物广泛运用于温病的防治之中。吴鞠通在《温病条辨》中，开创三焦辨证论治，充分运用芳香药物的轻清之性，宣透三焦热邪；杨栗山则认为温病是郁热自内外发，应用芳香流动之品，宣泄郁热；刘奎则善用芳香辛燥之物，化浊辟秽，除疫解毒。芳香药物具有解表、发散、祛风、开窍、清热、理气、除湿、化浊、补益、活血、辟邪等功效，可适用于温病上中下三焦及卫气营血各个证候之中，在防治温病的过程中举足轻重。

除了内服芳香药物，还可以通过佩戴等方式发挥祛瘟除秽之功，且芳香药外用安全、毒副作用小、易接受、易获取等优点具有广阔的市场前景。

近些年对芳香药物在温病中应用的研究发现，人们在文献研究方面，对古籍进行挖掘，但未进行系统归纳及整理；在现代药理研究中，人们大多研究芳香药物开窍醒神、祛疫祛秽之用，以单味药或药对研究为主，缺少对其他作用及成方的研究；在临床试验研究中，主要以香药香佩法预防上呼吸道感染或一些较轻的疾病，缺少其他剂型或方法及其他疾病的研究。

温病的防治从未离开过芳香药，特别是在预防方面，使用大量芳香药物以达到扶正气、辟邪秽之功。但鲜有医家以温病卫气营血辨证为出发点，研究芳香药物在温病辨证论治及预防方面的应用规律及药用价值，甚至在每一版的《温病学》教材中对该部分内容的论述缺乏系统性、完整性。理论离不开实践，实践更加离不开理论，知行合一方为最优。

本书选取了明清时期（1368—1912）具有代表性且流传较广的温病学相关专著及医案（附录五选取其中具有代表性且篇幅较大的有关芳香药物防治温病论述的著作，共四部，分别是《温疫论》《湿热条辨》《时病论》《松峰说疫》），通过文献整理、数据挖掘和理论探究，从卫气营血辨证角度，系统、完整地归纳了芳香药物在温病预防、治疗方面的应用，丰富了温病学理论内容，能够指导临床用药，提高未来温病临床治疗水平。第一章介绍了芳香药物的概念及其防治温病源流；第二章介绍了明清时期十二位代表医家应用芳香药防治温病的特色；第三章通过现代文献研究工具中医传承辅助平台，分别对理论专著、医案中的方剂按卫气营血辨证及预防分类，进行数据挖掘，得出明清时期芳香药防治温病的潜在特点；第四章综合了第二章与第三章，并在此基础上，总结出明清时期芳香药防治温病的应用规律。

本书为了最大程度保持引用古籍原貌，书中多处存在同音不同字的现象，如：温疫、瘟疫；症、证；膜原、募原；等等。以上均为古籍原貌辑录，而非混用。另外，由于药用部位、产地、别名、简称、炮制方法等因素，还存在同一种药物有不同称谓的现象，如真珠为珍珠别名，银花为金银花的简称，等等。以上亦为古籍原貌辑录，而非错字及混用。最后，书中引用的古籍原文涉及虎头骨、犀角、穿山甲等保护动物用药，实际临床已禁用，可用其他药物代替。

尊古不泥古，创新不忘古，因此应充分利用中医药典籍，以其为研究内容，以现代研究方法为依托，旨在归纳总结芳香药物在温病中的应用及规律，指导临床合理用药，提高临床治疗效果，扩大中医药在临床医学中的应用，对中医药事业的发展有深远意义。

本书的出版，得到了2023年国家中医药管理局温病学高水平中医药重点学科建设项目（zyyzdxk-2023209）；2022年全国名老中医药专家牛阳传承工作室建设项目（国中医药人教函[2022]75号）、2020国家自然科学基金重点项目联合基金项目（U20A20404）基于宁夏特色中药防治西北地区肺系时疫创新药物的应用基础研究及宁夏“十三五”东西部科技合作项目——宁夏少数民族优势病种诊疗规范及特色产品开发研究项目的大力支持。感谢我的老师牛阳教授，给予了我无数的帮助，他是我学术路上的指明灯。感谢中国中医药出版社的张伏震编辑、彭立娉编辑及其他工作人员在本书出版过程中的辛勤工作。

师小茜

2023年9月10日

目 录

第一章　芳香药物概念及防治温病源流考

关于芳香药概念,《香药本草》云“香药本草是指药用部分气味芳香，或经燃烧、煎煮、研粉、加热能产生香气，以及虽无特殊芳香气味，但习惯上被当作香药使用的药物”[1]，可泛指一切具有芳香气味的中草药，具有芳香解表、芳香清热、芳香开窍、芳香理气、芳香辟秽、芳香正气、芳香散风、芳香化湿等功效[2]，广泛应用于中医组方中，也可称其为芳香药物。

我国自古以来善于应用芳香药物治疗疫病，预防及控制其传播，并取得不错的效果。

第一节　芳香药物概念及范围

芳香药泛指一切具有芳香气味的中草药。从古至今，虽应用范围较广，但未有医家在著作中明确指出芳香药的概念以及界定范围。因此为了明确芳香药物的概念及范围，通过对古代医籍及现代文献的阅读、整理、分析，将以下三种情况纳入芳香药范畴。

第一，古代及现代文献中明确指出或已达成共识的芳香药物，如文献中常出现的芳香辛散之薄荷、芳香化湿之藿香等；再如陈艳娇对《温病条辨》进行梳理，得到芳香药物有：金银花、连翘、厚朴、陈皮、草果、白蔻仁、杏仁、麝香、雄黄、沉香、降香、砂仁、丁香、安息香、木香、乳香、没药、小茴香、川椒、吴茱萸，等等。

第二，古代或现代文献中，特别是本草类书籍中指出气芬味香的中草药物，如《中药大辞典》中记载当归含有多种气味芳香的挥发油，

《品汇精要》中记载川芎“味辛，臭香”，这两味药在《本草纲目》中被列入“芳草五十六种”之中，除此之外，“芳草五十六种”还载有藁本、甘松、草豆蔻、姜黄、郁金、白芷、菊、艾、茵陈蒿、青蒿、麻黄等芳香药。

第三，医家根据自身临床经验将一些特定药物作为芳香药使用，继而这些中草药约定俗成为芳香药。如吴鞠通《温病条辨》载有“桑叶芳香有细毛”“香豉”“郁金，草之香；梅片，木之香；雄黄，石之香；麝香，精血之香”等。

因此，芳香药的概念可界定为，一切含有芳香气味，从古至今被明确指出属于芳香药或气味芬芳之中草药，或某些未被明确记载却由于医家临床用药经验，将其约定俗成归为芳香性质的中草药。临床上常见防治温病的芳香药有：芳香散热药，如连翘、金银花等；芳香化湿药，如厚朴、草果等；芳香行气药，如陈皮、木香等；芳香开窍药，如麝香、冰片等；芳香辟秽药，如苍术、艾叶；等等。（芳香药物功效、性味、归经详见附录一。）

第二节　芳香药物防治温病源流考

芳香药物的应用历史悠久，自古以来就有利用芳香药物治病防病、辟邪除祟的记载。

酒作为最早出现的芳香药，距今已有3000多年的历史。《山海经》中载有多种芳香药物，如藁本、厚朴、白芷等，《山海经·第二卷·西山经》明确了佩戴薰草可以治疠，“浮山有草麻，叶方茎赤花黑，实臭如蘼芜，名曰薰草，佩之可以已疠”[3]。马王堆出土的文物中，包括许多用芳香药物制作的香囊、熏炉、熏囊、绢袋等，内含花椒、佩兰、藁本等芳香化浊之物。同时期的《五十二病方》出自马王堆三号墓，记载了蜀椒、白芷、厚朴等香药。此类芳香燥湿药也为后世常用祛疫之品，可见当时已佩戴香囊作为祛邪辟秽之法。《神农本草经》为我国现存的最早的药学专著，成书于东汉时期，载有365味中草药，其中芳香药占10%左右，如青蒿、艾叶、厚朴等均为当今常用芳香辟秽佳品。

东晋《肘后备急方》载有用芳香药物制作香囊或将芳香药物焚烧后达到防疫功效的记述。《博物志》载有“返魂香”，正值长安有疫情大流行，西域月氏国特使进贡的“返魂香”焚烧一丸后，得病之人康复，其香味可绵延百里，经久不散。

隋唐时期，《新修本草》《海药本草》收录苏合香、安息香、龙脑香等外来香药，因其辛香味厚，走窜力强，成为后世芳香开窍醒神必用之品；其中《海药本草》中还记载佩戴、焚烧香药可辟邪除恶[4]。《备急千金要方》中载有大量芳香药物组成的方剂用以治疗瘟疫，如雄黄丸、太乙流金散等。

宋代《太平惠民和剂局方》中载有较多的芳香药组成的经典方剂，其中紫雪丹、至宝丹、苏合香丸为开窍醒神之要药[5]，也为后世温病中神机闭塞常用药物。

明清时期，芳香药物广泛应用于治疫与防疫。如吴又可《温疫论》中的“达原饮”为治疫代表方，方中草果、厚朴辛香辟秽，除湿化浊，有开达膜原之功；叶天士在《临证指南医案》中记载运用大量芳香药物治疗湿热病[6]；吴鞠通在《温病条辨》中取凉开三宝（安宫牛黄丸、紫雪丹、至宝丹）治疗热陷心包、痰热扰神等证的神志异常，以达到开窍醒神之功，又善用芳香之品的轻清之性治上焦热证以达“非轻不举”之功；薛生白在《湿热病篇》中善用芳香化湿之品配伍清热、理气之法清热祛湿，使湿去而热不独留；王孟英在《温热经纬》中所载的甘露消毒丹为治疗湿温时疫之要药，且其善用芳香之品轻清透散之功，清卫分、气分之热。《松峰说疫》中载有多种芳香药物组成的外用方剂如“杀鬼丹”“不染瘟方”等，将其佩戴、悬挂等直接作用于人体或焚烧、浸水等通过对空气、饮用水消毒间接作用于人体，以达芳香除秽、避疫、化浊除秽之功。

参考文献

［1］李良松，刘懿，杨丽萍．香药本草［M］．北京：中国社会科学出版社，2000：3.

［2］杨崇仁，许敏，李海舟．试论香药的概念和历史［J］．世界最新医学信息文摘，2019，19（A1）：40-41.

［3］山海经［M］．北京：中华书局，2009：22.

［4］张慧，张杰，刘明．芳香疗法溯源及中药精油的研究进展［J］．中医研究，2005（10）：62-64.

［5］杨必安，曹丽娟，姚鑫，等．中医历代防疫概说［J］．中医学报，2021，36（01）：54-57.

［6］陈春宇，董汉玉，纪瑞锋，等．基于中医药理论的芳香类中药防治新型冠状病毒肺炎（COVID-19）的作用探讨［J］．中草药，2020，51（11）：3051-3061.

第二章　明清温病学家芳香药应用特色

明清时期，疫病肆虐，温病学派逐渐形成，芳香药物广泛应用于防治温病。代表性医家有明代吴有性，清代叶天士、薛雪、吴瑭、王孟英、雷丰、刘奎、杨璿、周扬俊、陈平伯、熊立品、何炳元，他们均善用芳香药物防治温病，如吴有性《温疫论》治温病首方达原饮，包括芳香之品厚朴、草果，为芳香逐秽第一方；又如薛雪《湿热论》共载条文35条，其中含有芳香药物应用的条文有18条；再如雷丰在《时病论》中创制治温之法60种，其中含有芳香药物的治法有23种；吴瑭在《温病条辨》中自创辛凉平剂银翘散，共9味药，其中5味为芳香之品，该方为芳香散热、解表逐秽代表方，对后世影响颇深。下面分别探讨各医家应用芳香药防治温病的规律。

第一节　吴有性

吴有性，字又可，明末医家。恰逢连年战争，各地不断发生灾荒，大灾之后必有大疫，“崇祯辛巳，疫气流行，感者甚多，于五六月益甚，或合门传染。其于始发之时，每见时师误以正伤寒法治之，未有不殆者。或病家误听七日当自愈，不尔，十四日必瘳，因而失治”。吴氏认为此疫病传染性极强，但当时医家拘守《伤寒论》之法，疗效甚微。吴氏感叹“守古法不合今病，以今病简古书，原无明论，是以投剂不效，医者彷徨无措，病者日近危笃”，于是继承前人之所学，通过大量临床实践，提出了不同于伤寒的温疫学说，将温疫病因、病机、治法、方药等汇集成册，著成我国第一部专门论述温病的书籍——《温

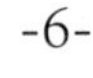

疫论》。"温疫之为病，非风、非寒、非暑、非湿，乃天地间别有一种异气所感"，吴氏将温疫邪气归于非六淫邪气，而为"异气"，对于这种"异气"，他提出需要邪溃早逐，直捣病所，创立了芳香逐秽的"达原饮"，又在此基础上加减得到"三消饮"；喜用芳香辛温的生姜，既可解表又可护脾；其治温思想影响了后世医家，丰富了芳香药物在治温方面的应用。吴有性《温疫论》中含有用芳香药物防治温病的方剂16个，涉及芳香药有厚朴、草果仁、羌活、柴胡、生姜、陈皮、当归、白芷、橘红、紫苏子、干姜、白术、藿香、麝香、冰片15味。

一、截断病势，邪溃早逐

《温疫论·上卷·温疫初起》云："温疫初起，先憎寒而后发热，日后但热而无憎寒也。初得之二三日，其脉不浮不沉而数，昼夜发热，日晡益甚，头疼身痛……又不可下，此邪不在里，下之徒伤胃气，其渴愈甚。宜达原饮。"吴氏认为，温疫初发时，脉非浮非沉，但频率快，此时为热邪在半表半里，故出现昼夜发热、日晡潮热，若用麻黄、桂枝这类峻汗之品，只能伤及卫表之气，又不可以寒凉之品下之，否则徒伤胃气，当以达原饮开达膜原、芳香辟秽。达原饮全方共七味药，草果气雄辛烈，芳香辟秽，化湿行气；槟榔疏利气机，为清透膜原专药[1]，厚朴芳香行气破结，可助草果、槟榔开达膜原之功，"三味协力，直达其巢穴，使邪气溃败，速离膜原"。其余四味知母、芍药、黄芩、甘草皆为调和之剂，祛热邪，助津复。全方共奏截断病势、邪溃早逐之功，为治疫第一方[2]。

若伏于膜原的邪气未解，继而传变，出现邪犯三阳表证和化热入里里证，吴氏主张加入羌活、柴胡、葛根、大黄，制成三消饮解之。《温疫论·上焦·表里分传》云："温疫舌上白苔者，邪在膜原。舌根渐黄至中央，乃邪渐入胃。设有三阳现证，用达原饮三阳加法。因有里证，复加大黄，名三消饮。"达原饮芳香辟秽，开达膜原，可消半表半里之邪气；羌活可引他药归太阳经，葛根可引他药归阳明经，柴胡可引他药归少阳经，羌活、柴胡二味皆属气味芳香之品；大黄泻下通便可解里证之热。此三组药物分别"消内、消外、消不内外"之邪，因此被称为治疫全剂，亦有截断病势、邪溃早逐之功。

二、宣通气机，透邪外达

吴氏重视宣通气机，他认为温疫之为病，由气机流畅不通导致，《温疫论·下卷·服寒剂反热》云：“阳气通行，温养百骸。阳气壅闭，郁而为热。”人体阳气，遍布于周身，行则可温养四肢百骸，壅则郁而化热，热郁究其原因在于气滞，气常动而火不常动，火若散之，必赖于气行，气若停滞不行，火必壅滞。无论在表在里或在气在血，一旦气行不畅，便会郁而化热。他主张透邪外达，宣通气机。疠邪之为病，犹如动物或鸟兽潜伏于洞穴之中，药物或有无法到达之处，因此须疏利气机，方可使伏于膜原的疠邪外达。正所谓：“温疫之邪，伏于膜原……此时但可疏利，使伏邪易出。”达原饮中运用芳香之品，行开达膜原之效，还有使气行、火散之功，可推动气行，气行则热散。又如托里举斑汤，“邪留血分，里气壅闭，则伏邪不得外透而为斑……若复大下，中气不振，斑毒内陷则危，宜托里举斑汤”。吴氏认为发斑之因在于邪气伏于血分，气机壅闭，当治以透斑，使邪气从表透发，方中当归、白芷、柴胡皆属芳香之品，当归补血活血，白芷温散解托，柴胡升阳举陷，三者合用扶正托里，与白芍、升麻、穿山甲共奏和血、解毒、透斑之功。再如养营汤类方（清燥养营汤、柴胡养营汤、承气养营汤、瓜贝养营汤、人参养营汤等），方中以当归—陈皮为芳香药对，配伍其他药用于不同病证。与知母、天花粉、地黄相伍可治阴枯血燥之证；与生地黄、大黄、厚朴、枳实相伍可治里热未尽之证；与天花粉、贝母、瓜蒌相伍可治痰涎壅盛、胸膈不清之证。当归为活血佳品，血中之气药，陈皮芳香理气，二者相伍气血皆行，无壅则热可散，邪可外达。

三、生姜辛香，解表护脾

《温疫论》33首处方中，用生姜者16首，生姜出现频率为14次，排位第4，由此可见吴有性喜用生姜。生姜性温，味辛，归肺、脾、胃经，气香特异，有发散通窍、温中散寒之功。《本草求真》云：“生姜，专入肺，气味辛窜，走而不守。”《本草便读》云：“生姜煨熟则暖而性降，治中焦腹痛之虚寒。”如柴胡清燥汤，“下后或数下，膜原尚有余结未尽，传胃……再下之，宜柴胡清燥汤缓剂调理”。此为数下后，邪气未尽，仍留于膜原，当以缓下，以护胃气，方中生姜辛温和中可缓黄芩、知母苦寒之性，泻下之力。除此之外，运用白虎汤、承气汤时常加入生姜，“急投姜汤即已，药中多加生姜煎服，则无此状矣”，“里气一通，不待发散，多有自能汗解”，起到走而不守、宣散透邪之功。

四、芳香有度，影响后世

吴氏虽喜用芳香之品，但也使用有度，防止芳香走窜之力太过而伤津耗气，“温疫心下胀满，邪在里也。若纯用青皮、枳实、槟榔诸香燥破气之品，冀其宽胀，此大谬也”。若温疫导致心下胀满不舒，再使用味香、性温燥，破气行气之品，则正气被破，邪气不可自泄，此为大谬也。当分清主客邪气，若只是因为自身情志不佳、饮食不节等造成脾不运化，胃不受纳，肝气过升，肺气过降，而无外邪侵犯，正气充裕者，可入木香、砂仁等行气之药，否则“纯用破气之品，津液愈耗，热结愈固，滞气无门而出，疫毒无路而泄，乃望其宽胸利膈，惑之甚矣”。

吴氏运用芳香药物的思想也影响着后世医家，在温疫初起时“此邪热浮越于经，不可认为伤寒表证，辄用麻黄桂枝之类强发其汗。此邪不在经，汗之徒伤表气，热亦不减”，因温疫与伤寒性质不同，不可使用麻黄、桂枝之类强发其汗，而应用芳香解表、透邪外出之品，使郁闭邪热得解，汗随之而出，其思想为“透热转气”奠定基础。另外，吴氏主张“邪溃早逐”，芳香之品辟秽祛疫效果甚佳，后世医家刘奎在《松峰说疫》中记载了大量芳香祛疫方剂，包括内服及焚烧、佩戴、沐浴等外用方法。吴氏“达原饮”的芳香辟秽、开达膜原也为后世医家创立新方开启新思路，如雷丰的“宣透膜原法”，刘奎的“除湿达原饮”，薛生白的“湿热阻遏膜原法”，俞根初的“柴胡达原饮”，等等[3]。

第二节 叶桂

叶桂，字天士，号香岩，清代著名医家，对内外妇儿各科均有极深造诣，特别对温病学派的产生及发展有重要贡献。由于受到《伤寒论》的影响，在很长的历史时期，人们认为外感病均由感受寒邪引起。但叶天士不完全认同，他将自己多年行医经验与中医理论相结合，创立了温病学首个辨证论治体系——卫气营血辨证论治体系，系统地阐明了温病与伤寒多个方面的不同，如病因、证候、治则、治法等，彻底使温病学说从伤寒中独立出来；总结并补充了温病诊法，极大地丰富了中医诊断学的内容；在治则治法上，突破了伤寒六经辨治，根据温病的传变特点，提出了卫气营血治则；在治疗温病的过程中，充分体现了"治未病"的思想；善用芳香之品，利用芳香逐秽、芳香解表、芳香开窍等功效，运用于温病防治的各个阶段。《温热论》《眉寿堂方案选存》《临证指南医案》《叶氏医案存真》《评点叶案存真类编》等文献主要涉及薄荷、桑叶、淡豆豉、郁金、橘红、前胡、连翘（连翘心）、石菖蒲、金银花（银花露）、白豆蔻、香薷、生姜、白术、青皮、陈皮、当归、厚朴、藿香、降香、草果、佩兰、紫苏、茵陈、川芎、荆芥、白芷、香附、麻黄等28味芳香药，以下就其对芳香药物的使用作一概述。

一、芳香透热，始创透热转气

"透热转气"出自叶天士《温热论》"在卫汗之可也，到气才可清气，入营犹可透热转气"。由此看出，透热转气是营分证的治法。因热邪可由高势向低势传递，气分高热不除，势必内逼入营[4]，叶氏主张当温邪入营，除清营之外，须配合芳香清透之品，如用犀牛角（现代用药可换为水牛角）、玄参、生地黄等清热凉营，配伍金银花、连翘等芳香灵动之物，以达透热转气之功。对叶天士专著及医案总结后发现，

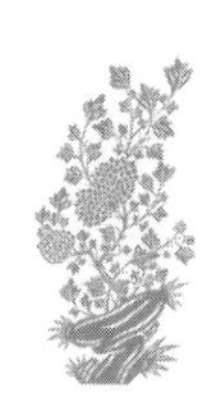

透热转气不仅仅用于热入营分，所有造成营热不外透的原因，皆可选用适当药物，祛邪外出，通畅气机，使营热外达[5]。

“再论其热传营，舌色必绛。绛，深红色也。初传，绛色中兼黄白色，此气分之邪未尽也，泄卫透营，两和可也”，绛舌为热入营分的重要标志，色为深红者，其为绛也。绛色之舌夹杂黄色或白色舌苔，“气分之邪未尽”，应当泄卫热、透营热，和解卫营。“纯绛鲜泽者，包络受病也”，若色鲜泽者，为心营受损。郁金芳香辛散、苦寒清热，既可行气，又可清心；石菖蒲芳香走窜开窍；连翘芳香轻清，宣透气分；配伍犀牛角、生地黄清热凉营，可解营分有热且气分热邪不解或热入心营之证。

“舌色绛而上有黏腻似苔非苔者，中夹秽浊之气，急加芳香逐之”，舌色深红且苔腻者为营分有热，夹湿热秽浊之气，叶氏主张用芳香之品急急逐之，使气机通畅，营分之热则能外达。

狭义的透热转气为热入营阴的治法，广义的透热转气泛指凡能消除使营热无法外透之因的治法。因此，无论是狭义的透热转气还是广义的透热转气，皆可用芳香流动之品，使营热外达。

二、药香质轻，善用芳香轻剂

善用轻剂是叶天士学术特色的重要组成部分，轻剂由气味薄、质地轻、剂量小、味数精的轻药构成。轻药以花、叶、穗、皮等为主，部分药物气味芳香，常用的芳香轻药有薄荷、桑叶、金银花、连翘等。总结叶氏运用芳香轻剂的经验，归纳为以下几点。

1. 清暑化湿

“是投剂解其暑湿热邪，务在轻小为稳。丝瓜叶、杏仁、黄芩、花粉、连翘、郁金、豆蔻、橘白。”（《眉寿堂方案选存·暑》）

叶氏一方八味药，其中连翘、郁金、豆蔻、橘白四味皆为芳香之品，且味薄质轻，虽未言明具体用量，但一句“务在轻小为稳”道出轻剂之意。以此芳香轻剂解长夏暑热兼湿。

2. 清上焦肺

“温邪上受，内入乎肺。……用辛凉轻剂为稳。”（《临证指南医

案·温热》)

叶氏用轻剂清上焦肺热，符合“非轻不举”之意，原医案中运用香豉、薄荷、连翘芳香之品辛开宣肺、微苦降气，助肺气宣降正常，常为辛凉轻剂的组成部分。

3. 清解三焦

“病几一月，犹然耳聋。……此非伤寒暴感，皆夏秋间暑湿热气内郁，新凉引动内伏之邪，当以轻剂清解三焦。”(《临证指南医案·暑》)

新感引动内郁湿热之邪，头面在上，是为清窍，诸窍皆因气血不通，湿浊上蒙，致神昏闭塞、清窍不利，原医案多用轻清之品，连翘、郁金、橘红、鲜菖蒲根芳香行散，开清窍、清心窍、化湿除热，可助气血行散，清解三焦。

4. 凉血透斑疹

“温湿已入血络……议清疏血分轻剂以透斑，更参入芳香逐秽，以开内窍。”(《临证指南医案·斑痧疹瘰》)

湿温之热入血分可表现为舌两侧赤红、神昏谵语、斑疹隐隐不透，叶氏用连翘、金银花两味芳香轻清之品，透邪外出；石菖蒲芳香逐秽，开窍醒神。三味共助犀牛角、玄参凉血散血之功。

三、芳香开窍，喜用“凉开三宝”

凉开三宝均含有麝香等辛窜醒神之品，常用于高热神昏等病证，包括了紫雪丹、至宝丹、安宫牛黄丸此三剂。吴瑭在总结叶天士使用牛黄丸经验的基础上，结合自己临床感悟创立了安宫牛黄丸。而这里所述的是载于叶氏专著或医案中的牛黄丸，与紫雪丹、至宝丹合称“凉开三宝”。叶氏喜用凉开三宝，仅《临证指南医案》中就多次提及，牛黄丸出现16次，至宝丹出现23次，紫雪丹出现15次，选摘如下：

“清邪中上，肺位最高，既入胞络，气血交阻，逐秽利窍，须藉芳香。议用《局方》至宝丹。”

“今观先生立方，清解之中，必佐芳香宣窍逐秽，如犀角、菖蒲、银花、郁金等类，兼进至宝丹，从表透里，以有灵之物，内通心窍，搜剔幽隐，通者通，镇者镇。”

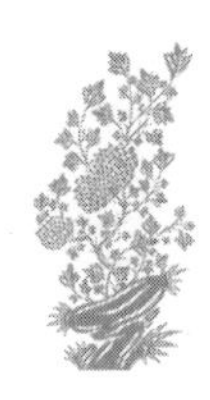

“当用紫雪丹二三匙，藉其芳香宣窍逐秽，斯锢热可解。”

“夏令受热，昏迷若惊，此为暑厥，即热气闭塞孔窍所致，其邪入络，与中络同法，牛黄丸至宝丹芳香利窍可效。”

“辛香通里窍之闭也，如牛黄丸、至宝丹、紫雪，皆可选用，凡热邪塞窍，神迷昏愦者仿此。”

由此可见，凉开三宝为芳香辛开之品，可逐秽通窍，常用于热邪闭窍所致的清窍不通、神昏痉厥之急症。

四、芳香祛湿，治疗外感湿热

在叶天士之前，鲜有系统论述外感湿热温病治疗者，叶氏较为全面、系统地总结其治则治法。《温热论》云：“渗湿于热下，不与热相搏，势必孤矣。”他认为外感湿热互结时，“湿不去则热不除”，其关键在于除湿，又云“热自湿中而出，当以湿为本”，提出了“芳香逐秽”，认为祛湿时还应注意理气健脾。《类经》有云：“天以五气食人者，臊气入肝、焦入心、香气入脾、腥气入肺、腐气入肾也。”芳香醒脾，芳香药物又多为辛散之物，理气化浊。因此，芳香之品斡旋中焦脾经，增其运化之功，促周身气机运转[6-7]，气行则湿自除，湿除则热自灭。

“秽暑吸入，内结募原……法宜芳香逐秽，以疏中焦为主。”(《临证指南医案·暑》)

暑湿内结募原，气机不利，湿邪黏腻趋下，则腹痛，泄泻不爽，脘闷不舒。芳香之品可化湿浊之气，行气又可助运化，故医案中使用藿香梗、厚朴、陈皮、香附入中焦，行气化湿，芳香逐秽。

“时令湿热之气，触自口鼻，由募原以走中道，遂致清肃不行，不饥不食。但温乃化热之渐，致机窍不为灵动，与形质滞浊有别。此清热开郁，必佐芳香以逐秽为法。”(《临证指南医案·湿》)

由口鼻而入的湿热邪气，从募原走中道，致脾胃功能失常、机窍不灵，湿热之邪与单纯热邪不同，化湿则热自除，医案中用香豉、郁金、降香末等芳香逐秽之品，配伍瓜蒌皮、黑山栀等清热之物，以达清热开郁之功。

五、芳香之品，连翘巧用

连翘，味苦、气香，微寒，归肺、心、胆经，叶氏巧用连翘，在治疗温病时，运用于卫气营血各个证候，因其“状似人心”，取象比类，常用于开心窍及清窍。《神农本草经百种录·下品》云：“连翘之气芳烈，而性清凉，故凡在气分之郁热，皆能已之。”连翘则可散郁热，常与清营凉血的犀牛角、地黄相伍，以达透疹出斑之功。

（一）卫、气、营、血证治运用

《神农本草经疏》中记载此药可解足少阳郁热之气，或因卫营郁闭导致的疮疡等症，但其气味香散，能行能走，可行卫气、入营血、通营卫，清除卫气营血各个证候的郁热。

1. 卫分证

“积劳伤阳，卫疏，温邪上受，内入乎肺。肺主周身之气，气窒不化，外寒似战栗。其温邪内郁，必从热化，今气短胸满，病邪在上。”（叶天士《临证指南医案·风温》）

卫气不固，温邪犯肺，肺主一身之气，若气滞不行，阳气无法到达体表，则战栗似寒，且温邪郁在肺中，久郁而化热，故恶寒发热并见。肺失宣降，因邪在卫分，医案中连翘芳香轻扬，既可宣肺透表，又可清热解毒，配伍薄荷辛凉宣散，助其疏散风热之力，使在卫邪热得解。

2. 气分证

“风温上受，气郁热生……桑叶、花粉、大力子、杏仁、大沙参、射干、连翘仁、象贝。”（叶天士《眉寿堂方案选存·春温》）

风温之邪在气分，气机不畅。热重者，病者出现咽痛、咳嗽频繁、伴有血痰，需及时清肺热。医案中连翘芳香宣散，有助桑叶、大力子清热疏风之功；苦则清热，有助象贝、射干清热化痰之效，全方共奏清气化痰之力。

3. 营分证

“暑久入营，夜寐不安，不饥微痞。”（叶天士《临证指南医案·暑》）

暑热入营，热扰心神，医案中用清营汤加减，连翘、生地黄、玄参配伍金银花可清气分之热，又可透发营分之郁热，为透热转气常用药对。

4. 血分证

“初病伏暑，伤于气分……失治邪张，逆走膻中……内闭外脱。连翘、银花、石菖蒲、犀角、鲜生地、玄参、至宝丹。”（叶天士《叶氏医案存真·卷一》）

病患初为邪在气分，失治误治后，逆走膻中，蔓延血分，二便闭与神昏并见，因此急需凉血散血、开窍醒神，连翘透包络以清心，配伍理气豁痰的石菖蒲，与至宝丹联用，共奏开窍醒神之功。

（二）开心窍与清窍

《本草纲目·草部第十六卷》云：“连翘状似人心，两片合成，其中有仁甚香，乃少阴心经、厥阴包络气分主药也。”叶氏常将连翘用于心窍闭塞之证。

“陆，六九，高年热病，八九日，舌燥烦渴，谵语。邪入心胞络中，深怕液涸神昏，当滋清去邪……

竹叶心、鲜生地、连翘心、玄参、犀角、石菖蒲。”（叶天士《临证指南医案·温热》）

“温邪已入心营，神烦欲昏，质系阴亏，怕其液涸，不必以斑疹为虑，清神斯不结蔽矣。

连翘心、石菖蒲、鲜生地、玄参心、金银花、天竹黄、至宝丹一粒。”（叶天士《评点叶案存真类编·温热》）

以上两案中，案一患者年岁已高，患病已八九日，热入心包，有阴液枯竭、心闭神昏之虑；案二中患者神烦欲昏，热邪已入心营，为防止津液干涸，速凉营清神，叶氏以清营汤加减，巧用连翘：一则与石菖蒲配伍入心包、清心热；二则与犀角、玄参、生地黄、竹叶心等配伍，清热凉血，透热外出。由此可见，连翘开心窍多用于热入心包或深入血分导致的神昏、谵语等心窍闭塞之症，常与芳香逐秽、开窍醒神的石菖蒲合用，同时配伍清营凉血之品，如犀角、地黄等。

利用连翘开清窍时，由于邪在卫、气、营、血程度不同，根据不同临床表现，配伍相应的药物。邪在卫、气分时，《临证指南医案·风温》记载，“脉左实大，头目如蒙，清窍不爽”者，叶氏运用连翘配伍薄荷辛凉宣散，生石膏清热泻火，一升一降，使在上焦热邪得除，“风温仍在上焦，拟升降法”。邪在营、血分时，清窍闭常伴有神志异常，《叶氏医案存真》中“暑热未尽，清窍不利，自言神识如迷，夜不成寐”，叶氏以清营凉血为主，连翘在此用法与开心窍之效一致，配伍菖蒲、郁金、玄参等凉营醒神之品，热解则诸窍皆开。

（三）透斑疹

叶天士认为，斑疹可视为“邪气外露之象”，主张“急急透斑为要”，认为斑疹透发时神清精神爽者，是为顺，为外邪解、正气足之象，此时斑疹出则热解。巧用连翘清、消、散之性，使斑疹发出有路，透邪外出，且连翘辛凉性寒，非一般辛发之物，可防止助热伤阴。

“舌边赤，昏谵，早轻夜重，斑疹隐约，是温湿已入血络……议清疏血分轻剂以透斑，更参入芳香逐秽，以开内窍。”（叶天士《临证指南医案·斑痧疹瘰》）

此病案为患者受湿温邪气，发斑疹后使用石膏、山栀等味苦、性大寒之品，导致湿温深入血络，出现危重之证。叶天士认为，心主血脉，湿温入侵膻中，有昏愦之倾向，若用苦味可致中焦虚寒，而辛温则可致中焦津液受损，皆不可用。故应当清疏血分，方有犀牛角、玄参；芳香逐秽，方有连翘、金银花、石菖蒲。金银花与连翘同用，清凉透散，使入血络之热邪，顺势透发，斑疹亦可透出，故斑疹出则热解。

第三节　薛雪

薛雪，字生白，号一瓢，清代“温病四大家”之一。薛氏医理与临床经验并通，特别对湿热病的病因、辨证及用药造诣颇深，薛氏代表著作有《湿热病篇》《扫叶庄医案》等，其中《湿热病篇》是最早系统全面论述湿热病的文献，极大地丰富了温病学理论体系，对温病学的发展贡献巨大。全篇中数次提到芳香药，可见薛雪善用芳香之品治疗湿热病，两本著作涉及草果、藿香、厚朴、陈皮、茵陈、金银花、郁金、桑叶、菊花、白豆蔻、桂枝、佩兰等芳香药，以下就对其运用芳香药治疗湿热病的经验进行简要分析。

一、湿热交蒸，湿去热孤

薛雪认为湿热病因为外在湿热引动内蕴湿热，互为交蒸，“太阴内伤，湿饮停聚，客邪再至，内外相引，故病湿热”。在湿热病病位方面，薛雪认为“湿热病属阳明、太阴经者居多”，故湿热病的病位主要在脾胃中焦。在湿热病治疗方面，“湿热俱盛之候，而去湿药多，清热药少者”，薛雪运用大量祛湿之品配伍清热之物，主张“湿去热孤”[8]的治疗原则，而祛湿之品又以芳香药物为主，如“湿热证，初起发热，汗出，胸痞，口渴，舌白，湿伏中焦”，薛氏认为，湿热邪气困于脾胃，脾胃为气机升降枢纽，清气不升则口渴，浊气上扰则胸闷，故用藿香、郁金、草果、蔻仁、苍术、厚朴、佩兰等大队芳香祛湿之品，配伍少许枳壳、滑石等清热之物，以奏湿去热不独留之效。再如“湿热证，初起即胸闷，不知人，瞀乱，大叫痛，湿热阻闭中上二焦”，薛氏认为，湿热证新发之时，邪未盛、正未衰，当以辛通散邪为要务，故以芳香辛温之品祛湿，少以寒凉之品以防凝滞病机，药用石菖蒲、芫荽加槟榔、六一散。

二、芳香“三化”湿热

薛氏主张“湿去热孤”治则，芳香药物在祛湿时主要体现在上焦宣湿，中焦化湿、燥湿。下焦湿热多以渗湿、利湿为主，不属于芳香药物的功效，故不讨论。

1. 芳香宣湿法

芳香宣湿法指运用芳香宣透药物作用于上焦肺，宣透肺气以达提壶揭盖之意，可透蕴于上焦的湿邪外出，适用于浊邪蒙闭上焦或湿邪郁于肌表等。“湿热症，数日后，脘中微闷，知饥不食，湿邪蒙扰上焦”，薛氏认为湿热邪气蒙蔽清阳，可致“胃气不舒”，当用藿香叶、佩兰叶等芳香“极轻清之品”宣上焦阳气，藿香化湿发表、薄荷解表行气、佩兰芳香化湿，三者均入肺经，可见薛氏运用芳香宣湿法时，强调从肺论治，宣肺以祛湿。“湿热症，恶寒无汗，身重头痛。湿在表分”，当湿热侵袭卫表，湿性黏着，热势不高，湿热裹结，必会壅滞在表，薛氏以辛温之藿香、香薷二味，解表化湿，湿去则热透，邪从肌表而解。羌活、苍术皮、薄荷可助湿邪透发，共奏芳香宣湿之功。另外，芳香宣湿法中的药物，多为叶、梗、花、皮等质地轻、气味清之芳香药物。芳香宣湿法常用药物包括藿香叶、佩兰叶、薄荷梗或叶等。

2. 芳香化湿法

芳香化湿法指运用性温芳香之物，一则温脾阳，二则醒脾气，助脾运化之功，以达健脾除湿之意，适用于湿热困阻中焦、脾失健运证，临床常见痞满、少食、苔白腻、脉濡缓等症状。若湿热证初起，“发热，汗出，胸痞，口渴，舌白，湿伏中焦”，薛氏治以藿香、郁金、草果、厚朴等芳香药；若“寒热如疟，湿热阻遏膜原”，薛氏治以柴胡、草果、厚朴、石菖蒲等芳香之品。脾喜燥而恶湿，湿邪困阻脾阳，清阳不升、浊阴不降，气机闭阻，薛氏利用藿香、佩兰、郁金、豆蔻等辛温芳香之品，温补脾阳，醒脾开运，可助湿化，湿化则气行，气行则湿困中焦诸症皆消。芳香化湿法常用药物包括藿香、豆蔻、苍术等。

“舌赤头痛，恶心脉大，温邪入募原也。白豆蔻、桔梗、枇杷叶、鲜醒兰、瓜蒌皮、天花粉、木杏仁、枳壳。”（《扫叶庄医案·春温》）

此医案为湿热侵入膜原（即为募原，为保持古籍原貌，未统一），湿热并重之证。舌赤、脉大为热邪鼓动血脉，恶心为湿困膜原，头痛则为清阳不升。薛氏以白豆蔻化湿行气、佩兰醒脾化湿，二者相伍使伏于膜原的湿邪消散，配伍天花粉等清热之品，可清热化湿。

3. 芳香燥湿法

芳香燥湿法指运用芳香苦温之物，燥脾土，使脾气健运的一种治法，适用于中焦湿重于热或湿邪尚未化热的湿热病。“湿热症，舌遍体白，口渴，湿滞阳明。宜用辛开”，薛氏认为此证为湿重于热，口渴之因并非有热，而是湿邪困脾，清阳不升。草果气香，性温燥刚烈，燥

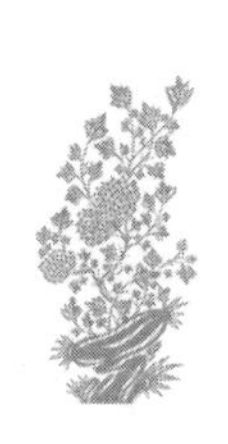

脾部稽留之湿，厚朴可燥湿行气，气行则湿去，二者相伍，芳香以燥湿，健脾以行气。芳香燥湿法常用药物为厚朴、草果、苍术等。

“脉沉缓，目黄舌白，呕恶，脘腹闷胀。……法当辛香温脾，宣气逐湿。”(《扫叶庄医案·夏暑湿热》)

此医案属湿热困阻中焦，湿重于热证，内湿由病者自身而化，饮食不节，脾失健运，湿困脾阳，气运受阻，故有呕恶、脘腹胀闷不舒之症，薛氏在此则医案中运用草果燥湿温中、藿香化湿和中，厚朴、陈皮行气以助运化，湿化则热去，共奏芳香醒脾、燥湿建中之功。

三、芳香药物特殊使用方法

薛氏在使用芳香药物治疗湿热病时，还介绍了芳香药几种特殊的服用方法。“湿热症，壮热烦渴，舌焦红或缩”，薛氏认为此为湿热痉厥证，可见“斑疹、胸痞、神昏、痉厥”，若仅清阳明热邪，恐耗竭胃津，因此方用犀角地黄汤加减时，金银花不随之煎服，而是使用金银花露，更能发挥金银花芳香清泄之功，既可清阳明之热，又可芳香化浊。

“湿热症，四五日，口大渴，胸闷欲绝，干呕不止，脉细数，舌光如镜”，此为胃津受劫，营血津液枯竭，但肝胆火热盛，故出现胸闷不舒，恶心干呕，薛氏运用西瓜、生地黄、甘蔗这三种新鲜之品取其汁液，再加入一味金汁可急补阴液，还将香附、郁金、木香、乌药等芳香辛散之品磨汁服用，因其辛香可行气，入滋阴之品中，寓滋阴不壅滞、香散不耗津之意。

第四节　吴瑭

吴瑭，字佩珩，号鞠通，清代“温病四大家”之一。吴氏受到叶天士在温病方面的认识和体会的影响，将散于叶氏医案中关于温病理论和治疗方面的内容系统归纳整理，结合《黄帝内经》《伤寒论》关于外感热病的理论及证治，著书《温病条辨》，详细记载温病的理法方药，创立三焦辨证，使温病辨证论治体系更加完善。吴氏善用芳香药治疗温病，认为辛温芳香之品可防止大队寒凉的清热之物作用于人体后，凝滞气机，阻碍邪气排出体外。他认为芳香药具有芳香宣热、芳香祛湿、芳香开窍、芳香逐秽之功，他常用的芳香药代表方剂有银翘散、桑菊饮、清营汤等，同时他还注意到芳香药物在煎药的时候需“香气出则即服”。本节主要以《温病条辨》为研究文献，书中含有芳香药物防治温病方剂80余首，涉及金银花、薄荷、荆芥、桑叶、菊花、淡豆豉、郁金、冰片、麝香、雄黄、木香、沉香、丁香、安息香、香薷、扁豆花、降香、生姜、陈皮、藿香、茵陈、草果、苍术、白豆蔻、柴胡、当归、防风、青蒿、干姜、川椒、香附、紫苏子、白芷、砂仁、肉豆蔻、石菖蒲等40余味芳香药。

一、芳香护阳

治疗温病时常用寒凉之品，《黄帝内经》云“热者寒之”，吴鞠通在《温病条辨》中也常用辛凉、甘凉、咸寒等药物清热保津，但过量使用寒凉药物有伤阳之弊端，亦可冰遏邪气，使气机受阻，病久不愈，反而变生他证[9, 10]。因此，吴鞠通喜用辛温芳香之品，辛温可宣可散，在卫时可助腠理开、邪气散。如“辛凉平剂银翘散方”治疗风温初犯肺卫，方中有辛凉之品连翘、金银花、薄荷等清热解表，助邪气透发，佐以辛温之荆芥穗、辛凉之淡豆豉，使腠理开、邪气宣，辛温与辛凉相伍，凉而不凝，温而不燥，则邪闭开，热势退。

二、芳香祛湿

据统计，《温病条辨》中治疗湿热病的条文共计100条，其治法居前二位的为“苦寒辛法”“芳香化浊法”，由此可见芳香药品为治疗湿热病的重要药物[11]。吴氏认为，湿热病为“有自表传来，有水谷内蕴，有内外相合”，“内不能运水谷之湿……外复受时令之湿”，是内外湿热邪气相互引动而感。病位以脾胃为中心[12]，常表现为“胸闷不饥”等症状。湿为阴邪，其性黏腻重浊，阻滞气机，因此在治疗时，

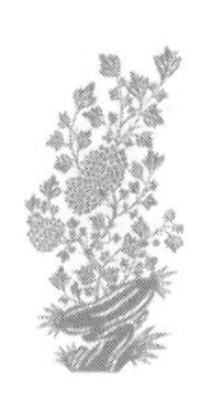

吴氏认为“治上焦如羽，非轻不举；治中焦如衡，非平不安；治下焦如权，非重不安”，结合芳香药物的功效，总结清热祛湿有三法——芳香宣湿、芳香化湿、芳香燥湿[13]。通过对三法中芳香药物统计，芳香宣湿意为通过宣畅肺气，恢复肺宣发肃降功能，水液代谢正常，则湿邪得解，“肺主一身之气，气化则湿亦化也”。常用金银花、连翘等，此类芳香药物质轻，调畅上焦肺气，符合“治上焦如羽，非轻不举”之意。化湿意为健脾醒脾，恢复脾运化之功，使清阳升、浊阴降，湿有去处。常用白术、藿香、砂仁、佩兰等芳香之品，芳香醒脾、化浊行气，枢机利则湿去，符合“治中焦如衡，非平不安”之意。燥湿意为以芳香苦温，燥其湿性，《素问·至真要大论》云“湿淫于内，平以苦热”，适用于湿重于热证。常用陈皮、草果、厚朴等芳香苦温之品，使湿去热孤。

通过总结，吴鞠通与薛生白在对湿热病因、病位及治法的认识方面有诸多相似之处，二人皆认为湿热病为内外湿热邪气相引，困阻于中焦脾胃，使用含有芳香药物的治法，包括芳香宣湿、芳香化湿、芳香燥湿，但具体用药有细微差别，详见表1。

表1　吴鞠通与薛生白运用芳香药治湿热病对比一览表

医家	病因	病位	常用芳香药物		
			芳香宣湿	芳香化湿	芳香燥湿
吴鞠通	内外湿热相引	以中焦为主	金银花、连翘等	白术、藿香、砂仁、佩兰等	陈皮、草果、厚朴等
薛生白	内外湿热相引	以脾胃为主	藿香、佩兰、薄荷等	藿香、白豆蔻、石菖蒲等	厚朴、草果、苍术等

三、芳香宣热

温热邪气，自外而内，侵袭人体，邪气欲进、卫阳欲出，腠理开闭失常。芳香药物具有“疏散之性，有开腠宣郁、启闭达热之功”[14]，通过其宣透之性，可使腠理开闭功能恢复正常，卫气外泄，使邪出有路。吴鞠通的银翘散，方中主用芳香辛凉之品薄荷、连翘、金银花等，配伍芳香辛凉的淡豆豉、辛温的荆芥，一凉一温平衡药性，防止因药性过凉而阻滞气机，辛温又可助辛凉宣透热邪，以达“邪火随诸香一齐俱散也”，又称为辛凉平剂。《温病条辨》中芳香宣热涉及范围较广，涵盖卫气营血各个证，常用药物包括金银花、紫苏、连翘、淡豆豉、桑叶、薄荷等，代表方剂包括银翘散、桑菊饮、新加香薷饮等。

四、芳香开诸窍

1. 芳香可开心窍

《温病条辨》中关于芳香药物具有开窍之效有较多记载，安宫牛黄丸“芳香化秽浊而利诸窍……郁金，草之香；梅片，木之香；雄黄，石之香；麝香，乃精血之香”，方中四香合用，可使深入厥阴的温热邪毒内透而出，“邪秽自消，神明可复也”。紫雪丹中“诸香化秽浊，或开上窍，或开下窍，使神明不致坐困与浊邪而终不克复其明也”，方中用木香、沉香、丁香、麝香等芳香之物，使上下窍皆开，浊气得化，神明得解。芳香开窍之品，走窜之力极强，现代药理研究显示，其可通过影响神经递质及其受体、抑制 P- 糖蛋白、改变脑血屏障的超微结构等因素，迅速进入脑血屏障[15, 16]，以达到开窍醒神之功。

2. 芳香可开肺窍

“太阴湿温，气分痹郁而哕者，宣痹汤主之”，宣痹汤中以芳香行气之郁金、芳香宣郁之淡豆豉配伍轻清之物枇杷叶，以达芳香轻宣肺痹之功。

3. 芳香可开内窍

“湿热受自口鼻，由募原直走中道，不饥不食，机窍不灵，三香汤主之”，湿热从上焦来，直走中道，因此湿困内窍，不饥不食，吴氏用香豉、郁金、降香三味芳香化浊之物，开内窍以宣郁。

4. 芳香可开清窍

“燥气化火，清窍不利者，翘荷汤主之”，清窍不利者可出现目赤肿痛、耳鸣耳聋、咽喉肿痛、齿痛龈红等症，翘荷汤中吴氏运用薄荷、连翘芳香之品，清气分热，透气分郁，以达开清窍之功。

因此开不同机窍，所用药物有所不同，常用芳香开窍之品有麝香、冰片、郁金、连翘、薄荷、淡豆豉等，代表方剂有安宫牛黄丸、紫雪

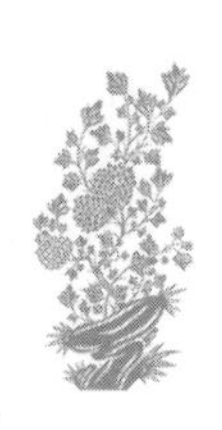

丹、翘荷汤等。

五、芳香逐秽

《神农本草经百种录》云:“香者气正，正气盛则除邪辟秽也。”芳香之品可使正气盛，以达袪邪外出之功。在中国防疫史中，特别是明清时期，芳香药物在治疗疫病中发挥了举足轻重的作用[17, 18]。《温病条辨·上焦篇·补秋燥生气论》第八条霹雳散方中，应用大队辛温芳香之物，如用乌药、桂枝、椒、茴香、降香、草果、石菖蒲等治疗湿、燥、寒三邪互结为病的吐泻、肢麻、阴毒发斑等症状，一则“由脏真而别络大络”，二则“由脏络腑络以通六腑”，使邪气从皮毛、九窍外达，急除秽浊。芳香逐秽常用药物有草果、降香、石菖蒲、丁香等，代表方剂有立生丹、霹雳散等。

六、含芳香药的代表方剂

1. 银翘散

“辛凉平剂银翘散方

连翘一两　银花一两　苦桔梗六钱　薄荷六钱　竹叶四钱　生甘草五钱　芥穗四钱　淡豆豉五钱　牛蒡子六钱

上杵为散，每服六钱，鲜苇根汤煎，香气大出，即取服，勿过煮。”(《温病条辨·上焦篇·第四条》)

银翘散是吴鞠通创立的治疗温病初起、邪在卫分的方剂，因方中多以花、茎、叶等质地轻、味芳香之品为主，且用量较小，又称为“辛凉平剂”[19, 20]。此方以喻嘉言的“芳香逐秽”理论为基础，方中含有连翘、金银花、薄荷、荆芥穗、淡豆豉等芳香之品，宣邪逐秽。金银花、薄荷、苦桔梗辛凉透表，发散风热；竹叶、鲜苇根清肺热，生津液；荆芥穗、淡豆豉辛温开腠，与辛凉之品相伍，助邪热外出又无凝滞气机、温热伤津之弊。煎煮时，“香气大出”即可服用，过煮可使味失轻灵，药入中焦，无清解上焦之效。

除此之外，《温病条辨》中善用银翘散加减治疗卫气营血非典型传变证。

“太阴温病，血从上溢者，犀角地黄汤合银翘散主之”，此为卫分未解，热入营血的卫营血同病证，银翘散解表散热，犀角地黄汤清气分之热，透热转气。

“发疹者，银翘散去豆豉，加细生地、丹皮、大青叶，倍玄参主之”，此方主治温热邪气入太阴肺经，误汗后发疹，邪热在卫，但误汗后伤营分，属于卫营同病证，故银翘散中去辛凉解表之淡豆豉，防止辛味继续伤阴，再加生地黄养阴生津，牡丹皮、玄参凉血活血，大青叶清热解毒。

“太阴伏暑，舌白口渴，有汗，或大汗不止者，银翘散去牛蒡子、玄参、芥穗，加杏仁、石膏、黄芩主之”，此为新感风热引动气分伏暑，卫气同病证，银翘散可辛凉解表，但气分高热，因此去辛温之荆芥穗，加入清气分大热的黄芩、石膏；舌白者，暑多夹湿，故去除滑利滋腻之品玄参、牛蒡子；杏仁既可宣肺，又可化湿，一举两得。

还有银翘马勃散治疗湿温喉阻咽痛，银翘汤治疗下法后表证不解，加减银翘散治疗心疟，虽主治不同，但其病机均为卫分兼证，金银花与连翘为主要药对，伴随不同症状，方药随之加减[21]。

2. 桑菊饮

“太阴风温，但咳，身热不甚，微渴者，辛凉轻剂桑菊饮主之。”（《温病条辨·上焦篇》第六条）

此方治疗温病初起，邪在卫分，热势不高、病不重者，“恐病轻药重，故立轻剂方”，其辛凉解表力较银翘散弱，因此被称为“辛凉轻剂”。桑叶芳香善走肺络，菊花芳香可清泄肺热，为君药；杏仁、桔梗可调肺宣发肃降之功，止咳化痰；连翘、薄荷辛凉散热，以解表邪；苇根养阴生津。

3. 清营汤

“脉虚，夜寐不安，烦渴，舌赤，时有谵语，目常开不闭，或喜闭不开，暑入手厥阴也。手厥阴暑温，清营汤主之；舌白滑者，不可与也。”（《温病条辨·上焦篇》第三十条）

此方为吴鞠通根据叶天士《临证指南医案》及其“到营犹可透热转气”思想并结合自己的理解创立，是治疗营分证“透热转气”的代表方剂。犀牛角味咸性寒为君药，清解营分之热；麦冬、生地黄、玄参性寒、味甘苦为臣药，可清热生津、滋阴凉血；竹叶心、金银花、连翘质轻清泄，可从营分透邪至气分而解，以达“透热转气”之功；黄连清解气分之热，丹参活血凉血，全方共奏清热凉营之效。

七、芳香药特色用药方式

芳香药物多含有挥发油，因此煎药时间的长短影响方剂药效。“鲜苇根汤煎，香气大出，即取服，勿过煮”，此为银翘散的煎煮方式。银翘散为散剂，久煎则影响其散邪透表的作用[20]，“肺药取轻清，过煮则味厚而入中焦矣”。现代药理研究证明，按吴氏所述之法煎煮后的汤剂，其有效成分高于其他方法煎煮后的汤剂或制剂。若久煎，方中轻清之品则失去“清肃上焦”之功，有“开门揖盗之弊”。

除此以外，含有芳香药物的方剂多以“末”的制剂形式入药，少了煎煮的环节，防止有效成分挥发，如“三黄二香散方苦辛芳香法……为极细末”，“加减银翘散方辛凉兼芳香法……共为粗末”，“阳明温病，下后微热，舌苔不退者，薄荷末拭之”。

第五节　王士雄

王士雄，字孟英，清代医家，生平著作颇多，但多数毁于战火，留存下的著作以《温热经纬》影响力最大，该书收录了从《黄帝内经》至清代的温病学代表书籍，以他人著作，结合自己的注解，对温病学理论及辨证论治体系进行较为全面的整理，后世称其“以轩岐仲景之文为经，叶薛诸家之辨为纬”，是温病学发展史上举足轻重的一本书，因此他与叶桂、薛雪、吴瑭共称“温病四大家”。通过对王氏著作《温热经纬》《王氏医案》《王氏医案三编》《王氏医案释注》《随息居霍乱论》等进行梳理，发现王氏常用葱豉汤、甘露消毒丹、连朴饮等含芳香药的方剂治疗温病，涉及的芳香药物较多，如金银花、石菖蒲、连翘、桑叶、葱白、淡豆豉、茵陈、冰片、麝香、香附、丁香皮、甘松、砂仁、陈皮、苍术、厚朴、草果、当归、青皮、羌活、独活、柴胡、前胡、川芎、薄荷等。同时王氏结合自己的临床经验，对前人运用芳香药治疗温病的不足之处提出批判，下面作一概述。

一、芳香之品，应用广泛

1. 葱豉汤

葱豉汤出自《肘后备急方》，全方共葱白、香豉两味药，皆为芳香解表之剂，二味均为辛温之品，但药性平和，辛温却不燥热，王孟英认为此方为治疗新感引动伏邪的方剂，《温热经纬》卷五云“叶氏《春温篇》于新邪引动伏邪，亦主是方”，结合尤拙吾“温邪之发，阴必先伤，设有当行解散者，必兼滋阴之品与其中”，王氏于原方中加入芦根、滑石、桑叶、蔗浆等。葱白辛温散寒可去新感寒邪，香豉解表宣散，助邪气透发，温邪伤津，方中以寒凉之品桑叶、滑石、芦根、蔗浆清热生津。《王氏医案》卷一治疗恶寒头痛发热，心下痛胀，脉右部沉滑，苔黄不渴，以葱豉汤加减为方。

2. 甘露消毒丹

《温热经纬》卷五记载甘露消毒丹，此方由滑石、茵陈、黄芩、石菖蒲、川贝、木通、藿香、射干、连翘、薄荷、白豆蔻组成，又称普济解疫丹。王氏常以此方治疗湿温时疫，症见“发热倦怠，胸闷腹胀，肢酸咽肿，斑疹身黄，颐肿口渴，溺赤便闭，吐泻疟痢，淋浊疮疡”。茵陈芳香化湿清热，与滑石、黄芩相伍，同为君药；以石菖蒲、白豆蔻、藿香三味芳香之品为臣药，醒脾利湿行气；佐以连翘、薄荷，清热解毒利咽；全方共奏芳香化浊、清热解毒之功，为解温疫邪在气分的要方。

3. 神犀丹

《王氏医案》卷六记载神犀丹为治“湿温暑疫”最佳之药，神犀丹由乌犀角尖、石菖蒲、黄芩、生地黄、金银花、粪清、连翘、板蓝根、香豆豉、玄参、天花粉、紫草组成，王氏认为此方为温疫内陷营阴之主方，症见神昏谵语、抽搐癫狂，伴有皮肤、四肢、躯干等部位发斑，舌质深红或紫红。方中芳香之品石菖蒲、金银花、连翘、香豉辛透宣散，有透热转气之效，与清营生津之品共用，以达到清热凉营、开窍解毒之功。

4. 连朴饮

连朴饮出自《随息居霍乱论·热证》："连朴饮，祛暑秽而行食滞。"《王氏医案》卷二云："段尧卿之太夫人，患霍乱转筋，年逾七十矣，孟英投自制连朴饮三啜而瘳。"《素问·六元正纪大论》曰："土郁之发……呕吐霍乱。"因气机运行不畅，诸郁必从热化，土郁者，常因感受暑秽之邪，或饮食停滞中焦，无形热邪与有形湿邪裹结于中焦脾胃，致使中焦脾胃升清降浊之功失调，气机升降失常，故湿热夹杂。原方有姜厚朴、姜黄连、石菖蒲、制半夏、香豆豉、黑栀皮、芦根，姜制厚朴芳香化湿行气，与清热燥湿的姜炒黄连共为君药；石菖蒲芳香醒脾化湿，与燥湿降逆的制半夏共为臣药；炒香豉可宣郁热，与清热除烦的黑栀皮、清热生津活水的芦根共为佐使药。方中君臣佐使皆有芳香之品，侧重点不同，与非芳香药物配伍，全方共奏清中焦热邪、运中焦湿邪之功，气运助湿化，湿化热不独存，中焦则平。

二、勇提己见，批前人芳香之品误用

王氏善用芳香之剂治疗温病的同时，对前人芳香药的不当使用也有自己的见解。

"湿热证，初起即胸闷不知人，瞀乱大叫痛，湿热阻闭中上二焦，宜草果、槟榔、鲜菖蒲、芫荽、六一散各重用。或加皂角，地浆水煎。

雄按：芫荽不如用薤白，或可配瓜蒌、栀、豉者，则配之。"(《温热经纬·薛生白湿热病篇》)

薛生白治疗湿热证初起时，湿热闭阻于中上二焦，多用草果、槟榔、鲜菖蒲、芫荽、滑石、甘草等；而王孟英则认为，芫荽辛温发散，湿热证初起虽以开闭为急急要务，但无风寒在表，不可发汗，而应使用通阳散结、行气导滞的薤白，助气行湿化。

"呕吐呃逆，则宜藿香、芩、连。

雄按：热炽者，以竹茹、枇杷叶易藿香。"

此条薛生白论疫疠呕吐，薛氏认为需用藿香、黄芩、黄连治疗湿热困阻中焦出现的呕吐呃逆；王氏则认为，藿香虽有清热化湿、和胃止呕之功，但其性温味辛，有助热耗气伤津之弊，因此需易为寒凉生津的竹茹、枇杷叶。

“葱豉汤

葱白（一握） 香豉（三合）

雄按：叶氏《春温篇》于新邪引动伏邪，亦主是方。盖此汤为温热初病开手必用之剂，鞠通不察，舍近而图远，遂为喻氏臆说所惑，以桂枝汤为初感之治，仍不能跳出伤寒圈子矣。意欲绍述仲圣乎。则祖上之门楣，不可夸为自己之阀阅也，拘守其迹，岂是心传。尤氏云桂枝汤为伤寒表病而里和者设，温病伏寒变热，少阴之精已被劫夺，虽有新旧合邪，不可更用辛温助热而绝其本也。吴氏殆未之闻耶？”（《温热经纬·方论》）

吴鞠通以桂枝汤为《温病条辨》的温热病初病开手必用之剂，王氏认为以桂枝汤作为首方可视为无法逃脱伤寒圈子，实为不妥。桂枝汤为辛温解表之剂，是伤寒表里相和之药，若新感引动伏邪时，阴津已耗，再用辛热温燥之品，相当于火上浇油。王氏主张运用葱豉汤治疗伏邪温病初起，以药轻味清之品，解表散邪，防止耗伤津液。

第六节 雷丰

雷丰，字少逸，清代医家，因感四时之中时病多而杂病少，博览群书，以《黄帝内经》中“冬伤于寒，春必病温；春伤于风，夏生飧泄；夏伤于暑，秋必痎疟；秋伤于湿，冬生咳嗽”等论述为基础，结合自己的心得，以四时之病分类，先论病，其次论证，再其次论方药，最后论医案，著成《时病论》一书。书中介绍各种时病之病因、证候、治法、方药等，其中治法达60种，此60种治法实则为雷氏自拟方剂，以法为方名，体现了雷氏方可以不定，而法必须确定的以法统方

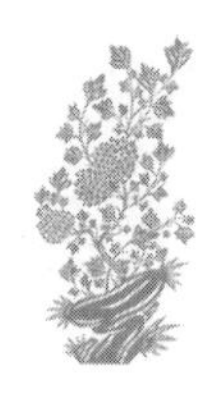

思想[22]，除部分自创方剂外，多数根据成方加减而来。除此之外，雷氏寒温并举，伤寒与温病之因证脉治均有论述，但在本节中，只对温病部分的内容加以整理和分析。本节主要以《时病论》为研究文献，包括防治温病方剂23首，涉及淡豆豉、防风、葱白、陈皮、金银花、连翘、菊花、石菖蒲、薄荷、前胡、苍术、厚朴、藿香、香薷、桑叶、乌药、木香、生姜、青皮、桂枝、羌活、防风、草果仁、佩兰、砂仁、细辛、独活、青蒿等28味芳香药。

一、含有芳香药的治温法

《时病论》中含有芳香药的治温之法共有23种（详见表2），涉及春温、暑温、湿温、秋暑等四时温病，共包括28种芳香药，其中出现频次≥3的芳香药物，分别为连翘（11次）、陈皮（6次）、藿香（5次）、防风、淡豆豉、苍术、厚朴（均为4次）、金银花、生姜（均为2次）。高频药物多为清热解表、化湿理气之品。

二、四时温病中芳香药治法规律

1. 发于春季之病

《时病论》中卷一“冬伤于寒春必病温大意”、卷二“春伤于风大意”、卷三“春伤于风更生飧泄大意”中记载的病为春季所发之病，其中含有芳香药的治法有辛温解表法、清热解毒法、却热息风法、祛热宣窍法、辛凉解表法、清凉透邪法、清热保津法、清凉荡热法、清凉透斑法、增损胃苓法，共计10种，所涉及芳香药有防风、陈皮、淡豆豉、葱白、金银花、连翘、菊花、石菖蒲、薄荷、前胡、苍术、厚朴、藿香，共计13味，其中连翘出现次数最多。

2. 发于夏季之病

《时病论》卷四“夏伤于暑大意”、卷五“夏伤于暑秋必痎疟大意”中含有芳香药物的治法有辛温解表法、祛暑解毒法、增损胃苓法、清凉涤暑法、清暑开痰法、清宣金脏法、清离定巽法、治乱保安法、芳香化浊法、二活同祛法、清营捍疟法、宣透膜原法、清凉透邪法、清热保津法，共计14种治法，涉及芳香药有防风、陈皮、淡豆豉、连翘、葱白、青蒿、金银花、藿香、苍术、厚朴、香薷、菊花、乌药、桑叶、木香、砂仁、佩兰、羌活、独活、细辛、生姜、青皮、草果，共计 23 味，其中使用最多的为连翘，其次为陈皮、厚朴。

3. 发于秋季之病

《时病论》卷五“夏伤于暑秋必痎疟大意”、卷六“秋伤于湿大意”中含有芳香药的治法有辛散太阳法、清宣温化法、辛温解表法、宣透膜原法、清凉涤暑法、增损胃苓法、宣疏表湿法、祛热宣窍法，共计 8 法，包含的芳香药有防风、陈皮、淡豆豉、葱白、连翘、石菖蒲、苍术、厚朴、藿香、青蒿、桂枝、羌活、前胡、草果仁、生姜、佩兰、砂仁，共计 17 味，其中使用最多的为陈皮，其次为藿香、连翘。

4. 发于冬季之病

《时病论》卷八“冬伤于寒大意”中包含芳香药的治法有辛凉解表法、祛热宣窍法、清凉透邪法，共计 3 法，包含的芳香药有石菖蒲、连翘、薄荷、前胡、淡豆豉，共计 5 味，其中使用最多的为前胡和淡豆豉。

根据对以上四时芳香治温之法的药物大致分析，夏季、秋季发病时用芳香药数量最多，冬季所用芳香药物数量最少，夏秋之季因天气下逼、地气上蒸，致雨水增多，湿邪剧增，故除温热邪气之外，湿气易与温热夹杂，形成湿热邪气，芳香药常具有化湿、燥湿、理气之功，气行则湿化，湿化则热不独存，故芳香之品配伍寒凉之品可清热燥湿，理气化湿。冬季寒邪较热邪多，一般常发生伤寒，而冬温常由于伏邪内发或新感引动伏邪引起，伏气温病发病时一般病程速、病情重，常伴有神志异常，因此治疗冬季温病时，用芳香解表的连翘、薄荷、前胡等药可解新感之邪，用芳香开窍的石菖蒲以醒神开闭。春季新感温病与伏邪温病均可出现，芳香解表辛温（防风、淡豆豉、葱白等）与辛凉（金银花、连翘等）并存。

表 2 《时病论》中含有芳香药物的治温之法

治法	所含芳香药物	病及证候
辛温解表法	淡豆豉、防风、葱白、广陈皮	春温、阴暑初发、伤暑无汗
清热解毒法	金银花、连翘	温毒深入阳明
却热息风法	甘菊花	温热动风
祛热宣窍法	石菖蒲、连翘	湿温、冬温入心包、温热
辛凉解表法	薄荷、前胡、淡豆豉、	风温初起
清凉透邪法	连翘、淡豆豉	温邪内伏
清热保津法	连翘	温热伤津、风热化火、暑温伤阴
清凉荡热法	连翘	三焦温热
清凉透斑法	金银花、连翘	温毒阳明发斑
清凉涤暑法	青蒿、连翘	暑温、暑热、秋暑，伤暑多汗
祛暑解毒法	金银花、连翘	暑毒
增损胃苓法	苍术、厚朴、广陈皮、藿香	暑湿内袭
清暑开痰法	香薷、厚朴、陈皮	暑入心包
清离定巽法	连翘、甘菊花、冬桑叶	热极生风
清宣金脏法	冬桑叶	热烁肺金
治乱保安法	广藿香、台乌药、广木香、茅苍术、阳春砂仁	霍乱
芳香化浊法	藿香叶、佩兰叶、陈广皮、厚朴	湿浊夹杂、瘴疟
二活同祛法	羌活、防风、独活、细辛、茅苍术、生姜	表里风湿互搏
清营捍疟法	连翘、青蒿、青皮	暑疟气营两燔
辛散太阳法	嫩桂枝、羌活、防风、前胡、淡豆豉	外感引动伏暑成疟
宣透膜原法	厚朴、草果仁、藿香、生姜	湿秽乘入膜原
清宣温化法	连翘、陈皮、佩兰叶	伏暑晚发、湿温初起
宣疏表湿法	防风、藿香、苍术、陈皮、生姜、砂仁壳	冒暑

三、含芳香药治温之代表法

1. 辛温解表法

本法由防风、桔梗、淡豆豉、葱白、杏仁、陈皮组成，主治“春温、阴暑初发、伤暑无汗”。症见发热无汗或少汗，口渴咳嗽，脉浮。芳香解表祛风之防风、桔梗可使在表寒邪得解，芳香理气之陈皮与杏仁可使上焦、中焦气分全开，淡豆豉、葱白皆属芳香解表之品，可代替麻黄发汗，防止汗出过猛，损伤阴液，可治寒邪侵犯卫表之证，《肘后备急方》中称之为“葱豉汤”。

2. 辛凉解表法

本法由薄荷、蝉蜕、前胡、淡豆豉、瓜蒌、牛蒡子组成，主治“风温初起，冬温咳嗽”。症见发热恶风，咳嗽口渴，脉浮数。芳香辛凉的薄荷与蝉蜕，质轻可轻透表邪，前胡、淡豆豉二者皆属性寒芳香之品，前胡散风清热，淡豆豉解表宣郁，与瓜蒌、牛蒡子相伍，助开肺气，宣郁热，无论新邪、伏气皆可透外而解，此法与《温病条辨》银翘散相似，皆以轻清之品解表热、开肺气，临床上可互相参考。

3. 芳香化浊法

本法由藿香、佩兰、大腹皮、厚朴、陈皮、半夏、荷叶组成，主治“湿浊夹杂、瘴疟”。症见身热不扬，身重困倦，头晕神昏，胸满痞闷，苔腻。此法为雷丰首创之法，对后世影响甚深[23]，初为秽浊霉湿而制，芳香化湿之藿香、佩兰为君药，藿香化湿醒脾，陈皮芳香理气与温燥的半夏相伍，厚朴芳香燥湿与行气宽中的大腹皮相伍，两个组合均为一燥湿、一理气，气行湿化，湿化则气行，相互为用；荷叶为药引，可使浊气降而清气升。

4. 宣透膜原法

本法由厚朴、槟榔、草果、黄芩、甘草、藿香、半夏、生姜组成，主治“湿热伏于膜原”。症见寒热往来，身重汗出，呕恶痞满，苔厚腻。雷氏结合自己在临床使用达原饮的心得，因知母性寒味苦，芍药酸涩收敛，将原方中知母与芍药去除，又加藿香、半夏、生姜调畅脾胃以化湿燥湿；芳香燥湿之厚朴、草果与槟榔相伍可去盘踞于膜原之邪；黄芩清热，甘草和中。雷氏常居于江南，夏秋暑湿当道，人处于气交之中，暑湿秽浊易直犯膜原，雷氏在吴氏达原饮基础上配合芳香宣透理念，创立宣透膜原之法[24]（详见表 3）。临床症状有少许差别，使用时可互参。

表3　雷氏宣透膜原法与吴氏达原饮对比

医家	治法理念	证型	症状	方药
雷氏宣透膜原法	邪在半表半里，开达膜原，祛邪速离	湿热秽浊直乘膜原	恶寒热轻，身痛汗出，胸闷	厚朴、槟榔、草果、黄芩
吴氏达原饮	暑湿秽浊直犯膜原，开达膜原，配合芳香宣透	湿热杂疫伏于膜原	先恶寒发热，后但热恶寒，积粉满覆舌面	槟榔、厚朴、草果仁、白芍

四、雷氏芳香药物用药特色

（一）因人制宜

1. 察病患体质寒热偏颇

雷丰将病患体质寒热偏颇、阴阳偏颇作为重要辨证参考，“素体寒者，宜用培中泻木法加木香、苍术治之；体素热者，宜本法去吴萸、炮姜，加芩、连、煨葛治之”，芳香之品性多温热，辨证时一定要将患者体质分清，寒者可配伍芳香之品，热者根据病情及现有配方寒热加以增减。

2. 妇人温病

患温病时妇人由于经带胎产生理特点，病情变化复杂，“女子经事当行，必审其或先或后，先则为血热，宜丹栀四物之流；后则为血寒，宜香砂四物之流，此为定法”，“胎前必须步步护胎，产后当分虚实而治”，雷氏认为妇人患温病时可用芳香之品，一则芳香之品具有疏散之功，可助气行血通；二则芳香之品多辛温，可温其体，防止寒凉清热之药损伤身体。孕妇用药时，要注重药物安全，芳香之品多行气耗气，因此在选择芳香之品时常用柔和之品，防止峻烈之物伤及腹中胎儿。芳香药物如神曲、厚朴、干姜、桂枝、附子、草果等慎用。《时病论》卷五记载，孔某之室，素来多病，产后3天，忽然头痛难忍，寒热无汗，大渴引饮，脉浮大，雷氏诊断此为“产后伏暑”，予白芷、青蒿、秦艽、荆芥、当归、川芎、败酱草。雷氏认为白芷芳香解表，为“产后疏风之妙药”；青蒿芳香善清虚热，“产后却热最易”；荆芥芳香散风，与秦艽相伍“活血散风”；当归、川芎芳香活血，为“生新去瘀”之佳品，配伍败酱草可治疗产后所有病证。

3. 儿科温病

小儿乃稚阴稚阳之体，阳气盛，发育迅速，患热病多，因此雷氏在治疗儿科时注意养阴护阳，注意顾护脾胃，用药轻灵[25]。雷氏在治疗儿科温病时，常以薄荷、连翘等轻清之品芳香解表，祛风透热，且药量小。为了顾护脾胃，配伍陈皮、生姜等芳香醒脾、健脾温脾之物；为了防止芳香之品伤津耗津，方药中常常配伍生地黄、麦冬等甘寒生津之品。

（二）善用芳香透法

雷氏善用"透"法，其透邪外出的思想贯穿于整本《时病论》，更善用芳香药物透邪外出，《时病论》含有芳香药物的治温之法中，有3个方法直接以"透"字命名，包括"清凉透邪法""清凉透斑法""宣透膜原法"。

1. 清凉透邪法

"其伏气虽不因风寒所触而发，然亦有有汗无汗之分。无汗者宜透邪，有汗者宜保津，一定之理也。凡清凉之剂，凉而不透者居多，惟此法清凉且透"，雷氏认为清凉透邪法适用于温邪内伏且无汗，无汗者宜透邪外出，而此法虽为清凉之剂，但兼有透邪外出之理，除芳香之品连翘、淡豆豉可以解表透邪，配伍芦根"中空透药"，石膏"气轻透药"，竹叶、绿豆衣轻清之品，共奏透热达表之功，使"汗出微微，温热自然达解耳"。

2. 清凉透斑法

"凡温热发斑者，治宜清胃解毒为主。膏、甘治之以清胃，银、翘治之以解毒。更以芦根、豆卷透发阳明之热；荷钱者即初发之小荷叶也，亦取其轻升透发之意。热势一透，则斑自得化矣"，雷氏认为清凉透斑法适用于温热发斑者，方中除芦根、豆卷、荷叶可轻升透发之外，金银花和连翘气味芳香，具有宣散之力，可助他药透邪外出，又有解毒之功。

3. 宣透膜原法

雷氏运用此法治疗湿秽乘于膜原之证，厚朴芳香燥湿，草果芳香截疟，与行气截疟之槟榔相伍，可直达膜原，速祛盘踞之邪；藿香、生姜芳香辛温，可醒脾调胃，以化湿邪。

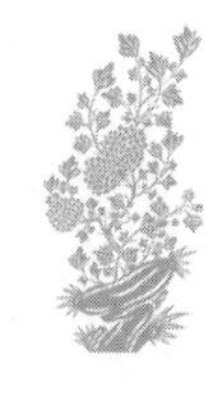

以上列举治法、制方及用药皆显示雷氏善用芳香药物，或将芳香药物与其他药物配伍，共奏透邪之功。

（三）芳香轻灵可去实证

雷氏创立的含有芳香药物的治温之方，每首方中最多8味，最少5味，每味药最大剂量为9g，最少1.5g，且这些组方中的芳香药多为叶、花、茎、果实等质轻之物，可示雷氏芳香轻清之法能去温病实证。再者湿热病中，湿为阴邪，重浊黏腻，用药应灵活变通，如藿香配伍防风可宣疏表湿，藿香配伍厚朴可芳香化浊等，雷氏常用轻灵芳香之品去温热、湿热等实证。

（四）勿过用滥用芳香药物

“城南叶某之子，偶染疟疾，邀丰诊之。脉象迢迢有力，寒热间日而来，口渴喜凉，热退多汗，此为暑疟。遂用清营捍卫法去木贼，加藿香、草果、柴胡、甘草治之。服下疟势仍来，尤吐鲜红数口。复按其脉，转为弦大而数，必因暑热内炎，逼伤血络所致。思古圣有治病必求其本之训，此证暑热是本，吐血是标，可不必见病治病也。即用清凉涤暑法去扁豆，加黄芩、知母治之。连进两帖，疟发渐早，热势渐轻，不知不觉而解，血恙亦未复萌。”（《时病论·夏伤于暑秋必痎疟大意》）

上述医案中，患者脉象有力，口渴喜凉，被诊为暑疟，遂给予藿香、草果、柴胡等清营截疟之品，服用后热势不减并口吐鲜血，脉转为弦大数，雷氏认为此证暑为本，吐血为标，给予芳香截疟的青蒿、芳香透热的连翘配伍滑石、茯苓、黄芩、知母等清热、利水之品，使热势渐轻，血止。

“云岫钱某之妹，素来清瘦，营血本亏，大解每每维艰，津液亦亏固已。迩来畏寒作咳，胸次不舒，脉象左部小涩，而右部弦劲，此属阳明本燥，加感燥之胜气，肺经受病，气机不宣，则大便益不通耳。遂用苏梗、杏仁、陈皮、桔梗、蒌皮、薤白、淡豉、葱叶治之。服二剂，畏寒已屏，咳逆亦疏，惟大解五日未行。思丹溪治肠痹之证，每每开提肺气，使上焦舒畅，则下窍自通泰矣。今照旧章加之兜铃、紫菀、柏子、麻仁，除去苏、陈、葱、豉。令服四煎，得燥屎数枚，肛门痛裂，又加麦冬、归、地、生黑芝麻，服下始获痊愈。”（《时病

论·卷六·秋伤于湿大意》)

上述医案中，患者素来津液亏虚，又感秋燥邪气，肺气受损，气机不顺，药用苏梗、陈皮、淡豆豉、葱叶等芳香药物，使燥愈盛，津愈亏，大便五日不解，因此需去除苏梗、陈皮、葱叶、淡豆豉等芳香耗津之品，再加入麦冬、当归、生地黄等生津护阴之物，使津液生，燥气消。

（五）芳香药物的药引与药对

雷氏善用芳香药为药引以增加与他药配伍时的药效，其药引运用有章法而不失灵活，引药至病证所在之处，引伏于体内邪气外达，并助其他药物增加药效[28]。生姜作为芳香药，性温热、味辛，为全书中使用最多的药引，如在二活同袪法中，生姜为药引可消水气，与苍术相伍可治表里风湿互搏之证；在宣透膜原法中，生姜为药引可破阴化湿，与藿香、草果、槟榔等药物相伍可袪除湿秽，行开达膜原之功；在宣疏表湿法中，生姜为引，温化湿邪，治疗冒湿之症。

雷氏还善用含芳香药物的药对治疗温病。如苍术—防风，苍术性温、味辛苦，发汗解表、燥湿健脾；防风性温、味辛甘，疏风解肌、袪湿止痛，二者相伍，燥湿袪风，宣疏肌表之湿。藿香—陈皮，藿香性温、味辛，解暑化湿、理气和中；陈皮性温、味辛苦，理气健脾、燥湿化痰，二者相伍化湿解表，疏通气机。葱白—淡豆豉，葱白性温、味辛，发汗解表、散寒通阳；淡豆豉性寒、味苦，解表除烦、宣散表邪，二者组成葱豉汤，“淡豉、葱白，即葱豉汤，乃《肘后》之良方，用代麻黄，通治寒于表”，此药对通阳发汗而不伤阴，亦无寒凉遏邪之弊端，常用于春温初起或阴暑等证。

第七节　刘奎

刘奎，清代医家，字文甫，号松峰山人。刘氏博览群书，广采众家之言，结合自己的见解，著成《松峰说疫》一书。该书首创“三疫

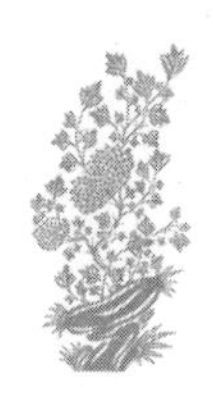

说”“避瘟方”以及“瘟疫八法”，对疫病理法方药以及防疫措施等均有记载，在瘟疫防治方面独树一帜[27]。全书记载了多种除瘟、避瘟之方，使用方法包括内服和外用两大类，其中内服包括口服与噙化；外用包括焚烧、点眼、手握、涂抹、取嚏、佩戴、悬挂、洗浴等。方中含有大量的芳香药物，据统计在《松峰说疫》中载有的65首避瘟方中，共有药物116味，且多为药性偏于温热、气味芬香之品，其中芳香药26味，温性药92味，位于前12位的芳香药物分别为苍术、雄黄、细辛、白芷、白术、白酒、川芎、甘松、降香、麝香、雄黄、川椒（后5位出现频次一致）。

一、芳香外用法

刘氏善用芳香外用法防治温病、瘟疫，因外用法有容易施行、小儿易接受、取效迅速等优点，可广泛应用，其作用包括助汗、除秽、避瘟、除瘟几大类。刘氏对芳香外用法进行了较为全面的汇总，为后世防治温病提供了很好的借鉴。表4中列举了22个芳香外用方剂及其使用方法，常用治温方法包括焚烧、点眼等；常用预防瘟疫的方法包括焚烧、佩戴等。

表4 《松峰说疫》含芳香药外用方举例

作用	方名	所含芳香药物	所含非芳香药物	使用方法
助汗	取汗方	苍术、羌活、姜汁	白矾	手握
	点眼取汗方	冰片	枯矾、粉草	点眼
	掌中金	苍术、姜（温病用生姜、伤寒用干姜）	飞白矾、银朱	手握
	丹矾取汗方	胡椒、葱	黄丹、白矾、马蜂窝	手握
	发汗散	雄黄、麝香	辰砂、火硝、金箔	点眼
	普济五瘟丹	冰片、麻黄	牛黄、琥珀、生甘草	点眼
除秽	除秽靖瘟丹	苍术、降真香、川芎、细辛、白檀香、羌活、藁本、白芷、荆芥、干姜、桂枝、川椒、山柰、甘松、桂皮、明雄黄、乳香、没药	大黄、虎头骨、斧头木、猬皮、山甲、羚羊角、红枣、附子、煅灶灰、排草、朱砂	佩戴
	苍降返魂香	苍术、降真香	艾叶	焚烧

续表

作用	方名	所含芳香药物	所含非芳香药物	使用方法
避瘟	避瘟丹	苍术、乳香、甘松、细辛、芸香、降真香		焚烧
	透顶清凉散	当归、白芷、细辛、明雄黄	牙皂	取嚏、佩带
	神圣避瘟丹	苍术、香附、羌活、独活、甘松、山柰、白芷、雄黄	赤箭、大黄	焚烧
	老君神明散	细辛、苍术	附子、桔梗、乌头	佩带
	藜芦散（赤散）	干姜、细辛、桂枝	藜芦、丹皮、踯躅、皂角、附子、朱砂	佩带
	避瘟丹	苍术	红枣	焚烧
	避瘟杀鬼丸	雄黄、川芎	虎头骨、雌黄、山甲、龙骨、鳖甲、真珠、猬皮、禹余粮、羚羊角、东门上雄鸡头、樗鸡	焚烧、佩戴
	太仓公避瘟丹	苍术、台芎、白术、羌活、川芎、细辛、柴胡、防风、独活、藁本、白芷、香附、当归、荆芥、官桂、甘松、干姜、山柰、麻黄、麝香	黄连、草乌、甘草、天麻、牙皂、白芍	焚烧
	避瘟丹	乳香、苍术、细辛、川芎、降真、白檀	生草	焚烧
	杀鬼丹	雄黄、木香、白术、麝香	虎头骨、桃枭、斧头木、桃仁、朱砂、犀角屑、鬼箭羽	佩带
	太乙流金散	雄黄	羚羊角、雌黄、白矾、鬼箭羽	悬挂、焚烧
除瘟	灵瘀避瘟丹	苍术、降香、雄黄、柏叶、丹参、桂枝、藿香、白芷、菖蒲、羌活、独活、唵叭香	硫黄、硝石、桃头、雄狐粪、升麻、商陆根、大黄、雌黄、赤小豆、仙茅、朱砂、鬼箭羽	焚烧
	人马平安行军散	冰片、明雄黄、没药、麝香、乳香	枯矾、儿茶、火硝、硼砂、朱砂	点眼
	治鬼魅魇人法	雄黄、降香、麝香、艾叶	朱砂、皂角	焚烧

1. 点眼法

此法常用于温病、瘟疫的治疗，以发汗、助汗的形式为主，“瘟疫虽不宜强发其汗，但有时伏邪中溃，欲作汗解；或其人秉赋充盛，阳气冲激，不能顿开者，得取汗之方以接济之，则汗易出，而邪易散矣”。刘氏认为瘟疫其邪为热，不宜强发其汗，强发则可伤津，但若邪伏过深或秉赋充盛，邪气不易外出者，当以取汗之方，使邪随汗出，则邪易散。如普救五瘟丹，将冰片、麻黄、牛黄、琥珀、生甘草，共为细末，使用时蘸水点两眼角，汗停后再点；除直接用此法者，还可服用热汤或盖被助汗，如使用由冰片、枯矾、甘草组成的点眼取汗方点眼后，饮百沸水一二碗，重复二三次后，“汗透即愈”；用由雄黄、麝香、辰砂、火硝、金箔组成的发汗散点眼后盖被取汗。点眼法中常以冰片、麝香为媒介，二者皆属芳香开窍之品，走窜之性甚烈，辟秽化浊之力极强。

2. 手握法

此法用于温病、瘟疫的治疗，仍以发汗、助汗的形式为主，常以生姜或大葱捣汁和泥与其余药物混合握于手中发汗，也可以再服热汤或盖被助其药力。如取汗方，以苍术、羌活、白矾三种药物等量研磨，将生姜取汁后与药末搓成丸，大小如弹子一般。用时取出药丸一粒，以男左女右握于手中并对于前阴处。将葱白煎汤后，嘱咐患者热热服下，以便取汗。又如掌中金方，将苍术、姜、白矾、银朱等量研末，先将绿豆汤煮后服下，再将药末握于手心，男左女右，并且将手放置于腿中间，侧卧，躺入被中取汗。

3. 焚烧法

此法常用于预防温病、瘟疫，将芳香药物焚烧，使产生的烟雾或气味在空气中扩散以达到防疫功效。此法制作简便，操作简单，药效作用广泛，为刘氏最常运用的外用法。如避瘟丹，“烧之能避一切秽恶邪气”；神圣避瘟丹，“正月初一平旦，焚一炷避除一岁瘟疫邪气”；太仓公避瘟丹，“凡官舍旅馆，久无人到，积湿积邪，容易侵入，焚之可以远此。五六月，终日焚之，可以避瘟”。常用的芳香药物有苍术、降香、乳香等，因其含有挥发油，常温下有香气，焚烧后香气更胜，且播散范围更广，祛邪力更胜。

4. 佩戴、悬挂法

此法常用于预防温病、瘟疫，将芳香药物混合，用棉布或绛囊包裹悬挂于门楹、帐前或佩戴于胸前、腰间等部位。此法简便易行，既可防疫，又能起到装饰的作用，为刘氏防疫广泛用法之一。如透顶清凉散，“瘟疫流行，人各带之，或嗅鼻，可免侵染”；老君神明散“带于身边可免瘟疫，不可服”；藜芦散，“绛囊系臂上，男左女右”。除此之外，可用于佩戴悬挂者，亦可以焚烧之，如避瘟杀鬼丸，“病家门口烧一两丸，并每人带一丸避疫杀鬼”；太乙流金散，“带心前，并挂户上，又青布包少许，中庭烧之”。常用芳香药物有苍术、细辛、雄黄等。

除以上外，还有沐浴、投井等多种使用芳香药物避瘟防疫的方法。

二、芳香内服法

芳香内服法包括汤药、噙化等方法，将芳香之品煎煮或共为细末，成丸，需时服用。如：福建香茶饼，方中将沉香、白檀、麝香、冰片、儿茶、甘草6味药一起研磨为细末，并用糯米汤汁调匀，搓成黍米大小的丸状，备用。待需要时放入口中含化。金豆解毒煎，为刘氏自创方，方中运用芳香之品金银花、陈皮，配伍绿豆、生甘草、蝉蜕、僵蚕、井花水煎汤服用。金银花解毒清热、祛风止渴，陈皮理气调中，使营卫畅通，与其余药物相伍，可奏清热解毒、祛风透热之功。

第八节　其他

一、杨璿

杨璿，字栗山，清代医家，推崇仲景，更详《温疫论》，深研寒温[28]，参以己见，著成代表作《伤寒瘟疫条辨》。杨氏治疗温病宗于

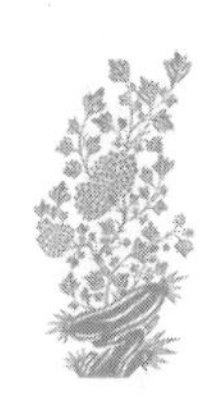

刘完素、喻昌、吴有性之说，强调温疫之为病为热邪侵袭体内，继而郁而化热，热自里向体表外达，故以辛凉之品使内在郁热透达为佳，以泄热逐秽、升清降浊为治法总则，创立了治温15方，用药50味，以僵蚕、蝉蜕为主要药对，配伍芳香清透之品，以达宣透腠理、清透郁热之功。

“盖怫热自内达外，热郁腠理之时，若不用辛凉解散，则热邪不得外泄，遂还里而成可攻之证，非如伤寒从表而传里也”，杨氏认为，邪热自内达外，郁于腠理之时，当需要辛凉解散，病轻者，可选用神解散、清化汤等，病重者，可选用芳香饮、加味凉膈散等，此四方虽以僵蚕、蝉蜕为主要药对，但配伍芳香清透之品，助郁于腠理之邪热及时透散，防治表气郁闭，如神解散中金银花，清化汤中金银花、连翘，芳香饮中陈皮、神曲、荆芥，加味凉膈散中薄荷，共奏宣透腠理郁闭之功。

“盖温病得天地之杂气，由口鼻入，直行中道，流布三焦，散漫不收，去而复合，受病于血分，故郁久而发”，杨氏认为，杂气可由口鼻直中三焦，郁于血分不透，发于热，“中焦受邪，则清浊相干，气滞血凝不流”，治疗时应当清解疏散，宣通三焦气机，使内郁邪气从内达外，常用连翘、荷叶等气香、味薄、升浮之品，流转气机，宣通三焦。

另外，“佐以荷、豉、蚕、蝉之辛散升浮者，以温病热毒至深，表里俱实，扬之则越，降之则郁，郁则邪火犹存，兼之以发扬，则炎炎之势皆烬矣”。应用大队寒凉之品有冰伏凉遏之弊，为防止怫郁加重，方剂中配伍少许芳香温热之物，以达到“火郁发之”之效。

二、周扬俊

周扬俊，字禹载，清初医学家。因感“伤寒仅在一时，温热、暑疫，每发三季，为时既久，病者益多”，伤寒少而温病多，却发现世人“不能细察其理，反执以为治伤寒之法”，误以治伤寒之法治温病，故参阅吴又可、张凤逵等诸家之言，参以己见，著成论述温、热、暑、疫四病的著作《温热暑疫全书》。文中详细介绍温热暑病治法及方药，多次使用芳香之品，解暑祛热，特别对香薷情有独钟，《温热暑疫全书·暑病论》云："今人以香薷一味，谓伤暑必用之药。不知乘凉饮冷，遏抑阳气，或致霍乱者宜之。"香薷，性温，味辛，芳香解表，化湿和中，书中五苓去桂加香薷汤、香薷饮、消暑十全散、黄连香薷散等均使用香薷，开腠理，祛外邪，使内郁阳气得以伸越。另外也提出香薷的使用禁忌，"若强力作劳，内伤重者，清暑益气，庶几近之。苟用香薷，是重虚其虚矣"，香薷虽可清暑益气，但其辛温之性可使体虚之热耗损更甚，需加以辨证。

三、陈平伯

陈平伯，字祖恭，清代医家，对风温、湿温的病因、病机、脉证、论治颇有研究，著有《温热病指南集》(又称《外感温病篇》)。陈氏强调祛邪应轻提外透，善用芳香质轻味薄之品，如薄荷、防风、柴胡、金银花、荆芥、连翘等。风温证，若邪在肺卫，用薄荷、前胡、桑叶等以清透解表；若邪在气分，用连翘、陈皮等清气外透；若邪气在营血，用紫草、连翘等透热转气；若邪气在心包，用石菖蒲、连翘等开窍透邪。湿温证，若邪气在肌表，用苍术、陈皮等轻清祛湿；若邪气在气分，用薄荷、蔻仁、藿香、郁金、佩兰等芳香清透。

四、熊立品

熊立品，字圣臣，清代医家，治疫心得颇丰，取吴又可之书，参喻嘉言之说，结合自己的见解，著成《治疫全书》。全书中多次使用生姜、柴胡二味辛香之品，可解肌散热，透表逐邪，体现了熊立品强调以祛邪为主的治疫思想[29]。又提出以芳香辟秽之药制成外用避疫之品，如太仓公避瘟丹中含有苍术、白术、细辛、白芷、麝香等芳香辟秽、开窍逐邪之品，"预制此丹烧之，以却瘟疫，并散邪气。一法用管圜数枚，浸吃水缸内"。可焚烧，又可浸入水缸之内，发挥其效。

五、何炳元

何炳元，字廉臣，清代医家，师从樊开周，对温病四大家的学术思想有很深研究，撰写及校勘多部医学著作，其中最具有代表性的温病类著作《重订广温热论》，是伏气温病因、脉、证、治集大成之作，如序中所言："此书专为伏气温热而设，非为新感温暑而言。"何氏认为，伏气温病与新感温病的病机不同，"新感温热，邪从上受，必先由气分陷入血分，里证皆表证侵入于内也。伏气温热，邪从里发，必先由血分转出气分，表证皆里证浮越于外也。新感轻而易治，伏气重而难疗，此其大要也"。新感温病，邪气由气分深入血分，由浅入深，由外至内；伏气温病，邪气由血分转出气分，从内向外发出，由内达外。因此他认为，伏气温病在治法上，当以"透"邪为主，顺从邪气传变之向，常用芳香药物助邪逐层透发。

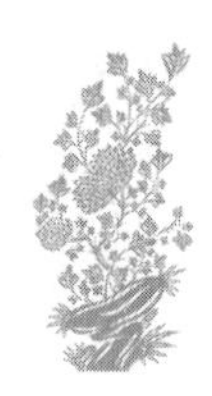

"温热病首贵透解其伏邪……故发表法为治温热病之一大法也。其大要不专在乎发汗，而在乎开其郁闭，宣其气血。郁闭在表，辛凉芳淡以发之；郁闭在半表半里，苦辛和解以发之"，温热病，重点在于透解伏邪，开其郁闭者，因此发汗解表法为温病的治法之一，但是也不可只发汗，应当宣其气血，气行血运，邪气外达，惟用芳淡之品，即为芳香轻清之品，利用其能行能散之性，通畅气机，使在内的邪气得到宣散，并且使瘀滞于血络之邪宣通，使深伏于内的邪气透达。若邪在气分，常以金银花、连翘、淡豆豉、白豆蔻等芳香之品，透解伏邪。常用方剂包括芳淡轻剂葱豉汤调天水散、茵陈五苓散、藿朴夏苓汤、藿朴二陈汤等；芳淡重剂六神通解散、加味二陈汤等。若邪在营分，常以桑叶、金银花、连翘、青蒿等芳香之品，透营转气。常用方剂包括防风解毒汤、加减银翘散、加减普济消毒饮等。

《重订广温热论》卷二论述"开透法"时，强调"凡能芳香开窍，辛凉透络，强壮心机，兴奋神经等方，皆谓之开透法，惟一则去实透邪，一则补虚提陷为异耳"。运用芳香开窍醒神之剂，可去实邪，补虚提陷，何氏推崇叶天士之说，"叶天士所谓清络热必兼芳香，开里窍以清神识是也"。常以麝香、龙脑等芳香之品，开窍透络，他认为"麝香尤为开窍透络壮脑提神之主药"，常用方剂包括新定牛黄清心丸、犀珀至宝丹、安宫牛黄丸、厥证返魂丹、局方紫雪、牛黄膏、瓜霜紫雪、局方妙香丸等。

参考文献

[1] 王楠，糜泽花，朱平．浅述杨栗山学术思想源流 [J]．中华中医药杂志，2018，33（10）：4433-4436.

[2] 马金玲，于海，魏岩，等．吴有性《温疫论》之“证、法、方”浅析 [J]．长春中医药大学学报，2021，37（04）：713-715.

[3] 林敏，鲁玉辉．由达原饮管窥温疫学派治疫要旨 [J]．中华中医药杂志，2021，36（04）：1817-1819.

[4] 林支穹，余王琴，杜仲燕．《临证指南医案》治疗营分证用药规律探析 [J]．新中医，2019，51（12）：58-61.

[5] 胥展志，管捷，侯德健，等．论叶天士透热转气的本质 [J]．中国中医药现代远程教育，2019，17（08）：23-25.

[6] 黄国昇，夏孟蛟，李蒙丽．辛味药论治肿瘤 [J]．湖北中医杂志，2019，41（2）：47-49.

[7] 陈，菅佳宁，陈宁宁，等．基于辛香通络法论治结肠炎癌转化 [J]．湖南中医杂志，2021，37（06）：122-124.

[8] 王炳权，刘春柳．基于数据挖掘的《湿热病篇》组方用药规律研究 [J]．亚太传统医药，2019，15（01）：164-166.

[9] 翟珂，张思超，陈艳娇，等．浅析吴鞠通《温病条辨》护阳思想 [Z]．威海，2018，4：109-112.

[10] 陈艳娇，张思超，翟珂，等．浅析辛温药在《温病条辨》中的应用 [Z]．威海，2018，4：106-109.

[11] 禹思宏，呼兴华，王晓琳，等．《温病条辨》治疗湿热病证用药规律分析 [J]．河北中医，2020，42（07）：1091-1094.

[12] 许家松．《温病条辨》湿热类温病证治 [J]．中医杂志，2013，54（6）：522-525.

[13] 展照双，王加锋．《温病条辨》药物性味配伍规律探讨 [J]．上海中医药杂志，2014，48（02）：24-26.

[14] 陈艳娇，张思超，翟珂，等．《温病条辨》辛温芳香药应用探讨 [J]．中国中医基础医学杂志，2020，26（05）：694-

695.
[15] 陈忠坚，章媛，郑烨娇，等.冰片促进药物透过血脑屏障作用的研究进展[J].中成药，2019，41(09)：2170-2173.
[16] 刘超，刘敬霞，刘抒雯，等.芳香开窍药调控血脑屏障机制研究及脑病治疗[J].长春中医药大学学报,2016,32(04)：874-877.
[17] 孙灵芝.明清香药史研究[D].北京：中国中医科学院，2015.
[18] 孙灵芝，梁峻.明清芳香药防治疫病的现代启示[J].中华中医药杂志，2015，30(12)：4407-4409.
[19] 郭永胜，张思超.《温病条辨》银翘散组方思想探析[J].新中医，2017，49(01)：163-165.
[20] 翟云云，张思超.从银翘散探析吴鞠通治病思想[J].中医药导报，2017，23(05)：4-6.
[21] 陈烨文，许琳，龚一萍.从"卫气营血"分析《温病条辨》银翘散加减进退[J].甘肃中医学院学报，2014，31(05)：13-15.
[22] 胡勇，邢玉瑞，张惜燕.从《伤寒瘟疫条辨》探析新冠肺炎的诊治思路[J].辽宁中医杂志，2022(11)：64-67.
[23] 苏颖.试析明清医家对温疫的共识点[J].中医杂志，2013，54(23)：2062-2064.
[24] 张大鹏.杨栗山学术渊源研究[D].南京：南京中医药大学，2015.
[25] 刘正元.《伤寒瘟疫条辨》学术思想概要及治温十五方用药规律研究[D].郑州：河南中医药大学，2017.
[26] 张仕杰，张光霁，吴菲菲，等.经方辨治2019冠状病毒病验案3则[J].中华中医药杂志，2020，35(06)：2923-2926.
[27] 刘毅，张思超.《松峰说疫》疫病预防思想探析[J].山东中医杂志，2019，38(01)：25-28.

［28］白易灵，王白雪，韩玲玲，等.杨栗山治温十五方治法用药探骊［J］.江苏中医药，2021，53（02）：67-68.
［29］苏颖，鞠煜洁.论《治疫全书》的医学思想［J］.长春中医药大学学报，2008（01）：1-2.

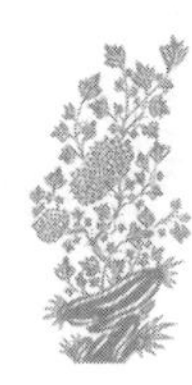

第三章　明清文献中芳香药防治温病数据挖掘

本章采用现代数据挖掘工具——中医传承辅助平台 V2.5 对明清时期芳香药防治温病的文献进行处理、分析，并根据得到的结果进行探讨，得出相应结论。本章包括三个部分，第一部分为明清时期防治温病理论专著的数据挖掘、第二部分为明清时期防治温病医案的数据挖掘，第三部分是在前两部分数据结果基础上进行的分析，得到明清时期芳香药物在防治温病时药物四气、五味、归经、功效的应用特点及芳香药物之间的关联、核心芳香药物的组成，演化含有芳香药物的新方。

第一节　温病理论专著的数据挖掘

本节选取了明清时期（1368—1912）具有代表性且流传较广的温病学相关专著，包括《瘟疫发源》《广瘟疫论》《伤寒瘟疫条辨》《松峰说疫》《瘟疫条辨摘要》《广温热论》《辨疫琐言》《温证指归》《重订广温热论》《温疫论》《瘟疫辨论》《温热论》《湿热论》《温热朗照》《温病条辨》《温热病指南集》《四时病机》《治疫全书》《二分析义》《温热经纬》《时病论》共 21 部温病学专著作为研究资料。（21 部专著的作者、版本、出处详见附录二）

通过对 21 部专著进行整理，筛选出符合芳香药防治温病的方剂，通过中医传承辅助平台 V2.5 的数据分析功能，分别得出所需要的结果，并通过结果进行分析。

一、方剂筛选标准

1. 属于温病范畴（包括温病、温疫等）。

2. 方剂所属条文中有主要症状描述，可进行卫气营血辨证与分类。

3. 方剂所属条文中详细列出每一味药物名称，且芳香药个数≥2（要求同一方剂中芳香药个数≥2，是为了探究同一方剂下存在的芳香药与芳香药之间、芳香药与其他药物之间的配伍关系）。

4. 方剂所含药物相同，但所述症状有明显差异时，录入第二次。

二、药物名称规范统一

每个方剂中包含的中药名称因产地、医家称呼习惯、别名等原因会有所差异。因此，为保证数据的准确性及规范化，录入数据分析的所有中药均以《中药学》及南京中医药大学编著、上海科学技术出版社出版的《中药大辞典》中的中药信息为基础，将处方中所涉及的中药名称进行规范化统一，并录入中医传承辅助平台 V2.5，建立数据库。药物名称规范化原则包括以下几点：

1. 涉及用药部位的信息，如草果、草果仁，均按草果录入；当归、归身、归尾、归须，均按当归录入。

2. 涉及药物产地的信息，如陈皮、广陈皮、新会皮，均以陈皮录入；黄柏、川柏，均以黄柏录入。

3. 同一种药，书写不同，如黄芪、黄耆，均以黄芪录入。

4. 涉及药物别称，如麝香、当门子，均以麝香录入。

5. 涉及炮制信息的药物，如飞滑石、滑石，均以滑石录入；苏合油、苏合香，均以苏合香录入。

6. 未注明生用或炮制的，均以原名录入。

三、数据分析过程与思路

（一）辨证分析

以每个方剂针对的主要证候为依据，按卫气营血辨证分类，分为卫分证、气分证、营分证、血分证、卫气同病证、卫营同病证、气营两燔证、气血两燔证及预防类9种类型。前8种类型辨证要点如下。

1. 卫分证辨证要点：发热、微恶风寒。

2. 气分证辨证要点：壮热恶热，渴喜冷饮，舌苔黄。

3. 营分证辨证要点：身热夜甚，心烦谵语，舌红绛。

4. 血分证辨证要点：各种出血症，舌质绛紫。

5. 卫气同病证辨证要点：发热，微恶风寒，伴有高热，渴喜冷饮，舌苔黄。

6. 卫营同病证辨证要点：发热，微恶风寒，伴有身热夜甚，心烦谵语，舌红绛。

7. 气营两燔证辨证要点：高热，渴喜冷饮，伴有身热夜甚，心烦谵语，苔黄，舌红绛。

8. 气血两燔证辨证要点：高热，渴喜冷饮，伴有各种出血症，舌质紫绛。

（二）用药分析

将录入后的方剂，通过中医传承辅助平台V2.5中“统计报表”与“数据分析”两个模块分别进行数据分析。

“统计报表”模块主要统计研究方剂中所有药物的基本情况，包括“四气统计”“五味统计”“归经统计”，先将纳入研究的方剂按卫分证、气分证、营分证、血分证、卫气同病证、卫营同病证、气营两燔证、气血两燔证及预防类9种类型进行分类，分别提取各个类型所有方剂中全部药物的四气、五味、归经情况。但是该平台无法单独统计每个方剂中芳香药物，因此无法对每个类型下的芳香药物的四气、五味、归经进行统计，故需要手工统计。

“数据分析”模块主要探索药物的应用规律，包括“频数统计”“组方规律”“新方分析”。“频数统计”可获取每一味中药的应用频次。“组方规律”中需要设置支持度（所有处方中药物组合出现的频次）和置信度（药物组合中在A药出现的条件下，B药出现的概率，该值越接近1，概率越大[1]。如犀角→麝香1，则表示犀角出现时，麝香出现的概率为100%）。由于卫分证、气分证、营分证、血分证、卫气同病证、卫营同病证、气营两燔证、气血两燔证及预防类9种类型下的方剂个数不同，因此无法统一支持度和置信度。若支持个数、置信度的值设置过高会导致出现较少结果或无统计结果；若设置过低则可能出现庞大的数据结果，无法做出正确判断，因此需要不断进行参数预读，按实际情况分别设置。最终可得到基于关联规则的常用药物组合。“新方分析”中需要设置相关度（药物与药物之间的关联定量描述，若相关度为n，则表示共有n味药，仅取前面1～n-1的药物与药物之间的关联度）与惩罚度（为了避免负相关对数据分析影响而设置的参数）[2]，由于卫分证、气分证、营分证、血分证、卫气同病证、卫营同病证、气营两燔证、气血两燔证及预防类9种类型下的方剂个数不同，因此无法统一相关度和惩罚度，需要按实际情况分别设置。最终可获得基于熵层次聚类分析的核心组合和新方组合。

四、数据挖掘温病理论专著不同证型的结果展示

（一）卫分证

经过数据挖掘和整理，专著中含有芳香药物的用于卫分证的方剂共有53首，涉及中药122味，其中芳香药45味。出现频次≥5的药物共有36味，前五位分别为甘草、薄荷、桔梗、厚朴、茯苓，见表5；出现频次≥2的芳香药物共有32味，前五位分别为薄荷、厚朴、陈皮、连翘、荆芥，见表6。

表5　专著中卫分证中药出现频次（≥5）

编号	药名	频次	编号	药名	频次	编号	药名	频次
1	甘草	31	13	生姜	9	25	蝉蜕	6
2	薄荷	19	14	羌活	8	26	半夏	6
3	桔梗	16	15	防风	8	27	大枣	5
4	厚朴	14	16	柴胡	7	28	杏仁	5
5	茯苓	14	17	枳壳	7	29	人参	5
6	陈皮	13	18	独活	7	30	木瓜	5
7	连翘	12	19	金银花	7	31	炙甘草	5
8	荆芥	11	20	白术	7	32	淡竹叶	5
9	牛蒡子	11	21	黄芩	7	33	玄参	5
10	藿香	10	22	苍术	6	34	白扁豆	5
11	香薷	9	23	川芎	6	35	淡豆豉	5
12	紫苏	9	24	僵蚕	6	36	芦根	5

表 6　专著中卫分证芳香药出现频次（≥2）

编号	药名	频次	编号	药名	频次	编号	药名	频次
1	薄荷	19	12	柴胡	7	23	藁本	2
2	厚朴	14	13	独活	7	24	佩兰	2
3	陈皮	13	14	金银花	7	25	麻黄	2
4	连翘	12	15	白术	7	26	石菖蒲	2
5	荆芥	11	16	苍术	6	27	丁香	2
6	藿香	10	17	川芎	6	28	菊花	2
7	香薷	9	18	淡豆豉	5	29	香附	2
8	紫苏	9	19	葱白	4	30	当归	2
9	生姜	9	20	细辛	4	31	檀香	2
10	羌活	8	21	前胡	4	32	扁豆花	2
11	防风	8	22	桑叶	3			

对中药四气进行统计，全部药物中，温性药出现 188 次，寒性药出现 118 次，平性药出现 82 次，凉性药出现 36 次，热性药出现 3 次，温热性药物共出现 191 次，寒凉性药物出现 154 次；芳香药物中，温性药出现 147 次，寒性药出现 37 次，平性药出现 5 次，凉性药出现 24 次，热性药出现 1 次，温热性药物共出现 148 次，寒凉性药物出现 61 次，见图 1。由此可见，在卫分证中，温热性药物偏多，芳香药的四气属性以温热为主。

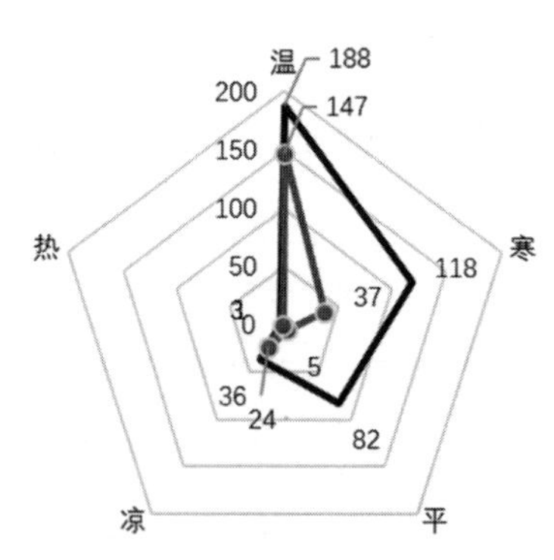

图 1　专著中卫分证药物四气分布

对中药五味进行统计，在全部药物中，前三位的药味分别为：辛味药 248 次，苦味药 186 次，甘味药 158 次；芳香药中，前三位的药味分别为：辛味药 177 次，苦味药 103 次，甘味药 35 次，见图 2。由此可见，辛、苦、甘味药使用最多，芳香药物亦然。

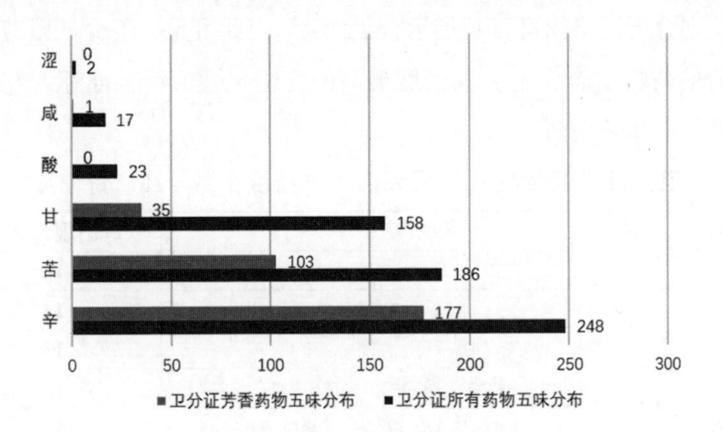

图 2　专著中卫分证药物五味分布

对药物归经进行统计，在所有药物中，归肺经、胃经、脾经、心经、肝经的最多，分别为 272、232、219、115、96；芳香药中，归肺经、脾经、胃经、肝经、心经的最多，分别为 147、105、90、69、40，见图 3。肺系包括皮毛、肺脏及肺经，因此肺经与卫分脏腑关系密切，从归经角度，符合卫分证治规律。

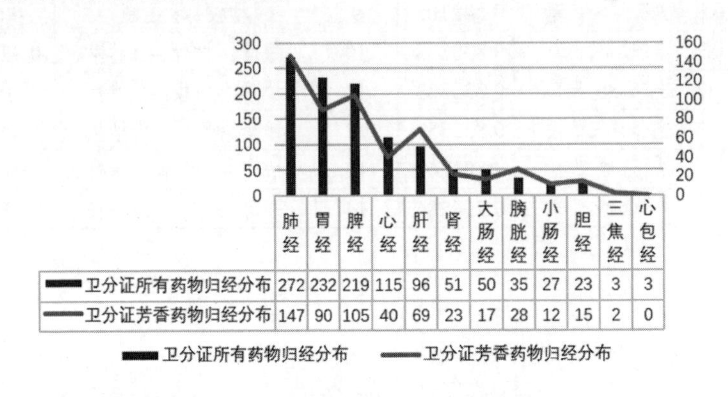

	肺经	胃经	脾经	心经	肝经	肾经	大肠经	膀胱经	小肠经	胆经	三焦经	心包经
卫分证所有药物归经分布	272	232	219	115	96	51	50	35	27	23	3	3
卫分证芳香药物归经分布	147	90	105	40	69	23	17	28	12	15	2	0

图 3　专著中卫分证药物归经分布

利用关联规则分析，对参数进行预读后，将支持度个数设置为 10，置信度设置为 0.6，得到 8 组药物组合，其中含有芳香药的前三个组合为“甘草、薄荷”“薄荷、桔梗”“甘草、薄荷、桔梗”，其出现频次依次为 16、15、13，见表 7。置信度≥ 0.6 的药物组合有 14 组，其中含有芳香药的前五位为“薄荷，桔梗 –> 甘草”（置信度 0.923077），

“薄荷 -> 甘草”（置信度 0.842105），“连翘 -> 甘草”“连翘 -> 薄荷”“连翘 -> 桔梗”（并列，置信度均为 0.833333），见表 8。卫分证关联规则分析网络图可直观展示，见图 4。由此可见，卫分证以芳香之品薄荷的药物组合为主。置信度最高的三组包含薄荷、连翘，它们都属于卫分证高频用药。

表 7　卫分证中药物模式出现频数（支持度个数 =10，置信度 0.6）

序号	药物模式	出现频数
1	甘草，薄荷	16
2	甘草，桔梗	15
3	薄荷，桔梗	13
4	甘草，薄荷，桔梗	12
5	甘草，茯苓	10
6	连翘，甘草	10
7	连翘，薄荷	10
8	连翘，桔梗	10

表 8　卫分证中药物组合关联规则分析（支持度个数 =10，置信度 0.6）

序号	规则	置信度	序号	规则	置信度
1	桔梗 -> 甘草	0.9375	8	薄荷 -> 桔梗	0.684211
2	薄荷 -> 甘草	0.842105	9	桔梗 -> 连翘	0.625
3	连翘 -> 甘草	0.833333	10	薄荷，桔梗 -> 甘草	0.923077
4	连翘 -> 薄荷	0.833333	11	甘草，桔梗 -> 薄荷	0.8
5	连翘 -> 桔梗	0.833333	12	甘草，薄荷 -> 桔梗	0.75
6	桔梗 -> 薄荷	0.8125	13	桔梗 -> 甘草，薄荷	0.75
7	茯苓 -> 甘草	0.714286	14	薄荷 -> 甘草，桔梗	0.631579

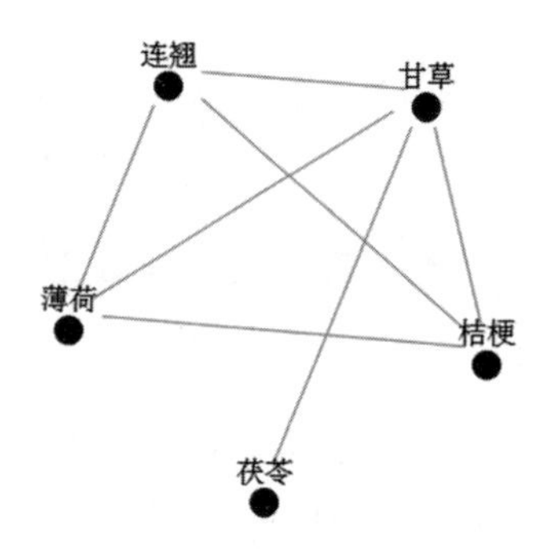

图 4　卫分证关联规则分析网络图（支持度个数 =10，置信度 0.6）

熵层次聚类分析主要挖掘相关药物之间的隐形关系。对参数进行预读后，将相关度设置为8，惩罚度设置为2，演化出用于卫分证的核心组合共12组，含有芳香药的核心组合共8组，序号为2、4、5、6、8、10、11、12，见表9。将核心组合进一步组合，得到潜在的新方组合6组，其中含芳香药的组合4组，分别为“炙甘草－香薷－白术－高良姜”“半夏－枳壳－柴胡－川芎－独活”“茯苓－陈皮－厚朴－牛蒡子”“川芎－前胡－独活－细辛－高良姜”，见表10。卫分证核心药物网络图、新方组合网络图可直观展示，见图5、图6。

表9 卫分证基于熵层次聚类的核心药物组合（相关度=8，惩罚度=2）

序号	核心药物	序号	核心药物
1	淡竹叶－生石膏－西河柳	7	淡竹叶－生石膏－通草
2	炙甘草－香薷－白术	8	炙甘草－白术－高良姜
3	马勃－升麻－大青叶	9	马勃－升麻－黄连
4	半夏－枳壳－柴胡	10	川芎－枳壳－柴胡－独活
5	茯苓－陈皮－厚朴	11	茯苓－厚朴－牛蒡子
6	川芎－前胡－独活	12	独活－细辛－高良姜

表10 卫分证基于熵层次聚类的新方组合（相关度=8，惩罚度=2）

序号	新方组合
1	淡竹叶－生石膏－西河柳－通草
2	炙甘草－香薷－白术－高良姜
3	马勃－升麻－大青叶－黄连
4	半夏－枳壳－柴胡－川芎－独活
5	茯苓－陈皮－厚朴－牛蒡子
6	川芎－前胡－独活－细辛－高良姜

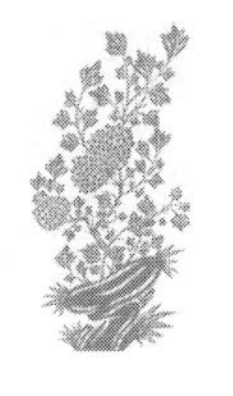

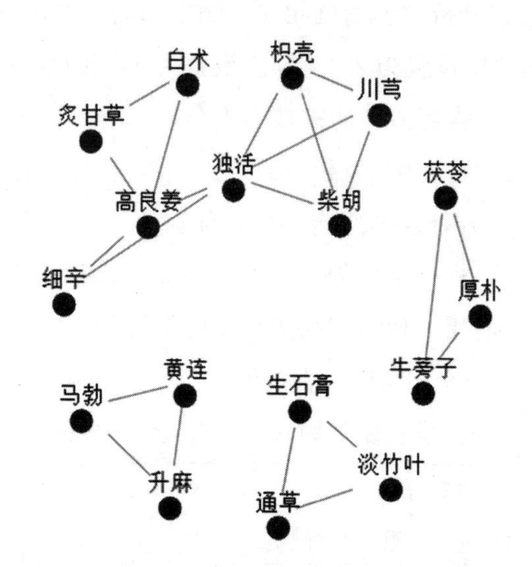

图 5　卫分证基于熵层次聚类的核心药物网络图

（相关度 =8，惩罚度 =2）

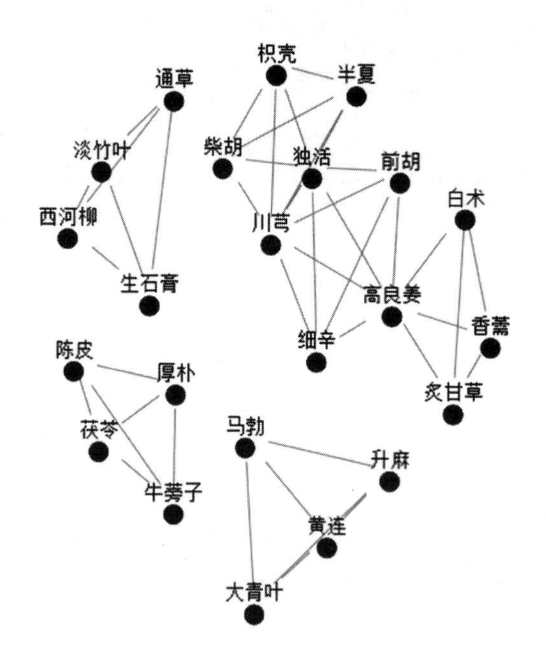

图 6　卫分证基于熵层次聚类的新方组合网络图

（相关度 =8，惩罚度 =2）

（二）气分证

经过数据挖掘和整理，专著中含有芳香药物的用于气分证的方剂共有50首，涉及中药133味，其中芳香药49味。出现频次≥5的药物共有26味，前五位分别为陈皮、茯苓、黄连、厚朴、甘草，见表11；出现频次≥2的芳香药物共有33味，前五位分别为陈皮、厚朴、藿香、柴胡、连翘，见表12。

表11　专著中气分证中药出现频次（≥5）

编号	药名	频次	编号	药名	频次	编号	药名	频次
1	陈皮	22	10	藿香	9	19	香附	6
2	茯苓	18	11	柴胡	8	20	枳实	6
3	黄连	18	12	连翘	8	21	石菖蒲	5
4	厚朴	14	13	炙甘草	7	22	竹茹	5
5	甘草	13	14	黄柏	7	23	猪苓	5
6	黄芩	12	15	薄荷	7	24	僵蚕	5
7	大黄	11	16	泽泻	7	25	生姜	5
8	滑石	9	17	苍术	7	26	人参	5
9	半夏	9	18	桔梗	6			

表12　专著中气分证芳香药出现频次（≥2）

编号	药名	频次	编号	药名	频次	编号	药名	频次
1	陈皮	22	12	当归	4	23	麝香	3
2	厚朴	14	13	白术	5	24	荆芥	3
3	藿香	9	14	防风	3	25	草果	2
4	柴胡	8	15	香薷	3	26	独活	2
5	连翘	8	16	乳香	3	27	菊花	2
6	薄荷	7	17	茵陈	3	28	白豆蔻	2
7	苍术	7	18	冰片	3	29	淡豆豉	2
8	香附	6	19	金银花	3	30	吴茱萸	2
9	石菖蒲	5	20	郁金	3	31	木香	2
10	生姜	5	21	川芎	3	32	紫苏子	2
11	前胡	4	22	羌活	3	33	没药	2

对药物四气进行统计，全部药物中，温性药出现162次，寒性药出现155次，平性药出现66次，凉性药出现21次，热性药出现5次，温热性药物共出现167次，寒凉性药物出现176次；芳香药物中，温

性药出现114次，寒性药出现35次，平性药出现9次，凉性药出现9次，热性药出现4次，温热性药物共出现118次，寒凉性药物出现44次，见图7。由此可见，在气分证中，寒凉性药物偏多，而芳香药的四气属性仍以温热为主。

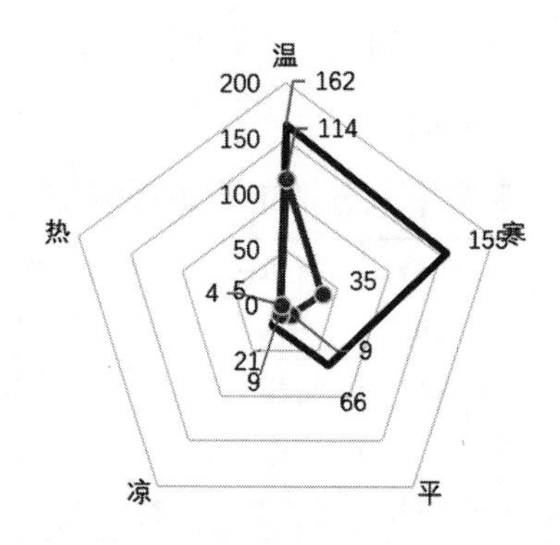

图7 专著中气分证药物四气分布

对五味进行统计，在全部药物中，前三位的药味分别为：苦味药225次，辛味药205次，甘味药147次；芳香药中，前三位的药味分别为：辛味药154次，苦味药113次，甘味药25次，见图8。由此可见，辛、甘、苦味药使用最多，芳香药物亦然。

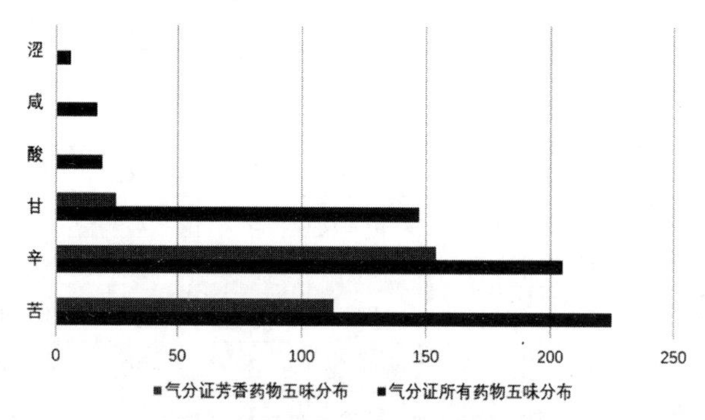

图8 专著中气分证药物五味分布

对归经进行统计，在所有药物中，归脾经、胃经、肺经、心经、肝经的最多，分别为239、214、212、123、101；芳香药中，归脾经、肺经、胃经、肝经、心经的最多，分别为107、99、66、59、37，见图9。脾经、肺经与气分脏腑关系密切，从归经角度，符合气分证治规律。

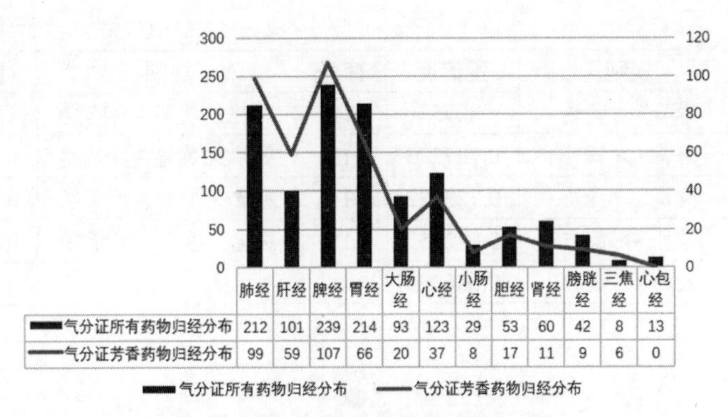

图 9　专著中气分证药物归经分布

利用关联规则分析，对参数进行预读后，最终将支持度个数设置为 7，置信度设置为 0.6，得到 12 组药物组合，含有芳香药排名前六的为“陈皮，茯苓”“陈皮，厚朴”“陈皮，藿香”“厚朴，茯苓”“藿香，茯苓”“陈皮，藿香，茯苓”（后四个并列），其出现频次依次为 13、9、8、8、8、8，见表 13。置信度≥ 0.6 的药物组合有 15 组，其中含有芳香药的前三组为“藿香 –> 陈皮”（置信度 0.888889），“藿香 –> 茯苓”（置信度 0.888889），“厚朴，茯苓 –> 陈皮”（置信度为 0.875），见表 14。卫分证关联规则分析网络图可直观展示，见图 10。由此可见，气分证以芳香之品陈皮、厚朴、藿香的药物组合为主。置信度最高的三组也包含上述三味药，它们属于气分证高频用药。

表 13　气分证中药物模式出现频数（支持度个数 =7，置信度 0.6）

序号	药物模式	出现频数	序号	药物模式	出现频数
1	陈皮，茯苓	13	7	厚朴，茯苓	8
2	黄连，甘草	10	8	藿香，茯苓	8
3	陈皮，厚朴	9	9	陈皮，藿香，茯苓	8
4	黄芩，黄连	9	10	黄芩，大黄	7
5	黄连，大黄	8	11	黄芩，黄连，大黄	7
6	陈皮，藿香	8	12	陈皮，厚朴，茯苓	7

表 14　气分证中药物组合关联规则分析（支持度个数 =7，置信度 0.6）

序号	规则	置信度	序号	规则	置信度
1	藿香 –> 陈皮	0.888889	9	藿香，茯苓 –> 陈皮	1
2	藿香 –> 茯苓	0.888889	10	陈皮，藿香 –> 茯苓	1
3	甘草 –> 黄连	0.769231	11	黄连，大黄 –> 黄芩	0.875

续表

序号	规则	置信度	序号	规则	置信度
4	黄芩 -> 黄连	0.75	12	厚朴，茯苓 -> 陈皮	0.875
5	大黄 -> 黄连	0.727273	13	黄芩，黄连 -> 大黄	0.777778
6	茯苓 -> 陈皮	0.722222	14	陈皮，厚朴 -> 茯苓	0.777778
7	厚朴 -> 陈皮	0.642857	15	陈皮，茯苓 -> 藿香	0.615385
8	大黄 -> 黄芩	0.636364			

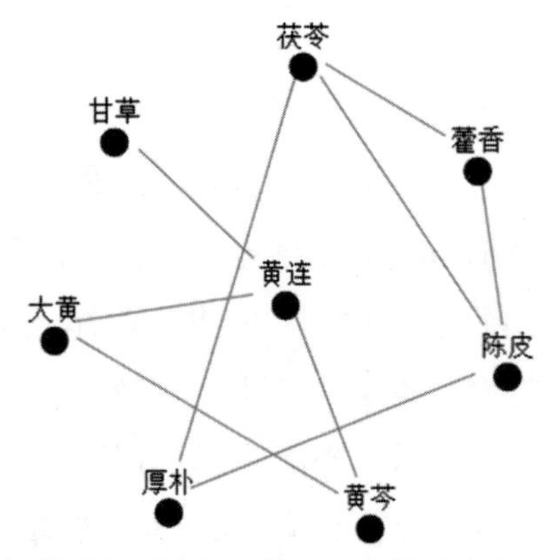

图 10　气分证关联规则分析网络图（支持度个数 =7，置信度 0.6）

熵层次聚类分析主要挖掘相关药物之间的隐形关系。对参数进行预读后，将相关度设置为 8，惩罚度设置为 2，演化出用于气分证的核心组合共 20 组，含有芳香药的核心组合共 17 组，序号为 1、2、4、5、7、8、9、10、11、12、14、15、16、17、18、19、20，见表 15。将核心组合进一步组合，得到潜在的新方组合 10 组，其中含芳香药的组合 9 组，分别为“桔梗 – 羌活 – 人中黄 – 荆芥”“桔梗 – 前胡 – 独活 – 防风 – 牛蒡子”“猪苓 – 藿香 – 滑石 – 白豆蔻”“前胡 – 枳壳 – 独活 – 牛蒡子”“甘草 – 黄连 – 柴胡 – 独活”“半夏 – 石菖蒲 – 枳实 – 竹茹”“茯苓 – 藿香 – 大黄 – 大腹皮”“苍术 – 黄柏 – 升麻 – 炒白术”“杏仁 – 茵陈 – 麦芽 – 大腹皮”，见表 16。气分证核心药物网络图、新方组合网络图可直观展示，见图 11，图 12。

表 15　气分证基于熵层次聚类的核心药物组合（相关度 =8，惩罚度 =2）

序号	核心药物	序号	核心药物
1	桔梗 – 羌活 – 人中黄	11	桔梗 – 荆芥 – 人中黄
2	桔梗 – 前胡 – 独活	12	桔梗 – 前胡 – 防风 – 牛蒡子

续表

序号	核心药物	序号	核心药物
3	黄芩 – 大黄 – 黄连	13	僵蚕 – 大黄 – 姜黄
4	猪苓 – 藿香 – 滑石	14	藿香 – 滑石 – 白豆蔻
5	前胡 – 枳壳 – 独活	15	前胡 – 枳壳 – 牛蒡子
6	甘草 – 黄连	16	甘草 – 柴胡 – 独活
7	半夏 – 石菖蒲 – 枳实	17	半夏 – 石菖蒲 – 竹茹
8	茯苓 – 藿香 – 大黄	18	茯苓 – 藿香 – 大腹皮
9	苍术 – 黄柏 – 升麻	19	黄柏 – 升麻 – 炒白术
10	杏仁 – 茵陈 – 麦芽	20	杏仁 – 茵陈 – 大腹皮

表 16　气分证基于熵层次聚类的新方组合（相关度 =8，惩罚度 =2）

序号	新方组合
1	桔梗 – 羌活 – 人中黄 – 荆芥
2	桔梗 – 前胡 – 独活 – 防风 – 牛蒡子
3	黄芩 – 大黄 – 黄连 – 僵蚕 – 姜黄
4	猪苓 – 藿香 – 滑石 – 白豆蔻
5	前胡 – 枳壳 – 独活 – 牛蒡子
6	甘草 – 黄连 – 柴胡 – 独活
7	半夏 – 石菖蒲 – 枳实 – 竹茹
8	茯苓 – 藿香 – 大黄 – 大腹皮
9	苍术 – 黄柏 – 升麻 – 炒白术
10	杏仁 – 茵陈 – 麦芽 – 大腹皮

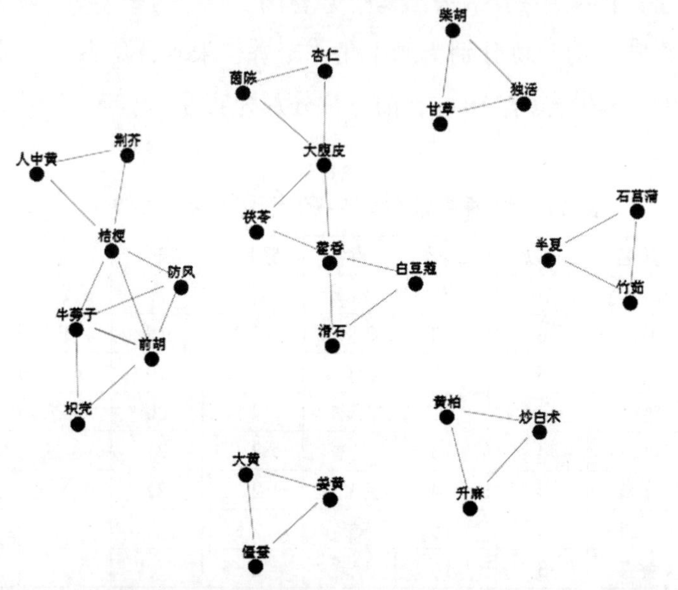

图 11　气分证基于熵层次聚类的核心药物网络图（相关度 =8，惩罚度 =2）

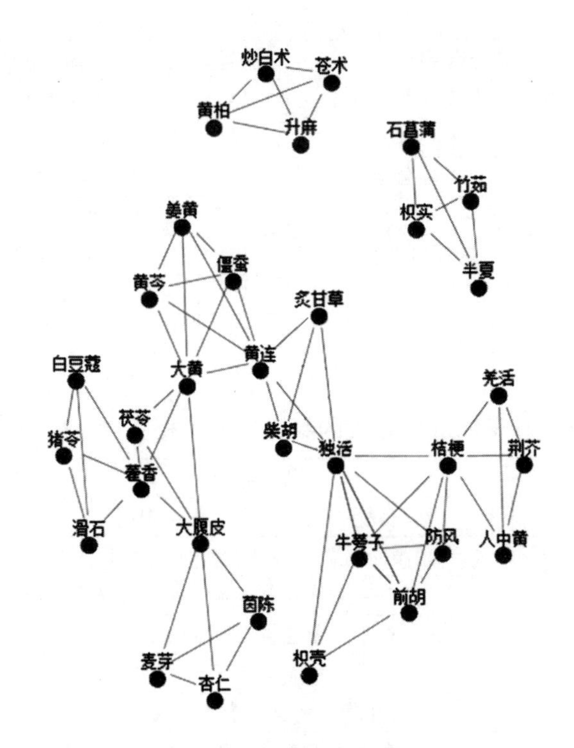

图 12　气分证基于熵层次聚类的新方组合网络图（相关度 =8，惩罚度 =2）

（三）营分证

经过数据挖掘和整理，专著中含有芳香药物的用于营分证的方剂共有 10 首，涉及中药 57 味，其中芳香药 23 味。出现频次≥ 2 的药物共有 22 味，前三位分别为犀牛角、麝香、朱砂，见表 17；出现频次≥ 2 的芳香药物共有 10 味，前三位分别为麝香、连翘、冰片，见表 18。

表 17　专著中营分证中药出现频次（≥ 2）

编号	药名	频次	编号	药名	频次	编号	药名	频次
1	犀牛角	10	9	雄黄	3	17	石菖蒲	2
2	麝香	6	10	安息香	3	18	金银花	2
3	朱砂	5	11	生地黄	3	19	紫草	2
4	连翘	4	12	丁香	2	20	栀子	2
5	冰片	4	13	沉香	2	21	金箔	2
6	牛黄	4	14	炙甘草	2	22	羚羊角	2
7	玄参	4	15	黄连	2			
8	黄芩	3	16	玳瑁	2			

表 18　专著中营分证芳香药出现频次（≥ 2）

编号	药名	频次	编号	药名	频次
1	麝香	6	6	丁香	2
2	连翘	4	7	沉香	2
3	冰片	4	8	石菖蒲	2
4	雄黄	3	9	金银花	2
5	安息香	3	10	紫草	2

对四气进行统计，全部药物中，温性药出现 21 次，寒性药出现 62 次，平性药出现 7 次，凉性药出现 5 次，热性药出现 1 次，温热性药物共出现 22 次，寒凉性药物出现 67 次；芳香药物中，温性药出现 21 次，寒性药出现 17 次，平性药出现 4 次，凉性药出现 1 次，热性药出现 0 次，温热性药物共出现 21 次，寒凉性药物出现 18 次，见图 13。由此可见，在营分证中，寒凉性药物偏多，而芳香药的四气属性以温热为主。

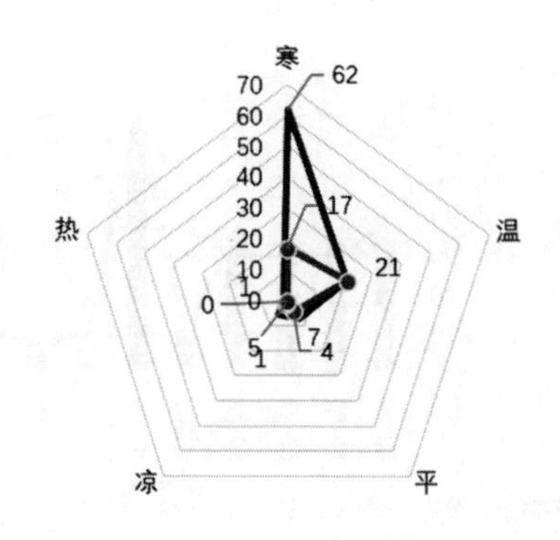

图 13　专著中营分证药物四气分布

对五味进行统计，在全部药物中，前三位的药味分别为：苦味药 52 次，辛味药 40 次，甘味药 38 次；芳香药中，前三位的药味分别为：辛味药 33 次，苦味药 24 次，甘味药 10 次，见图 14。由此可见，辛、甘、苦味药使用最多，芳香药物亦然。

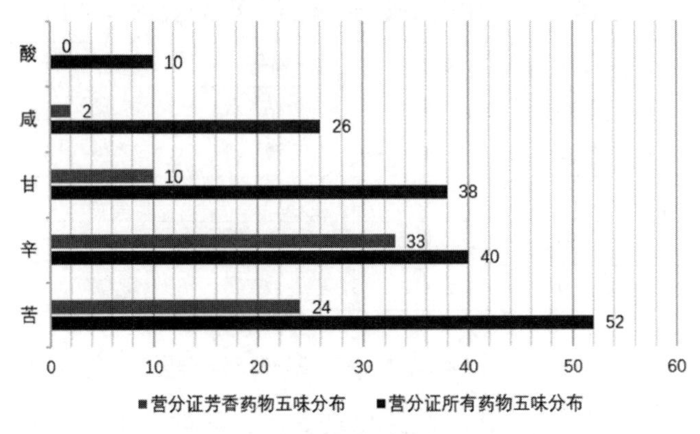

图 14　专著中营分证药物五味分布

对归经进行统计，在所有药物中，归心经、胃经、肺经、肝经、脾经的最多（肺经、肝经并列），分别为 63、36、35、35、31；芳香药中，归心经、脾经、肺经、胃经、肝经的最多，分别为 28、23、17、16、12，见图 15。心经、脾经与营分脏腑关系密切，从归经角度，符合营分证治规律。

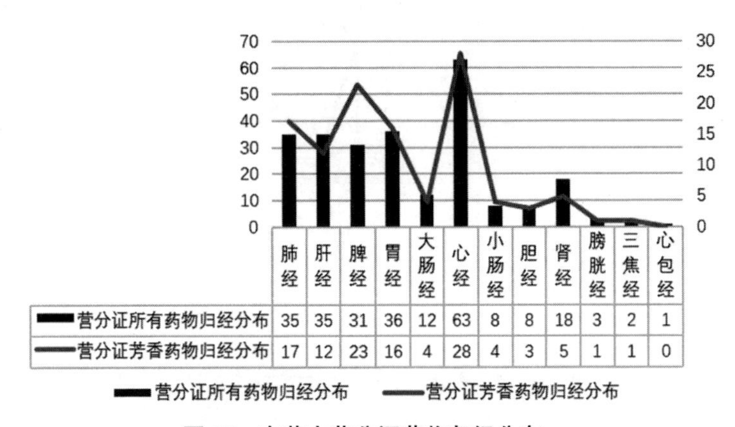

	肺经	肝经	脾经	胃经	大肠经	心经	小肠经	胆经	肾经	膀胱经	三焦经	心包经
营分证所有药物归经分布	35	35	31	36	12	63	8	8	18	3	2	1
营分证芳香药物归经分布	17	12	23	16	4	28	4	3	5	1	1	0

图 15　专著中营分证药物归经分布

利用关联规则分析，对参数进行预读后，最终将支持度个数设置为 4，置信度设置为 0.8，得到 12 组药物组合，含有芳香药的前三个组合为“麝香，犀牛角”“朱砂，麝香”“朱砂，麝香，犀牛角”，其出现频次依次为 6、5、5，见表 19。置信度≥ 0.8 的药物组合有 8 组，其中“麝香 –> 犀牛角”“朱砂 –> 麝香”“朱砂，犀牛角 –> 麝香”“朱砂，麝香 –> 犀牛角”“朱砂 –> 麝香，犀牛角”置信度均为 1，见表 20。营分证关联规则分析网络图可直观展示，见图 16。由此可见，营分证以芳香之品麝香的药物组合为主。置信度≥0.8的组合也包含麝香，它属于营分证高频用药。

表19　营分证中药物模式出现频数（支持度个数=4，置信度0.8）

序号	药物模式	出现频数	序号	药物模式	出现频数
1	麝香，犀牛角	6	7	冰片，犀牛角	4
2	朱砂，犀牛角	5	8	人工牛黄，犀牛角	4
3	朱砂，麝香	5	9	冰片，麝香	4
4	朱砂，麝香，犀牛角	5	10	人工牛黄，麝香	4
5	连翘，犀牛角	4	11	冰片，麝香，犀牛角	4
6	玄参，犀牛角	4	12	人工牛黄，麝香，犀牛角	4

表20　营分证中药物组合关联规则分析（支持度个数=4，置信度0.8）

序号	规则	置信度
1	朱砂 -> 犀牛角	1
2	麝香 -> 犀牛角	1
3	朱砂 -> 麝香	1
4	麝香 -> 朱砂	0.8333333
5	朱砂，犀牛角 -> 麝香	1
6	朱砂，麝香 -> 犀牛角	1
7	朱砂 -> 麝香，犀牛角	1
8	麝香，犀牛角 -> 朱砂	0.8333333

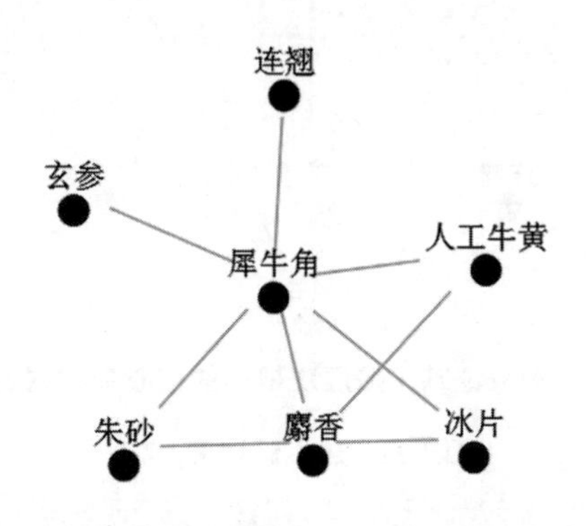

图16　营分证关联规则分析网络图（支持度个数=4，置信度0.8）

熵层次聚类分析主要挖掘相关药物之间的隐形关系。对参数进行预读后，将相关度设置为10，惩罚度设置为2，演化出用于营分证的核心组合共6组，均含有芳香药物，见表21。将核心组合进一步组

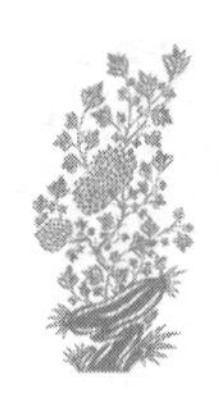

合，得到潜在的新方组合3组，均含芳香药物，分别为“麝香–人工牛黄–生地黄–玄参”“麝香–生地黄–冰片–连翘–金银花”“麝香–雄黄–玄参–冰片”，见表22。营分证核心药物网络图、新方组合网络图可直观展示，见图17，图18。

表21　营分证基于熵层次聚类的核心药物组合（相关度=10，惩罚度=2）

序号	核心药物
1	麝香–人工牛黄–生地黄
2	麝香–生地黄–冰片
3	麝香–雄黄–玄参
4	麝香–人工牛黄–玄参
5	麝香–连翘–金银花–冰片
6	麝香–玄参–冰片

表22　营分证基于熵层次聚类的新方组合（相关度=10，惩罚度=2）

序号	新方组合
1	麝香–人工牛黄–生地黄–玄参
2	麝香–生地黄–冰片–连翘–金银花
3	麝香–雄黄–玄参–冰片

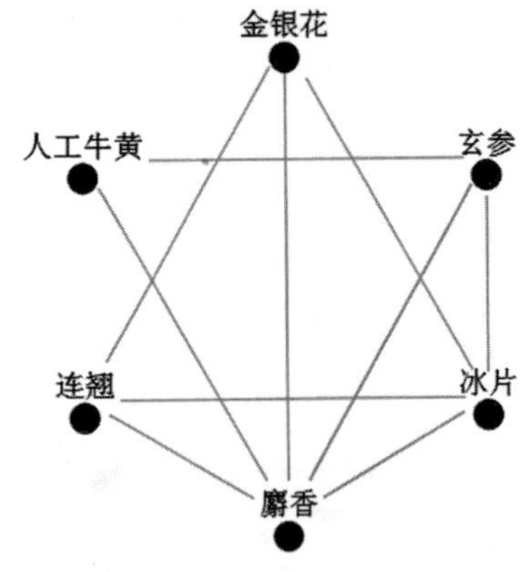

图17　营分证基于熵层次聚类的核心药物网络图

（相关度=10，惩罚度=2）

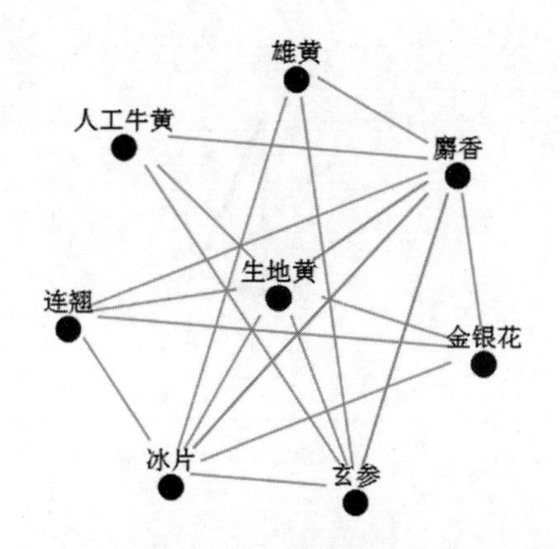

图 18　营分证基于熵层次聚类的新方组合网络图

（相关度 =10，惩罚度 =2）

（四）血分证

经过数据挖掘和整理，专著中含有芳香药物的用于血分证的方剂共有 4 首，涉及中药 25 味，其中芳香药 12 味。出现频次≥ 2 的药物共有 3 味，分别为生地黄、郁金、生姜，见表 23；出现频次≥ 2 的芳香药物共有 2 味，分别为郁金、生姜，见表 24。

表 23　专著中血分证中药出现频次（≥ 2）

编号	药名	频次
1	生地黄	2
2	郁金	2
3	生姜	2

表 24　专著中血分证芳香药出现频次（≥ 2）

编号	药名	频次
1	郁金	2
2	生姜	2

对四气进行统计，在全部药物中，温性药出现 7 次，寒性药出现 17 次，平性药出现 1 次，凉性药出现 2 次，热性药出现 0 次，温热性药物共出现 7 次，寒凉性药物出现 19 次；芳香药物中，温性药出现 7 次，寒性药出现 6 次，平性药出现 0 次，凉性药出现 1 次，热性药出现 0 次，温热性药物共出现 7 次，寒凉性药物出现 7 次，见图 19。由此可见，在血分证中，寒凉性药物偏多，芳香药的四气属性寒热均等。

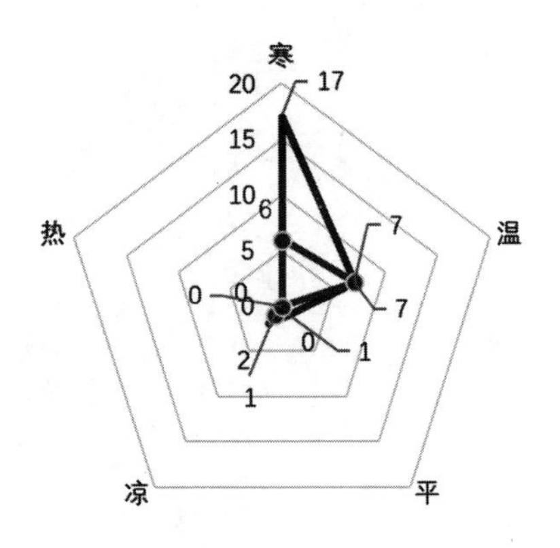

图 19　专著中血分证药物四气分布

对五味进行统计，在全部药物中，前三位的药味分别为：辛味药 14 次，苦味药 12 次，甘味药 11 次；芳香药中，前三位的药味分别为：辛味药 12 次，苦味药 9 次，甘味药 1 次，见图 20。由此可见，辛、甘、苦味药使用最多，芳香药物亦然。

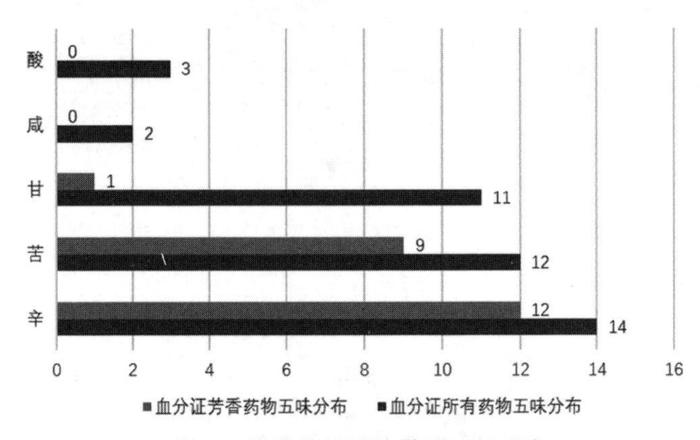

图 20　专著中血分证药物五味分布

对归经进行统计，在所有药物中，归心经、胃经、肺经、肝经、脾经的最多，分别为 15、13、12、11、8；芳香药中，归心经、脾经、肺经、胃经、肝经的最多（脾经、肝经、心经并列），分别为 8、6、6、6、5，见图 21。心经、脾经、胃经与血分脏腑关系密切，从归经角度，符合血分证治规律。

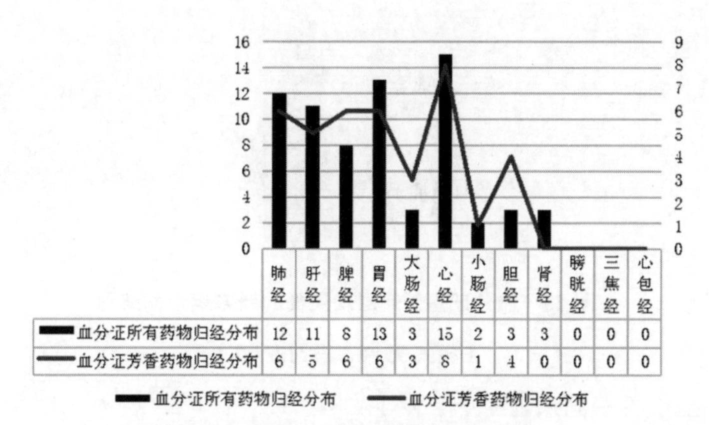

	肺经	肝经	脾经	胃经	大肠经	心经	小肠经	胆经	肾经	膀胱经	三焦经	心包经
血分证所有药物归经分布	12	11	8	13	3	15	2	3	3	0	0	0
血分证芳香药物归经分布	6	5	6	6	3	8	1	4	0	0	0	0

图 21　专著中血分证药物归经分布

熵层次聚类分析主要挖掘相关药物之间的隐形关系。对参数进行预读后，将相关度设置为 6，惩罚度设置为 1，演化出用于血分证的核心组合共 2 组，均含有芳香药物，见表 25。将核心组合进一步组合，得到潜在的新方组合 1 组，为“石菖蒲 – 当归 – 甘草 – 郁金 – 芦根”，见表 26。血分证核心药物网络图、新方组合网络图可直观展示，见图 22，图 23。

表 25　血分证基于熵层次聚类的核心药物组合（相关度 =6，惩罚度 =1）

序号	核心药物
1	石菖蒲 – 当归 – 甘草
2	当归 – 郁金 – 芦根

表 26　血分证基于熵层次聚类的新方组合（相关度 =6，惩罚度 =1）

序号	新方组合
1	石菖蒲 – 当归 – 甘草 – 郁金 – 芦根

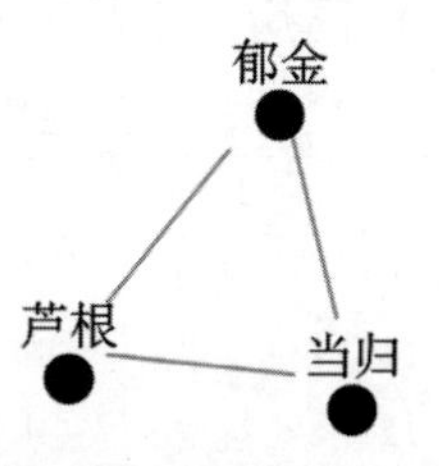

图 22　血分证基于熵层次聚类的核心药物网络图

（相关度 =6，惩罚度 =1）

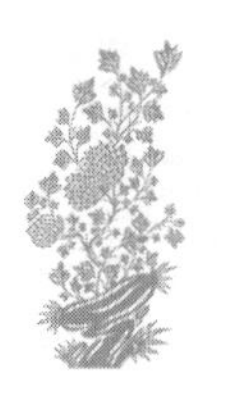

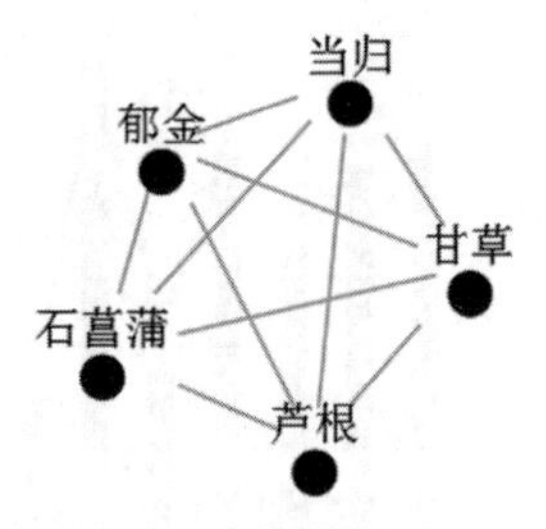

图 23　血分证基于熵层次聚类的新方组合网络图

（相关度 =6，惩罚度 =1）

（五）卫气同病证

经过数据挖掘和整理，专著中含有芳香药物的用于卫气同病证的方剂共有 25 首，涉及中药 82 味，其中芳香药 31 味。出现频次≥ 5 的药物共有 16 味，前五位分别为甘草、黄芩、生姜、厚朴、茯苓，见表 27；出现频次≥ 2 的芳香药物共有 23 味，前六位分别为生姜、厚朴、藿香、川芎、陈皮、羌活，见表 28。

表 27　专著中卫气同病证中药出现频次（≥ 5）

编号	药名	频次	编号	药名	频次
1	甘草	18	9	陈皮	6
2	黄芩	12	10	桔梗	6
3	生姜	11	11	羌活	6
4	厚朴	9	12	杏仁	5
5	茯苓	7	13	柴胡	5
6	黄连	6	14	葛根	5
7	藿香	6	15	防风	5
8	川芎	6	16	生石膏	5

表 28　专著中卫气同病证芳香药出现频次（≥ 2）

编号	药名	频次	编号	药名	频次	编号	药名	频次
1	生姜	11	9	当归	4	17	细辛	3
2	厚朴	9	10	金银花	4	18	白芷	3
3	藿香	6	11	白术	4	19	淡豆豉	3
4	川芎	6	12	苍术	4	20	麻黄	2
5	陈皮	6	13	葱白	4	21	薄荷	2
6	羌活	6	14	荆芥	4	22	紫苏	2
7	柴胡	5	15	草果	3	23	白豆蔻	2
8	防风	5	16	连翘	3			

对四气进行统计，在全部药物中，温性药出现115次，寒性药出现84次，平性药出现37次，凉性药出现15次，热性药出现0次，温热性药物共出现115次，寒凉性药物出现99次；芳香药物中，温性药出现86次，寒性药出现15次，平性药出现1次，凉性药出现5次，热性药出现0次，温热性药物共出现86次，寒凉性药物出现20次，见图24。由此可见，在卫气同病证中，温热性药物偏多，芳香药的四气属性以温热为主。

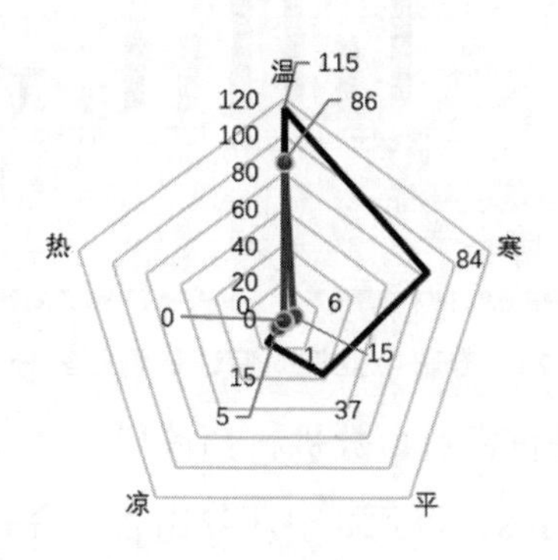

图24　专著中卫气同病证药物四气分布

对五味进行统计，在全部药物中，前三位的药味分别为：辛味药131次，苦味药115次，甘味药99次；芳香药中，前三位的药味分别为：辛味药98次，苦味药50次，甘味药17次，见图25。由此可见，辛、甘、苦味药使用最多，芳香药物亦然。

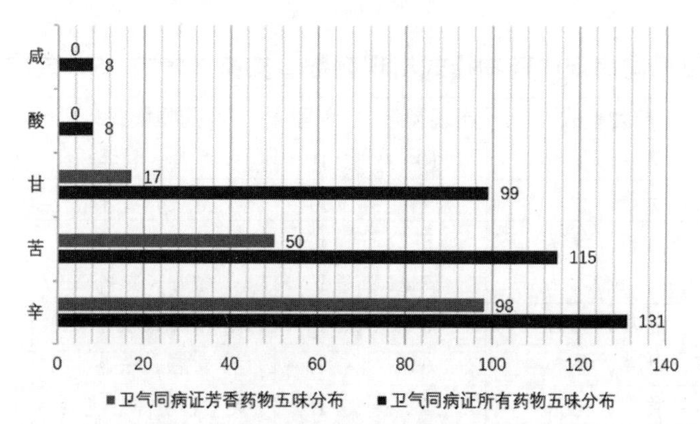

图25　专著中卫气同病证药物五味分布

对归经进行统计，在所有药物中，归胃经、肺经、脾经、心经、肝经、大肠经（心经与大肠经并列）的最多，分别为153、151、145、63、51、51；芳香药中，归脾经、肺经、胃经、肝经、心经的最多，分别为68、67、57、32、17，见图26。脾经、肺经、胃经与卫分、气分脏腑关系密切，从归经角度，符合卫气同病证治规律。

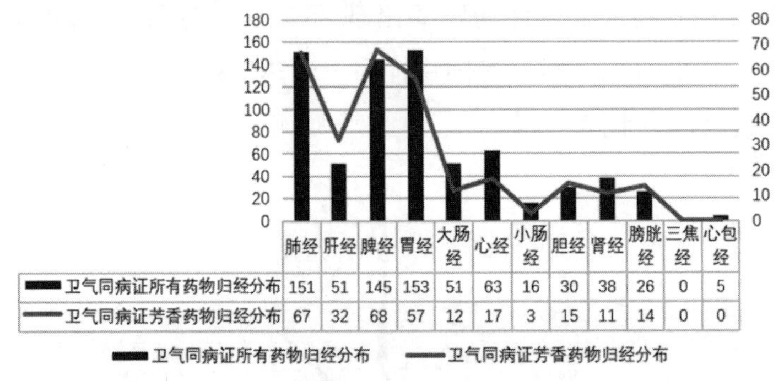

图26　专著中卫气同病证药物归经分布

利用关联规则分析，对参数进行预读后，最终将支持度个数设置为5，置信度设置为0.8，得到8组药物组合，含有芳香药的前三个组合为“生姜，甘草”“生姜，黄芩”“生姜，黄芩，甘草”，其出现频次依次为9、8、7，见表29。置信度≥0.8的药物组合有11组，其中含有芳香药的前二组为“羌活 -> 甘草”（置信度1）、“生姜，黄芩 -> 甘草”（置信度0.875），见表30。卫气同病证关联规则分析网络图可直观展示，见图27。由此可见，卫气同病证以芳香之品生姜的药物组合为主。置信度最高的二组包含羌活、生姜，它们属于卫气同病证高频用药。

表29　卫气同病证中药物模式出现频数（支持度个数=5，置信度0.8）

序号	药物模式	出现频数	序号	药物模式	出现频数
1	黄芩，甘草	10	10	甘草，防风	5
2	生姜，甘草	9	11	黄连，甘草	5
3	生姜，黄芩	8	12	甘草，桔梗	5
4	生姜，黄芩，甘草	7	13	藿香，厚朴	5
5	甘草，羌活	6	14	厚朴，茯苓	5
6	甘草，厚朴	6	15	藿香，茯苓	5
7	黄芩，羌活	5	16	黄芩，甘草，羌活	5
8	黄芩，防风	5	17	黄芩，甘草，防风	5
9	川芎，甘草	5			

表 30　卫气同病证中药物组合关联规则分析

（支持度个数 =5，置信度 0.8）

序号	规则	置信度	序号	规则	置信度
1	羌活 -> 甘草	1	7	藿香 -> 厚朴	0.833333
2	黄芩 -> 甘草	0.833333	8	藿香 -> 茯苓	0.833333
3	羌活 -> 黄芩	0.833333	9	生姜 -> 甘草	0.818182
4	川芎 -> 甘草	0.833333	10	生姜，黄芩 -> 甘草	0.875
5	黄连 -> 甘草	0.833333	11	甘草，羌活 -> 黄芩	0.833333
6	桔梗 -> 甘草	0.833333			

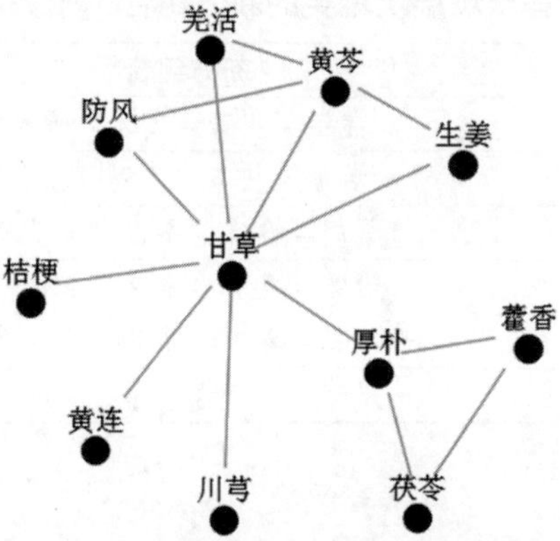

图 27　卫气同病证关联规则分析网络图（支持度个数 =5，置信度 0.8）

熵层次聚类分析主要挖掘相关药物之间的隐形关系。对参数进行预读后，将相关度设置为 8，惩罚度设置为 2，演化出用于卫气同病证的核心组合共 12 组，含有芳香药的核心组合共 11 组，序号为 1、3、4、5、6、7、8、9、10、11、12，见表 31。将核心组合进一步组合，得到潜在的新方组合 6 组，其中含芳香药的组合 6 组，分别为“羌活 – 川芎 – 苍术 – 厚朴”“黄芩 – 茯苓 – 泽泻 – 生姜”“柴胡 – 升麻 – 桑白皮 – 前胡”“荆芥 – 升麻 – 桑白皮 – 前胡”“茯苓 – 藿香 – 紫苏 – 白豆蔻”“川芎 – 生石膏 – 厚朴 – 麻黄”，见表 32。卫气同病证核心药物网络图、新方组合网络图可直观展示，见图 28，图 29。

表 31　卫气同病证基于熵层次聚类的核心药物组合

（相关度 =8，惩罚度 =2）

序号	核心药物	序号	核心药物
1	羌活 – 川芎 – 苍术	7	川芎 – 苍术 – 厚朴
2	黄芩 – 茯苓 – 泽泻	8	黄芩 – 泽泻 – 生姜
3	柴胡 – 升麻 – 桑白皮	9	柴胡 – 升麻 – 前胡
4	荆芥 – 升麻 – 桑白皮	10	荆芥 – 升麻 – 前胡
5	茯苓 – 藿香 – 紫苏	11	茯苓 – 藿香 – 白豆蔻
6	川芎 – 生石膏 – 厚朴	12	川芎 – 生石膏 – 麻黄

表 32　卫气同病证基于熵层次聚类的新方组合（相关度 =8，惩罚度 =2）

序号	新方组合
1	羌活 – 川芎 – 苍术 – 厚朴
2	黄芩 – 茯苓 – 泽泻 – 生姜
3	柴胡 – 升麻 – 桑白皮 – 前胡
4	荆芥 – 升麻 – 桑白皮 – 前胡
5	茯苓 – 藿香 – 紫苏 – 白豆蔻
6	川芎 – 生石膏 – 厚朴 – 麻黄

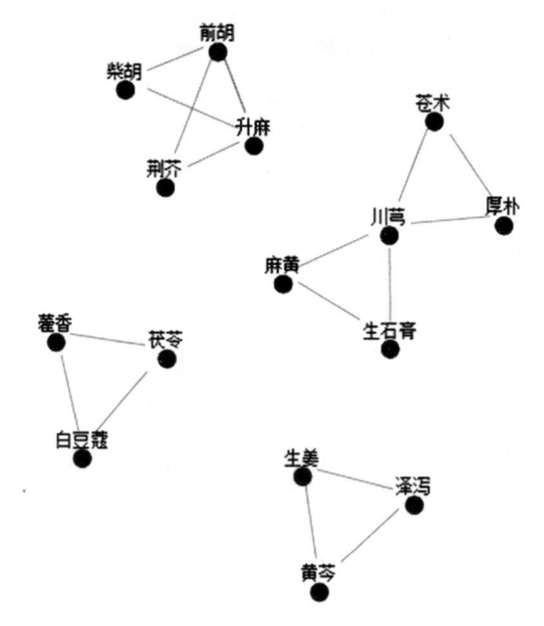

图 28　卫气同病证基于熵层次聚类的核心药物网络图

（相关度 =8，惩罚度 =2）

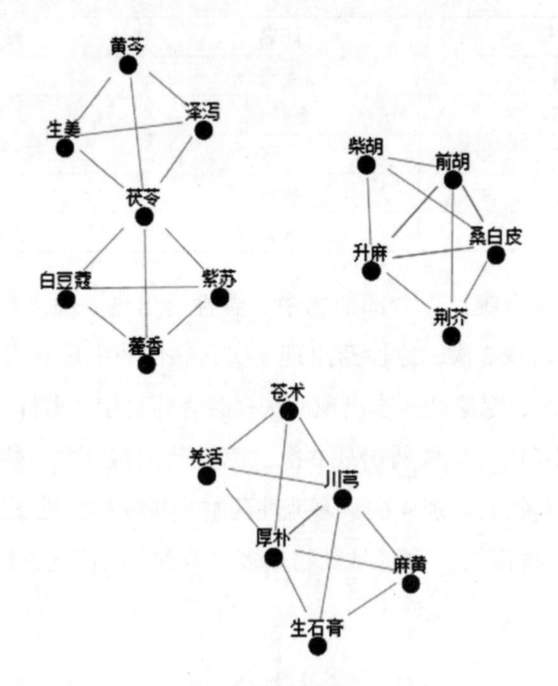

图 29 卫气同病证基于熵层次聚类的新方组合网络图

（相关度 =8，惩罚度 =2）

（六）卫营同病证

经过数据挖掘和整理，专著中含有芳香药物的用于卫营同病证的方剂共有 3 首，涉及中药 18 味，其中芳香药 8 味。出现频次≥ 2 的药物共有 1 味，为白芍，见表 33；出现频次≥ 1 的芳香药物共有 8 味，分别为当归、连翘、雄黄、柴胡、金银花、生姜、桂枝、郁金，见表 34。

表 33 专著中卫营同病证中药出现频次（≥ 2）

编号	药名	频次
1	白芍	2

表 34 专著中卫营同病证芳香药出现频次（≥ 1）

编号	药名	频次
1	当归	1
2	连翘	1
3	雄黄	1

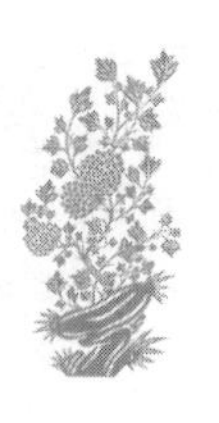

续表

编号	药名	频次
4	柴胡	1
5	金银花	1
6	生姜	1
7	桂枝	1
8	郁金	1

对四气进行统计，全部药物中，温性药出现 6 次，寒性药出现 8 次，平性药出现 2 次，凉性药出现 1 次，热性药出现 0 次，温热性药物共出现 6 次，寒凉性药物出现 9 次；芳香药物中，温性药出现 4 次，寒性药出现 4 次，平性药出现 0 次，凉性药出现 0 次，热性药出现 0 次，温热性药物共出现 4 次，寒凉性药物出现 4 次，见图 30。由此可见，在卫营同病证中，寒凉性药物偏多，芳香药的四气属性寒热均等。

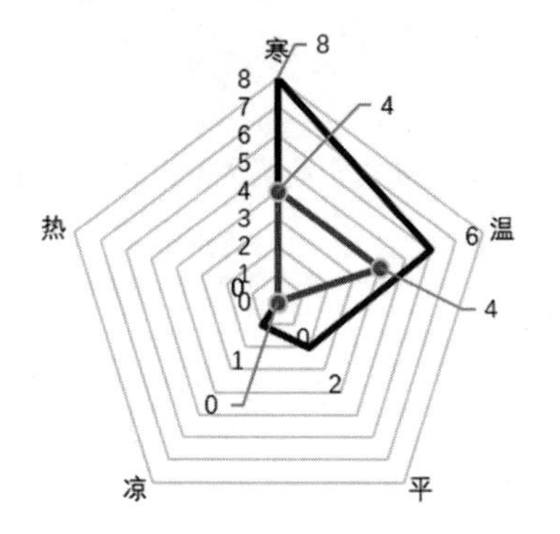

图 30　专著中卫营同病证药物四气分布

对五味进行统计，在全部药物中，前三位的药味分别为：甘味药 9 次，辛味药 7 次，苦味药 6 次；芳香药中，前三位的药味分别为：辛味药 6 次，苦味药 3 次，甘味药 3 次，见图 31。由此可见，辛、甘、苦味药使用最多，芳香药物亦然。

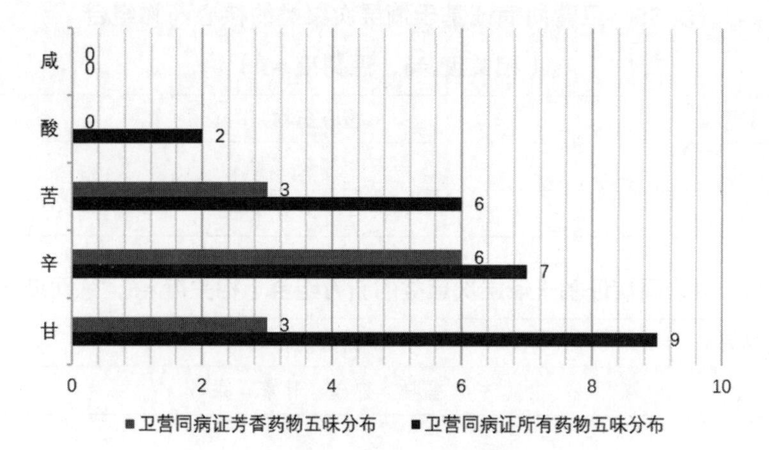

图 31　专著中卫营同病证药物五味分布

对归经进行统计，在所有药物中，归脾经、肺经、胃经、心经、肝经的最多，分别为 10、8、7、7、6；芳香药中，归心经、肺经、肝经、胃经、脾经、胆经（脾经与胆经并列）的最多，分别为 5、4、4、3、2、2，见图 32。心经、脾经、肺经与卫分、营分脏腑关系密切，从归经角度，符合卫营同病证治规律。

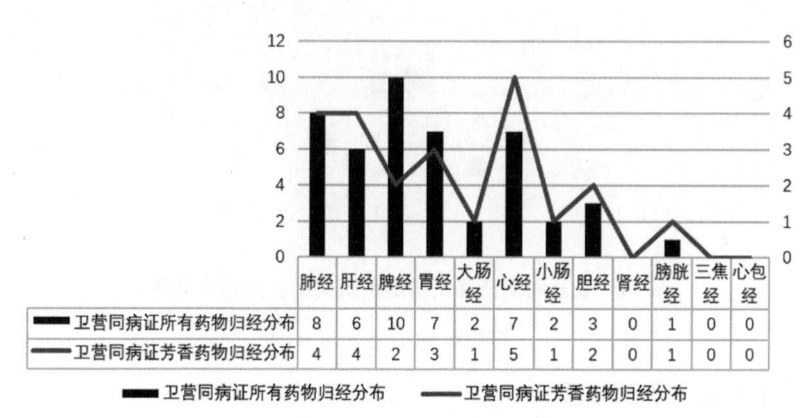

图 32　专著中卫营同病证药物归经分布

熵层次聚类分析主要挖掘相关药物之间的隐形关系。对参数进行预读后，将相关度设置为 6，惩罚度设置为 1，演化出用于卫营同病证的核心组合共 2 组，含有芳香药，见表 35。将核心组合进一步组合，得到潜在的新方组合 1 组，含有芳香药，见表 36。卫营同病证核心药物网络图、新方组合网络图可直观展示，见图 33，图 34。

表 35 卫营同病证基于熵层次聚类的核心药物组合

（相关度 =6，惩罚度 =1）

序号	核心药物
1	当归 – 郁金 – 甘草
2	当归 – 甘草 – 朱砂

表 36 卫营同病证基于熵层次聚类的新方组合（相关度 =6，惩罚度 =1）

序号	新方组合
1	当归 – 郁金 – 甘草 – 朱砂

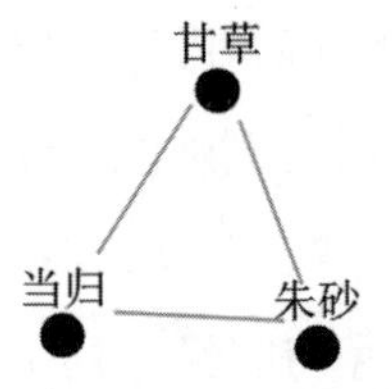

图 33 卫营同病证基于熵层次聚类的核心药物网络图

（相关度 =6，惩罚度 =1）

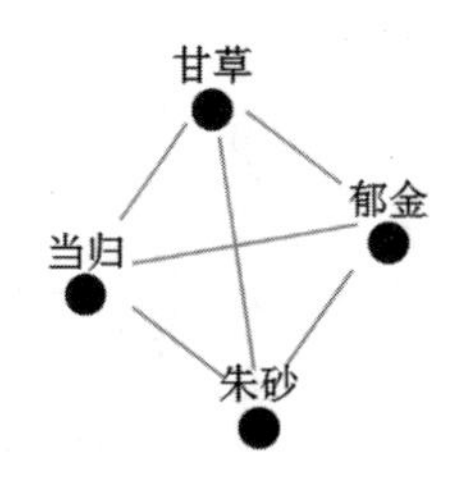

图 34 卫营同病证基于熵层次聚类的新方组合网络图

（相关度 =6，惩罚度 =1）

（七）气营两燔证

经过数据挖掘和整理，专著中含有芳香药物的用于气营两燔证的方剂共有 29 首，涉及中药 115 味，其中芳香药 40 味。出现频次≥ 5 的药物共有 14 味，前五位分别为甘草、黄芩、栀子、麝香、朱砂，见表 37；出现频次≥ 2 的芳香药物共有 25 味，前五位分别为麝香、紫苏、连翘、雄黄、郁金，见表 38。

表 37　专著中气营两燔证中药出现频次（≥ 5）

编号	药名	频次	编号	药名	频次
1	甘草	12	8	连翘	6
2	黄芩	10	9	雄黄	6
3	栀子	9	10	僵蚕	5
4	麝香	8	11	郁金	5
5	朱砂	7	12	生地黄	5
6	黄连	7	13	蝉蜕	5
7	紫苏	6	14	犀牛角	5

表 38　专著中气营两燔证芳香药出现频次（≥ 2）

编号	药名	频次	编号	药名	频次	编号	药名	频次
1	麝香	8	10	紫草	4	19	川芎	2
2	紫苏	6	11	生姜	4	20	荆芥	2
3	连翘	6	12	防风	4	21	木香	2
4	雄黄	6	13	厚朴	3	22	羌活	2
5	郁金	5	14	薄荷	3	23	淡豆豉	2
6	金银花	4	15	菊花	3	24	橘红	2
7	苍术	4	16	香附	3	25	泽兰	2
8	当归	4	17	石菖蒲	3			
9	冰片	4	18	陈皮	3			

对四气进行统计，在全部药物中，温性药出现 91 次，寒性药出现 122 次，平性药出现 33 次，凉性药出现 12 次，热性药出现 1 次，温热性药物共出现 92 次，寒凉性药物出现 134 次；芳香药物中，温性药出现 69 次，寒性药出现 28 次，平性药出现 4 次，凉性药出现 5 次，热性药出现 0 次，温热性药物共出现 69 次，寒凉性药物出现 33 次，见图 35。由此可见，在气营两燔证中，寒凉性药物偏多，芳香药的四气属性以温热为主。

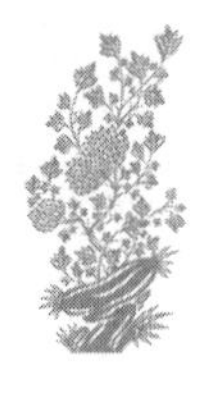

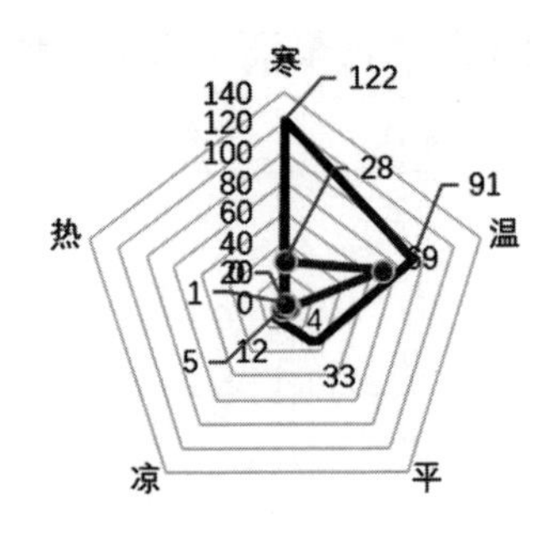

图 35　专著中气营两燔证药物四气分布

对五味进行统计，在全部药物中，前三位的药味分别为：辛味药139次，苦味药120次，甘味药93次；芳香药中，前三位的药味分别为：辛味药85次，苦味药47次，甘味药23次，见图36。由此可见，辛、甘、苦味药使用最多，芳香药物亦然。

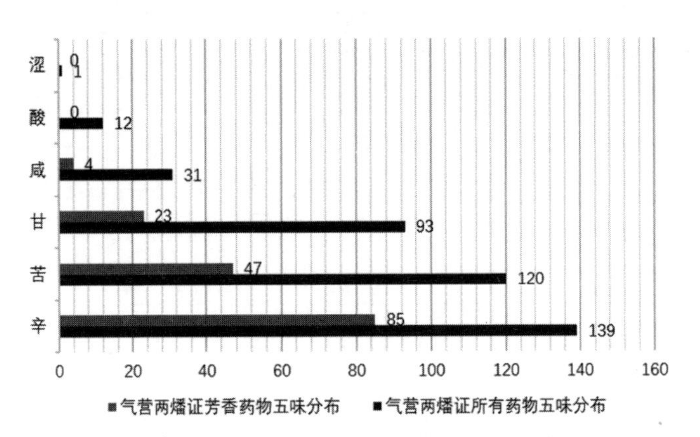

图 36　专著中气营两燔证药物五味分布

对归经进行统计，在所有药物中，归肺经、脾经、胃经、心经、肝经的最多，分别为114、113、112、110、107；芳香药中，归脾经、肝经、肺经、心经、胃经的最多，分别为59、48、47、45、34，见图37。脾经、肺经、肝经、心经、胃经与气分、营分脏腑关系密切，从归经角度，符合气营两燔证治规律。

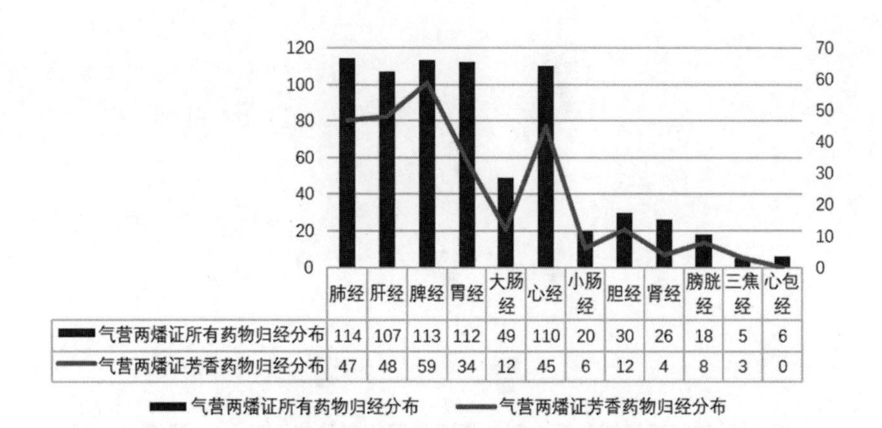

图 37　专著中气营两燔证药物归经分布

利用关联规则分析，对参数进行预读后，最终将支持度个数设置为 5，置信度设置为 0.8，得到 9 组药物组合，含有芳香药的组合为“甘草，紫苏”“朱砂，麝香”，其出现频次均为 5，见表 39。置信度 ≥ 0.8 的药物组合有 8 组，其中含有芳香药的只有一组，为“紫苏 -> 甘草”（置信度 0.833333），见表 40。气营两燔证关联规则分析网络图可直观展示，见图 38。由此可见，气营两燔证以芳香之品紫苏、麝香的药物组合为主。置信度 ≥ 0.8 的组合也包含紫苏，可助营分热邪外达。

表 39　气营两燔证中药物模式出现频数（支持度个数 =5，置信度 0.8）

序号	药物模式	出现频数	序号	药物模式	出现频数
1	黄芩，栀子	8	6	甘草，紫苏	5
2	黄芩，黄连	7	7	朱砂，麝香	5
3	黄连，栀子	7	8	黄芩，黄连，栀子	7
4	黄芩，甘草	6	9	黄芩，栀子，甘草	5
5	栀子，甘草	5			

表 40　气营两燔证中药物组合关联规则分析（支持度个数 =5，置信度 0.8）

序号	规则	置信度	序号	规则	置信度
1	黄连 -> 黄芩	1	5	黄连，栀子 -> 黄芩	1
2	黄连 -> 栀子	1	6	黄芩，黄连 -> 栀子	1
3	栀子 -> 黄芩	0.888889	7	黄芩，栀子 -> 黄连	0.875
4	紫苏 -> 甘草	0.833333	8	黄芩，甘草 -> 栀子	0.833333

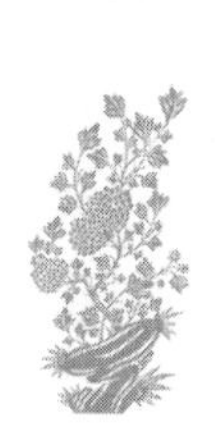

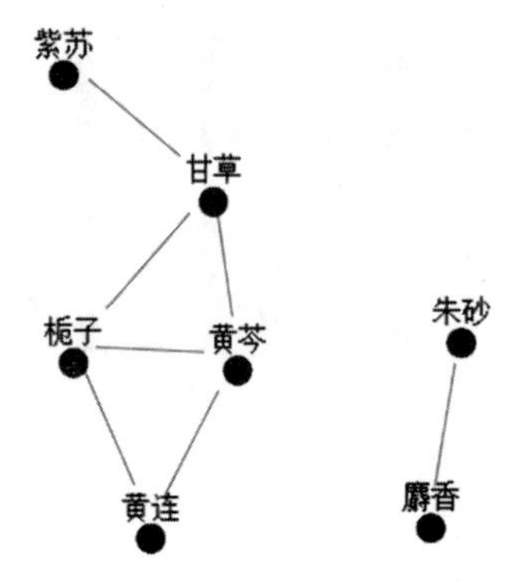

图 38　气营两燔证关联规则分析网络图（支持度个数 =5，置信度 0.8）

熵层次聚类分析主要挖掘相关药物之间的隐形关系。对参数进行预读后，将相关度设置为 8，惩罚度设置为 2，演化出用于气营两燔证的核心组合共 18 组，含有芳香药的核心组合共 14 组，序号为 1、3、4、5、6、8、10、12、13、14、15、16、17、18，见表 41。将核心组合进一步组合，得到潜在的新方组合 9 组，其中含芳香药的组合 8 组，分别为“麝香 – 金箔 – 甘草 – 人工牛黄”“犀牛角 – 菊花 – 玄参 – 人中黄”“犀牛角 – 连翘 – 玄参 – 人中黄”“生石膏 – 薄荷 – 滑石 – 姜黄”“生地黄 – 金银花 – 玄参 – 人中黄”“甘草 – 紫苏 – 陈皮 – 香附”“僵蚕 – 金银花 – 紫花地丁 – 柴胡”“黄芩 – 栀子 – 僵蚕 – 黄连 – 香附”，见表 42。气营两燔证核心药物网络图、新方组合网络图可直观展示，见图 39，图 40。

表 41　气营两燔证基于熵层次聚类的核心药物组合

（相关度 =8，惩罚度 =2）

序号	核心药物	序号	核心药物
1	麝香 – 金箔 – 甘草	10	麝香 – 甘草 – 人工牛黄
2	犀牛角 – 羚羊角 – 玄参	11	犀牛角 – 羚羊角 – 人中黄
3	犀牛角 – 菊花 – 玄参	12	犀牛角 – 菊花 – 人中黄
4	犀牛角 – 连翘 – 玄参	13	犀牛角 – 连翘 – 人中黄
5	生石膏 – 薄荷 – 滑石	14	生石膏 – 薄荷 – 姜黄
6	生地黄 – 金银花 – 玄参	15	生地黄 – 金银花 – 人中黄
7	甘草 – 紫苏 – 陈皮	16	甘草 – 紫苏 – 香附
8	僵蚕 – 金银花 – 紫花地丁	17	僵蚕 – 金银花 – 柴胡
9	黄芩 – 栀子 – 僵蚕 – 黄连	18	黄芩 – 栀子 – 黄连 – 香附

表 42　气营两燔证基于熵层次聚类的新方组合（相关度 =8，惩罚度 =2）

序号	新方组合	序号	新方组合
1	麝香 – 金箔 – 甘草 – 人工牛黄	6	生地黄 – 金银花 – 玄参 – 人中黄
2	犀牛角 – 羚羊角 – 玄参 – 人中黄	7	甘草 – 紫苏 – 陈皮 – 香附
3	犀牛角 – 菊花 – 玄参 – 人中黄	8	僵蚕 – 金银花 – 紫花地丁 – 柴胡
4	犀牛角 – 连翘 – 玄参 – 人中黄	9	黄芩 – 栀子 – 僵蚕 – 黄连 – 香附
5	生石膏 – 薄荷 – 滑石 – 姜黄		

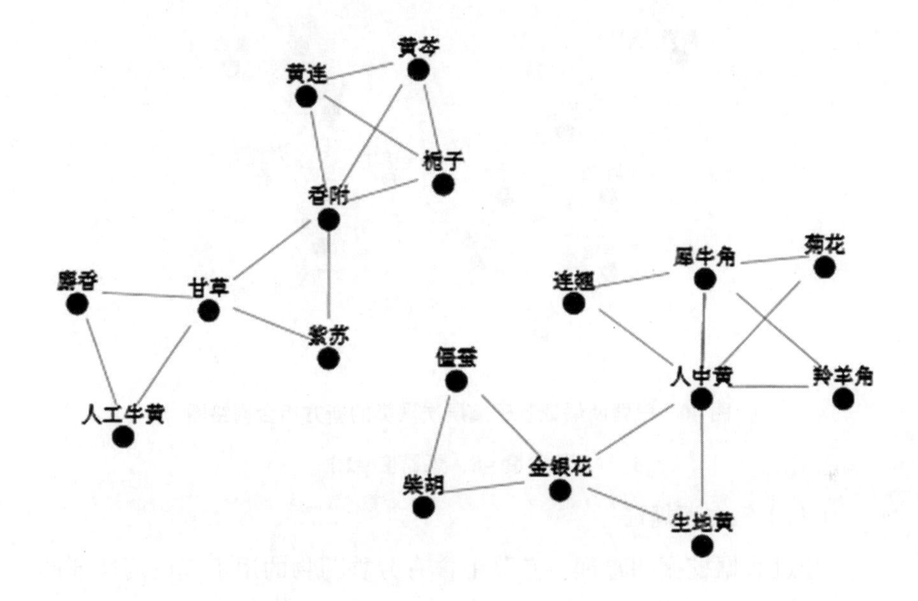

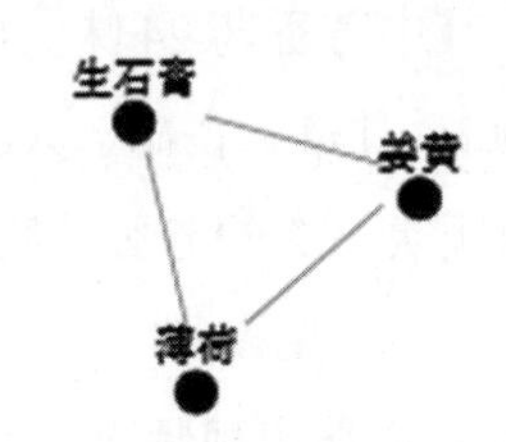

图 39　气营两燔证基于熵层次聚类的核心药物网络图

（相关度 =8，惩罚度 =2）

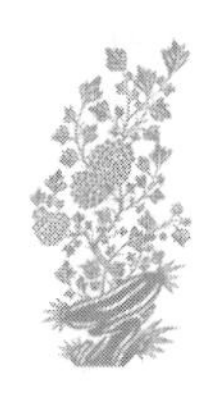

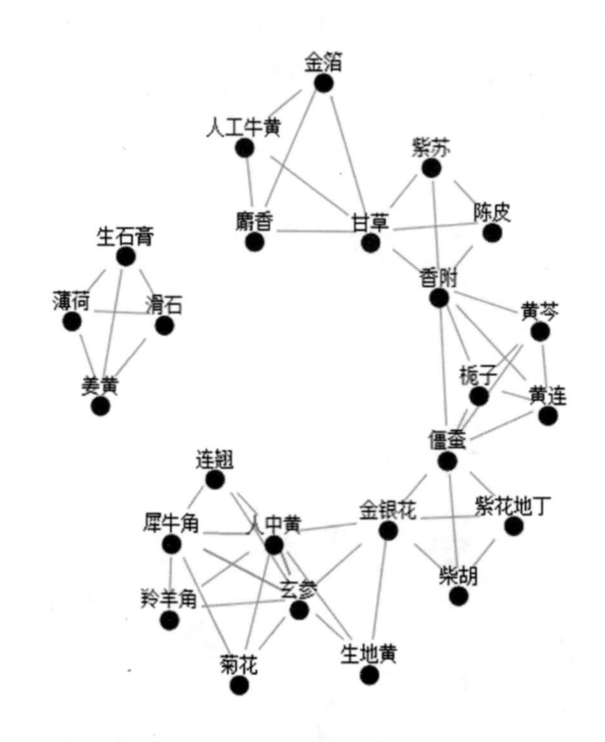

图 40　气营两燔证基于熵层次聚类的新方组合网络图

（相关度 =8，惩罚度 =2）

（八）气血两燔证

经过数据挖掘和整理，专著中含有芳香药物的用于气血两燔证的方剂共有 13 首，涉及中药 80 味，其中芳香药 24 味。出现频次≥ 2 的药物共有 28 味，前六位分别为当归、甘草、芒硝、人参、生地黄、黄连（后四位并列），见表 43；出现频次≥ 2 的芳香药物共有 10 味，前四位分别为当归、麝香、金银花、连翘，见表 44。

表 43　专著中气血两燔证中药出现频次（≥ 2）

编号	药名	频次	编号	药名	频次	编号	药名	频次
1	当归	6	11	大黄	3	21	僵蚕	2
2	甘草	6	12	生石膏	2	22	茯苓	2
3	芒硝	4	13	苍术	2	23	五味子	2
4	人参	4	14	薄荷	2	24	黄芩	2
5	生地黄	4	15	知母	2	25	木通	2
6	黄连	4	16	枳实	2	26	白芍	2
7	麝香	3	17	花椒	2	27	栀子	2

续表

编号	药名	频次	编号	药名	频次	编号	药名	频次
8	金银花	3	18	厚朴	2	28	蝉蜕	2
9	朱砂	3	19	冰片	2			
10	连翘	3	20	雄黄	2			

表 44　专著中气血两燔证芳香药出现频次（≥ 2）

编号	药名	频次	编号	药名	频次
1	当归	6	6	薄荷	2
2	麝香	3	7	花椒	2
3	金银花	3	8	厚朴	2
4	连翘	3	9	冰片	2
5	苍术	2	10	雄黄	2

对四气进行统计，在全部药物中，温性药出现 38 次，寒性药出现 62 次，平性药出现 16 次，凉性药出现 4 次，热性药出现 5 次，温热性药物共出现 43 次，寒凉性药物出现 66 次；芳香药物中，温性药出现 25 次，寒性药出现 11 次，平性药出现 0 次，凉性药出现 2 次，热性药出现 3 次，温热性药物共出现 28 次，寒凉性药物出现 13 次，见图 41。由此可见，在气血两燔证中，寒凉性药物偏多，芳香药的四气属性以温热为主。

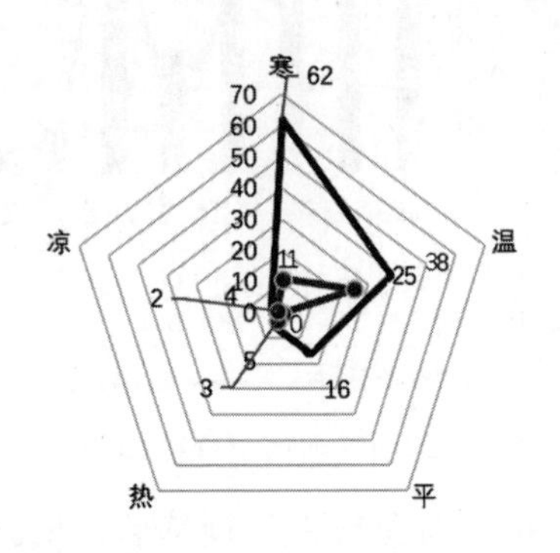

图 41　专著中气血两燔证药物四气分布

对五味进行统计，在全部药物中，前三位的药味分别为：苦味药 61 次，辛味药 54 次，甘味药 52 次；芳香药中，前三位的药味分别为：辛味药 34 次，苦味药 18 次，甘味药 11 次，见图 42。由此可见，辛、甘、苦味药使用最多，芳香药物亦然。

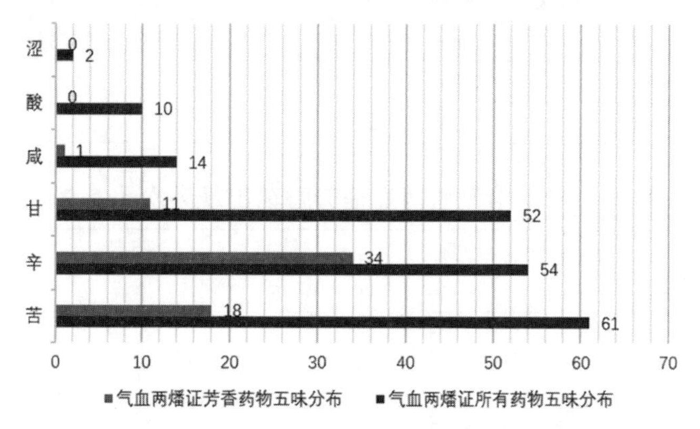

图 42　专著中气血两燔证药物五味分布

对归经进行统计，在所有药物中，归胃经、脾经、心经、肺经、肝经的最多，分别为 61、58、57、54、44；芳香药中，归肝经、脾经、胃经、心经、肺经的最多，分别为 59、45、41、34、23，见图 43。脾经、肝经、胃经与气分、血分脏腑关系密切，从归经角度，符合气血两燔证治规律。

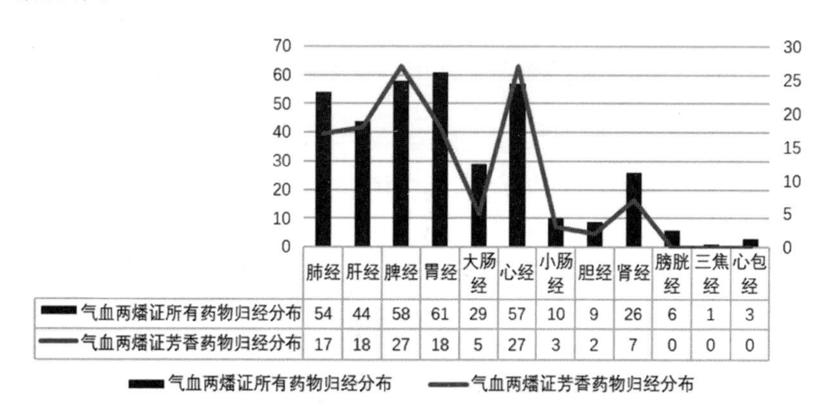

图 43　专著中气血两燔证药物归经分布

利用关联规则分析，对参数进行预读后，最终将支持度个数设置为 3，置信度设置为 0.6，得到 3 组药物组合，含有芳香药的组合“生地黄，当归”“人参，当归”“甘草，当归”，其出现频次依次为 4、3、3，见表 45。置信度≥ 0.6 的药物组合有 18 组，其中含有芳香药的前二组为“生地黄 –> 当归”（置信度 1）、“人参 –> 当归”（置信度 0.75），见表 46。气血两燔证关联规则分析网络图可直观展示，见图

44。由此可见，气血两燔证以芳香之品当归的药物组合为主。置信度≥0.6的组合也包含当归，它属于气血两燔证高频用药。

表45　气血两燔证中药物模式出现频数（支持度个数=3，置信度0.6）

序号	药物模式	出现频数
1	生地黄，当归	4
2	人参，当归	3
3	甘草，当归	3

表46　气血两燔证中药物组合关联规则分析

（支持度个数=3，置信度0.6）

序号	规则	置信度	序号	规则	置信度
1	生地黄 -> 当归	1	10	麝香 -> 朱砂	0.666667
2	人参 -> 当归	0.75	11	朱砂 -> 麝香	0.666667
3	当归 -> 生地黄	0.666667	12	麝香 -> 雄黄	0.666667
4	大黄 -> 甘草	0.666667	13	麝香 -> 冰片	0.666667
5	连翘 -> 甘草	0.666667	14	甘草，当归 -> 知母	0.666667
6	金银花 -> 甘草	0.666667	15	人参，当归 -> 生地黄	0.666667
7	大黄 -> 当归	0.666667	16	甘草，当归 -> 生地黄	0.666667
8	大黄 -> 芒硝	0.666667	17	人参，当归 -> 厚朴	0.666667
9	麝香 -> 芒硝	0.666667	18	甘草，当归 -> 五味子	0.666667

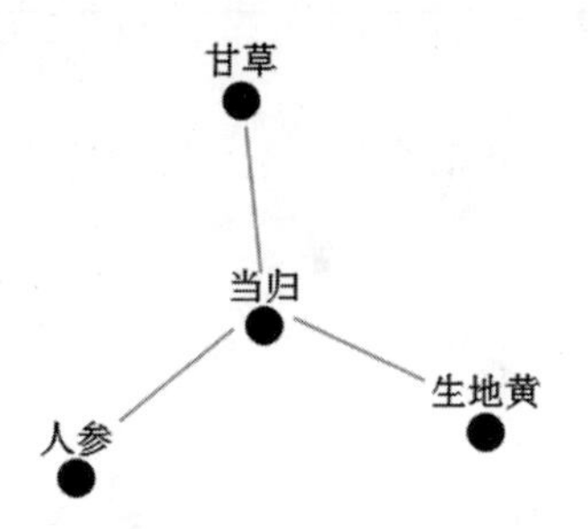

图44　气血两燔证关联规则分析网络图（支持度个数=3，置信度0.6）

熵层次聚类分析主要挖掘相关药物之间的隐形关系。对参数进行预读后，将相关度设置为11，惩罚度设置为2，演化出用于气血两燔证的核心组合共10组，含有芳香药的核心组合共8组，序号为2、4、5、6、7、8、9、10，见表47。将核心组合进一步组合，得到潜在的新方组合5组，均含芳香药，分别为“五味子－大黄－朱砂－金银花”“五味子 – 连翘 – 朱砂 – 白芍 – 茯苓”“黄芩 – 茯苓 – 大黄 – 冰片”“黄芩 – 茯苓 – 连翘 – 冰片”“白芍 – 金银花 – 芒硝 – 牡丹皮”，见表 48。气血两燔证核心药物网络图、新方组合网络图可直观展示，见图 45，图 46。

表 47　气血两燔证基于熵层次聚类的核心药物组合
（相关度 =11，惩罚度 =2）

序号	核心药物	序号	核心药物
1	五味子 – 大黄 – 朱砂	6	大黄 – 朱砂 – 金银花
2	五味子 – 连翘 – 朱砂	7	五味子 – 白芍 – 茯苓 – 连翘
3	黄芩 – 茯苓 – 大黄	8	黄芩 – 大黄 – 冰片
4	黄芩 – 茯苓 – 连翘	9	黄芩 – 连翘 – 冰片
5	白芍 – 金银花 – 芒硝	10	金银花 – 芒硝 – 牡丹皮

表 48　气血两燔证基于熵层次聚类的新方组合（相关度 =11，惩罚度 =2）

序号	新方组合
1	五味子 – 大黄 – 朱砂 – 金银花
2	五味子 – 连翘 – 朱砂 – 白芍 – 茯苓
3	黄芩 – 茯苓 – 大黄 – 冰片
4	黄芩 – 茯苓 – 连翘 – 冰片
5	白芍 – 金银花 – 芒硝 – 牡丹皮

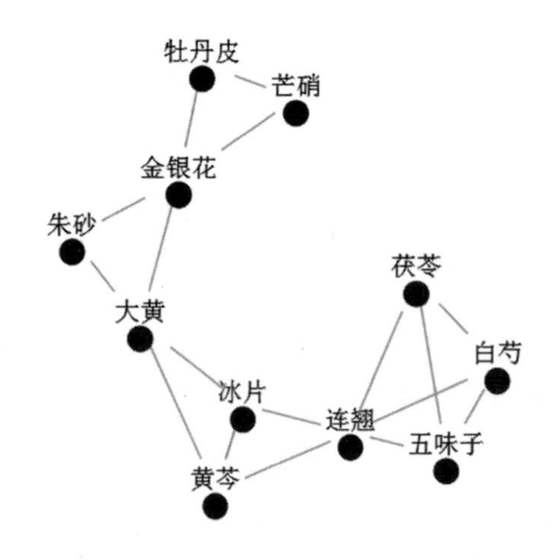

图 45　气血两燔证基于熵层次聚类的核心药物网络图
（相关度 =11，惩罚度 =2）

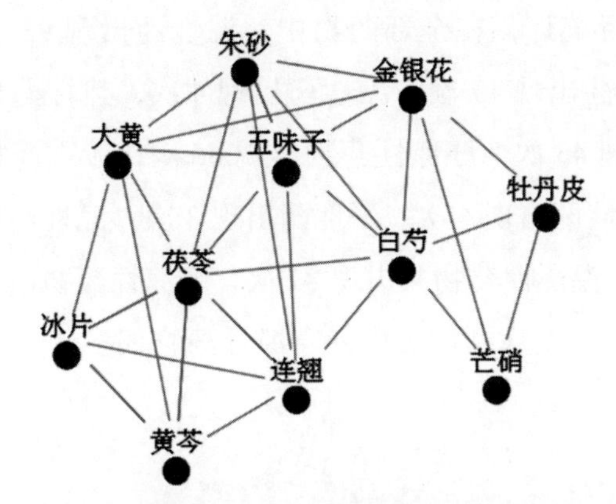

图 46　气血两燔证基于熵层次聚类的新方组合网络图

（相关度 =11，惩罚度 =2）

（九）预防类

经过数据挖掘和整理，专著中含有芳香药物的用于温病预防类的方剂共 14 首，涉及中药 48 味，其中芳香药 14 味。出现频次≥ 5 的药物共 8 味，前三位分别为苍术、雄黄、细辛，见表 49；出现频次≥ 2 的芳香药物共有 24 味，前六位分别为苍术、雄黄、细辛、桂枝、白芷、降香（后三味并列），见表 50。

表 49　专著中预防类中药出现频次（≥ 5）

编号	药名	频次	编号	药名	频次
1	苍术	10	5	桂枝	5
2	雄黄	7	6	白芷	5
3	细辛	7	7	朱砂	5
4	大黄	6	8	降香	5

表 50　专著中预防类芳香药出现频次（≥ 2）

编号	药名	频次	编号	药名	频次	编号	药名	频次
1	苍术	10	9	甘松	4	17	藁本	2
2	雄黄	7	10	乳香	3	18	当归	2
3	细辛	7	11	山柰	3	19	麻黄	2
4	桂枝	5	12	独活	3	20	冰片	2
5	白芷	5	13	檀香	3	21	川芎	2
6	降香	5	14	白术	3	22	荆芥	2
7	羌活	4	15	防风	2	23	花椒	2
8	麝香	4	16	干姜	2	24	香附	2

对四气进行统计，在全部药物中，温性药出现93次，寒性药出现30次，平性药出现17次，凉性药出现4次，热性药出现5次，温热性药物共出现43次，寒凉性药物出现66次；芳香药物中，温性药出现84次，寒性药出现4次，平性药出现3次，凉性药出现0次，热性药出现3次，温热性药物共出现87次，寒凉性药物出现4次，见图47。由此可见，在温病预防类中，寒凉性药物偏多，芳香药的四气属性以温热为主。

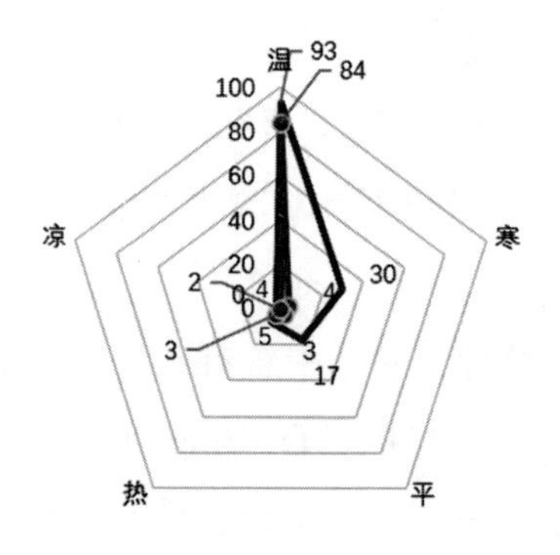

图47　专著中预防类药物四气分布

对五味进行统计，在全部药物中，前三位的药味分别为：辛味药108次，苦味药60次，甘味药43次；芳香药中，前三位的药味分别为：辛味药89次，苦味药42次，甘味药20次，见图48。由此可见，辛、甘、苦味药使用最多，芳香药物亦然。

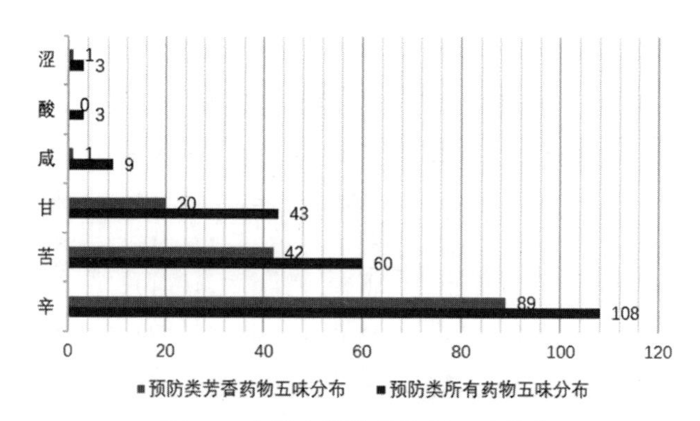

图48　专著中预防类药物五味分布

对归经进行统计，在所有药物中，归脾经、肝经、胃经、心经、肺经的最多，分别为77、68、64、56、45；芳香药中，归脾经、胃经、肝经、心经、肺经的最多，分别为59、45、41、34、23，见图49。脾为后天之本，正气存内，邪不可干，故预防类药物多入脾经，从归经角度，符合预防类证治规律。

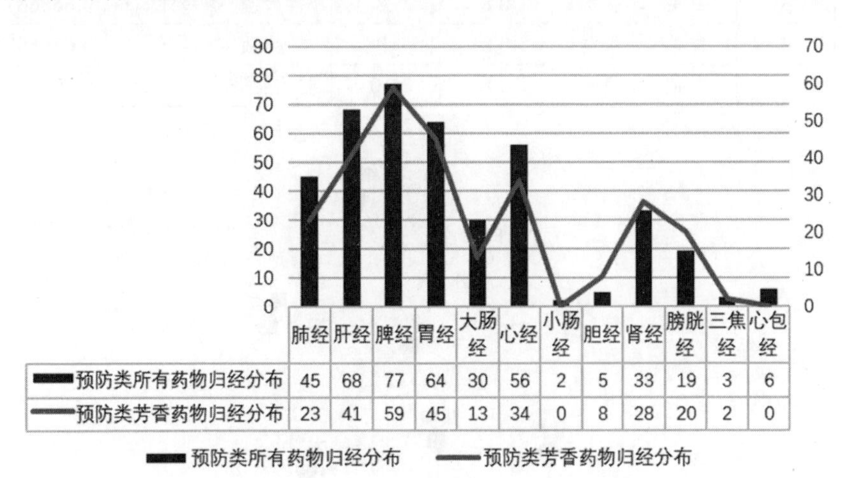

图49　专著中预防类药物归经分布

利用关联规则分析，对参数进行预读后，最终将支持度个数设置为4，置信度设置为0.6，得到13组药物组合，含有芳香药的前三个组合为“苍术，雄黄”“细辛，苍术”“降香，苍术”，出现频次均为5，见表51。置信度≥0.6的药物组合有10组，均为含有芳香药的组合，置信度最高的组合为“降香 –> 苍术”（置信度为1），见表52。气血两燔证关联规则分析网络图可直观展示，见图50。由此可见，温病预防类以芳香之品苍术、雄黄、细辛、降香的药物组合为主。置信度最高的组合包含降香和苍术，它们属于温病预防类高频用药。

表51　预防类中药物模式出现频数（支持度个数=4，置信度0.6）

序号	药物模式	出现频数	序号	药物模式	出现频数
1	苍术，雄黄	5	8	羌活，苍术	4
2	细辛，苍术	5	9	苍术，甘松	4
3	降香，苍术	5	10	白芷，雄黄	4
4	朱砂，雄黄	4	11	白芷，羌活	4
5	大黄，苍术	4	12	大黄，苍术，雄黄	4
6	大黄，雄黄	4	13	白芷，羌活，苍术	4
7	白芷，苍术	4			

表 52　预防类中药物组合关联规则分析（支持度个数 =4，置信度 0.6）

序号	规则	置信度	序号	规则	置信度
1	降香 –> 苍术	1	6	雄黄 –> 苍术	0.714286
2	朱砂 –> 雄黄	0.8	7	细辛 –> 苍术	0.714286
3	白芷 –> 苍术	0.8	8	大黄 –> 苍术	0.666667
4	白芷 –> 雄黄	0.8	9	大黄 –> 雄黄	0.666667
5	白芷 –> 羌活	0.8	10	苍术，雄黄 –> 大黄	0.8

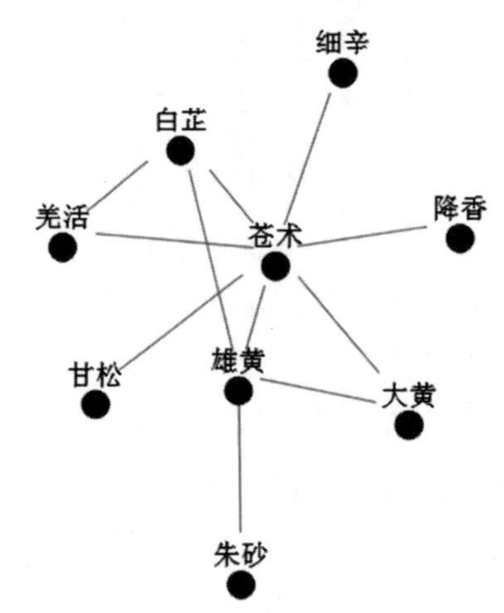

图 50　预防类关联规则分析网络图（支持度个数 =4，置信度 0.6）

熵层次聚类分析主要挖掘相关药物之间的隐形关系。对参数进行预读后，将相关度设置为 8，惩罚度设置为 2，演化出用于温病预防类的核心组合共 6 组，均为含有芳香药的组合，见表 53。将核心组合进一步组合，得到潜在的新方组合 3 组，均为含芳香药的组合，分别为“桂枝 – 朱砂 – 防风 – 干姜”“苍术 – 甘松 – 独活 – 乳香”“白芷 – 甘松 – 独活 – 芒硝”，见表 54。温病预防类核心药物网络图、新方组合网络图可直观展示，见图 51，图 52。

表 53　预防类基于熵层次聚类的核心药物组合（相关度 =8，惩罚度 =2）

序号	核心药物	序号	核心药物
1	桂枝 – 朱砂 – 防风	4	桂枝 – 朱砂 – 干姜
2	苍术 – 甘松 – 独活	5	苍术 – 甘松 – 乳香
3	白芷 – 甘松 – 独活	6	白芷 – 独活 – 芒硝

表 54　预防类基于熵层次聚类的新方组合（相关度 =8，惩罚度 =2）

序号	新方组合
1	桂枝－朱砂－防风－干姜
2	苍术－甘松－独活－乳香
3	白芷－甘松－独活－芒硝

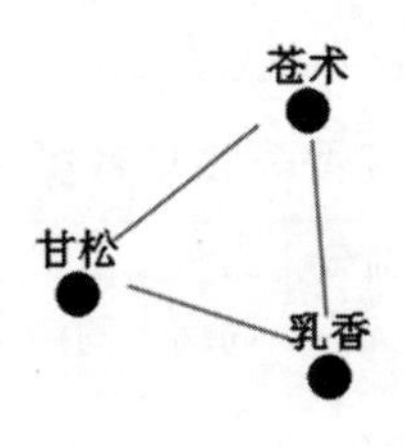

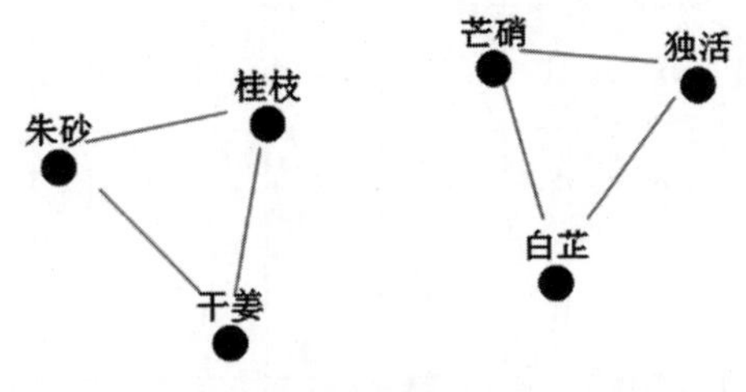

图 51　预防类基于熵层次聚类的核心药物网络图

（相关度 =8，惩罚度 =2）

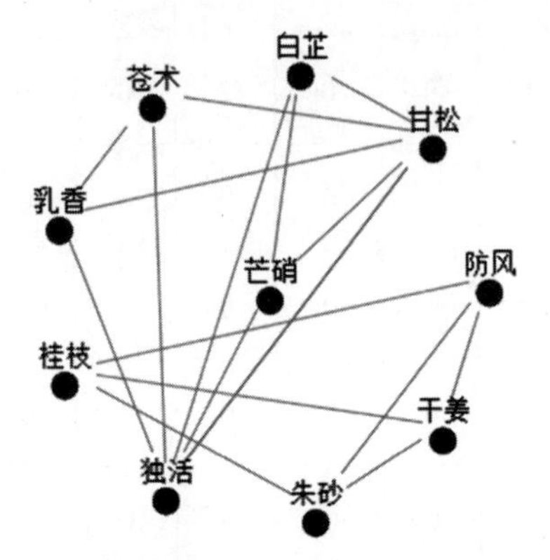

图 52　预防类基于熵层次聚类的新方组合网络图

（相关度 =8，惩罚度 =2）

五、专著各型中芳香药功效类别

人工统计芳香药的功效分类，得到如下结果：卫分证中发散风寒类芳香药使用最多；气分证中化湿类芳香药使用最多；营分证中开窍类芳香药使用最多；血分证中补血类芳香药使用最多；卫气同病证中发散风寒类芳香药使用最多；气营两燔证中发散风寒类芳香药使用最多；气血两燔证中清热解毒类芳香药使用最多；温病预防类中发散风寒类芳香药使用最多。其中九种类型中基本均用到解表类、活血化瘀药、理气类（除卫营同病证）的芳香药。见表55。

表55　专著各型中芳香药物功效类别

		卫分证	气分证	营分证	血分证	卫气同病	卫营同病	气营两燔	气血两燔	温病预防
解表药	发散风热药	36	20	3	2	10	1	9	3	0
	发散风寒药	69	21	1	4	41	1	22	1	30
清热药	清热解毒药	19	11	6	2	7	1	10	6	0
	清热凉血药	1	0	2	0	0	0	4	1	1
	清虚热药	0	0	1	0	0	0	0	0	0
活血化瘀药	活血止痛药	6	13	1	4	7	1	10	1	7
	破血消癥药	0	0	0	2	0	0	0	0	0
	活血调经药	0	0	0	0	0	0	2	1	0
止血药	化瘀止血药	0	1	0	0	0	0	1	0	5
	凉血止血药	0	0	0	0	0	0	0	0	1
	温经止血药	0	0	0	0	0	0	0	0	1
利水渗湿药	利湿退黄药	0	3	0	0	0	0	0	0	0
祛风湿药	祛风湿散寒药	7	2	0	0	1	0	0	0	3
补虚药	补气药	7	5	1	0	4	0	0	0	3
	补血药	2	4	1	5	4	1	4	6	2

续表

		卫分证	气分证	营分证	血分证	卫气同病	卫营同病	气营两燔	气血两燔	温病预防
理气药		19	33	6	4	8	0	12	3	12
化湿药		37	35	0	0	26	0	7	4	11
开窍药		4	12	16	3	0	0	16	6	7
温里药		3	4	2	0	0	0	1	6	9
解毒杀虫燥湿止痒药		1	1	3	1	0	1	6	2	7
化痰止咳平喘	化痰药	4	4	0	0	1	0	1	1	0
	止咳平喘药	0	2	0	0	0	0	0	0	0

第二节 温病医案的数据挖掘

本节选取了明清时期（1368—1912），具有代表性且流通较广的温病相关医案，包括《沈氏医案》、《临证指南医案》、《眉寿堂方案选存》、《扫叶庄医案》、《顾西畴方案》、《南雅堂医案》、《杏轩医案》、《何元长先生医案》、《九峰医案》、《评点叶案存真类编》、《叶氏医案存真》、《珠邨草堂医案》、《启蒙医案》、《问斋医案》、《医案集存》、《顾雨田医案》、《医案偶存》、《纪效新书》、《温氏医案》、《外证医案汇编》、《紫来堂方案》、《金子久医案》、《诊视要编》、《王旭高临证医案》、《医案》（赵廷玉）、《吴古年先生方案》、《分类医案》、《也是山人医案》、《张履成先生医案》、《医案》（佚名）、《医案备览》共31部温病医案作为研究资料（31部医案作者、版本、出处详见附录三）。

一、医案筛选标准

1. 属于温病范畴（包括温病、温疫等）。

2. 医案中有详细的四诊信息，足以辨证。

3. 医案中详细列出方药组成，且芳香药个数≥2（要求同一处方中芳香药个数≥2，是为探究同一处方下存在的芳香药与芳香药之间、芳香药与其他药物之间的配伍关系）。

4. 医案中因一诊疗效不佳而二诊者，且符合上述条件者，录入二诊信息；若一诊、二诊均有效，根据具体症状辨证后分别录入。

其余内容与前一章相似，不再赘述。

二、药物名称规范统一

与第三章第一节一致，参照此节。

三、数据分析过程与思路

与第三章第一节一致，参照此节。

四、数据挖掘温病医案不同证型的结果展示

（一）卫分证

经过数据挖掘和整理，医案中含有芳香药物的用于卫分证的方剂共有49首，涉及中药99味，其中芳香药37味。出现频次≥5的药物共有25味，前五位分别为杏仁、连翘、薄荷、甘草、桑叶，见表56；出现频次≥2的芳香药物共有26味，前五位分别为连翘、薄荷、桑叶、紫苏、橘红，见表57。

表56　医案中卫分证中药出现频次（≥5）

编号	药名	频次	编号	药名	频次	编号	药名	频次
1	杏仁	32	10	紫苏	11	19	枳壳	7
2	连翘	19	11	橘红	11	20	厚朴	7
3	薄荷	18	12	半夏	11	21	葛根	7
4	甘草	17	13	黄芩	9	22	香薷	6
5	桑叶	15	14	陈皮	9	23	滑石	6
6	牛蒡子	15	15	栀子	9	24	羚羊角	5
7	桔梗	14	16	淡豆豉	8	25	秦艽	5
8	浙贝母	13	17	藿香	8			
9	茯苓	12	18	前胡	7			

表 57 医案中卫分证芳香药出现频次（≥ 2）

编号	药名	频次	编号	药名	频次	编号	药名	频次
1	连翘	19	10	厚朴	7	19	桂枝	3
2	薄荷	18	11	香薷	6	20	白豆蔻	3
3	桑叶	15	12	菊花	4	21	川芎	3
4	紫苏	11	13	紫苏子	4	22	苍术	3
5	橘红	11	14	生姜	4	23	当归	3
6	陈皮	9	15	荆芥	4	24	麻黄	3
7	淡豆豉	8	16	柴胡	3	25	郁金	2
8	藿香	8	17	防风	3	26	青蒿	2
9	前胡	7	18	葱白	3			

对四气进行统计，在全部药物中，温性药出现 152 次，寒性药出现 152 次，平性药出现 59 次，凉性药出现 43 次，热性药出现 0 次，温热性药物共出现 152 次，寒凉性药物出现 195 次；芳香药物中，温性药出现 95 次，寒性药出现 55 次，平性药出现 0 次，凉性药出现 26 次，热性药出现 0 次，温热性药物共出现 95 次，寒凉性药物出现 81 次，见图 53。由此可见，在卫分证中，寒凉性药物偏多，芳香药的四气属性以温热为主。

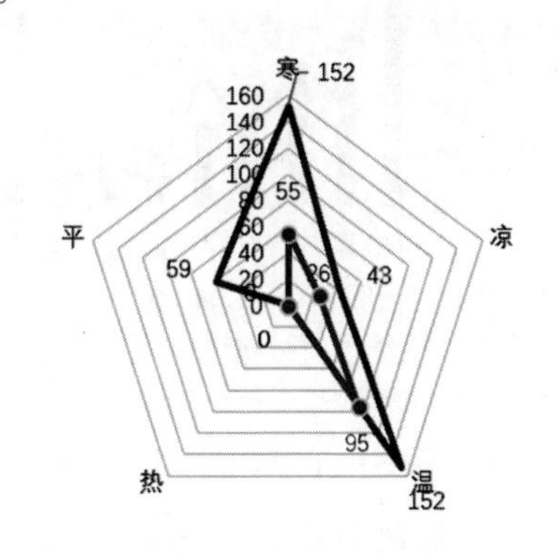

图 53 医案中卫分证药物四气分布

对五味进行统计，在全部药物中，前三位的药味分别为：苦味药 232 次，辛味药 211 次，甘味药 128 次；芳香药中，前三位的药味分别为：辛味药 139 次，苦味药 99 次，甘味药 31 次，见图 54。由此可见，辛、甘、苦味药使用最多，芳香药物亦然。

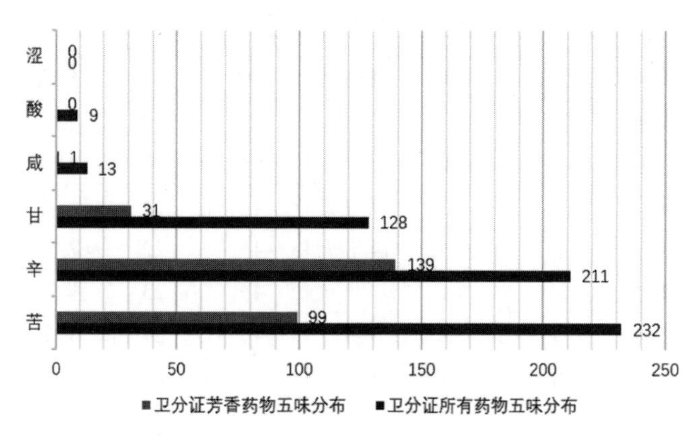

图 54　医案中卫分证药物五味分布

对归经进行统计，在所有药物中，归肺经、胃经、脾经、心经、肝经的最多，分别为 311、182、152、93、90；芳香药中，归肺经、脾经、肝经、胃经、心经的最多，分别为 149、72、64、49、31，见图 55。肺系包括皮毛、肺脏及肺经，因此肺经与卫分脏腑关系密切，从归经角度，符合卫分证治规律。

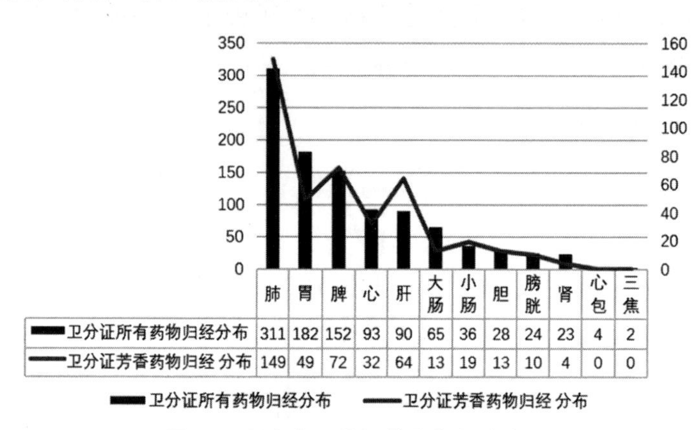

	肺	胃	脾	心	肝	大肠	小肠	胆	膀胱	肾	心包	三焦
卫分证所有药物归经分布	311	182	152	93	90	65	36	28	24	23	4	2
卫分证芳香药物归经 分布	149	49	72	32	64	13	19	13	10	4	0	0

图 55　医案中卫分证药物归经分布

利用关联规则分析，对参数进行预读后，最终将支持度个数设置为 9，置信度设置为 0.6，得到 10 组药物组合，含有芳香药的前三个组合为“桑叶，杏仁”“连翘，杏仁”“连翘，薄荷”，其出现频次依次为 15、14、13，见表 58。置信度≥ 0.6 的药物组合有 10 组，其中含有芳香药的前三组为“桑叶 –> 杏仁”（置信度 1）、“橘红 –> 杏仁”（置信度 0.818181818）、“连翘 –> 杏仁”（置信度 0.736842105），见表 59。卫分证关联规则分析网络图可直观展示，见图 56。由此可见，卫分证以芳香之品桑叶、薄荷、连翘的药物组合为主。置信度最高的三组也包含上述三味药，他们属于卫分证高频用药。

表 58　卫分证中药物模式出现频数（支持度个数 =9，置信度 0.6）

序号	药物模式	出现频数	序号	药物模式	出现频数
1	桑叶，杏仁	15	6	薄荷，杏仁	11
2	连翘，杏仁	14	7	甘草，杏仁	9
3	牛蒡子，杏仁	13	8	浙贝母，杏仁	9
4	桔梗，杏仁	13	9	橘红，杏仁	9
5	连翘，薄荷	12	10	连翘，桔梗	9

表 59　卫分证中药物组合关联规则分析（支持度个数 =9，置信度 0.6）

序号	规则	置信度	序号	规则	置信度
1	桑叶 –> 杏仁	1	6	浙贝母 –> 杏仁	0.692307692
2	桔梗 –> 杏仁	0.928571429	7	薄荷 –> 连翘	0.666666667
3	牛蒡子 –> 杏仁	0.866666667	8	桔梗 –> 连翘	0.642857143
4	橘红 –> 杏仁	0.818181818	9	连翘 –> 薄荷	0.631578947
5	连翘 –> 杏仁	0.736842105	10	薄荷 –> 杏仁	0.611111111

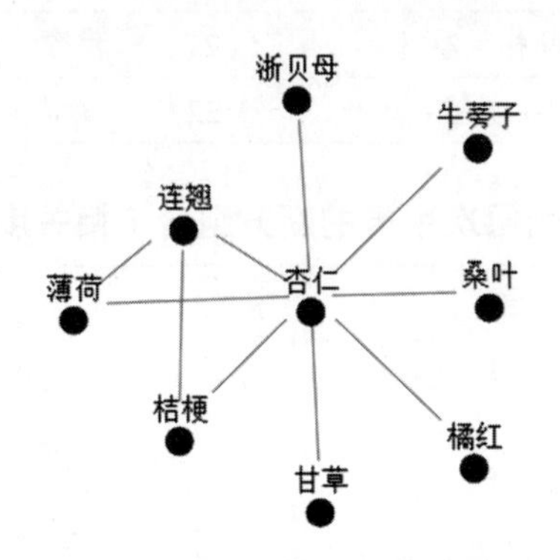

图 56　卫分证关联规则分析网络图（支持度个数 =9，置信度 0.6）

熵层次聚类分析主要挖掘相关药物之间的隐形关系。对参数进行预读后，将相关度设置为 8，惩罚度设置为 2，演化出用于卫分证的核心组合共 22 组，含有芳香药的核心组合共 19 组，序号为 2、4、5、6、7、8、9、10、11、12、13、15、16、17、18、19、20、21、22，见表 60。将核心组合进一步组合，得到潜在的新方组合 11 组，其中含芳香

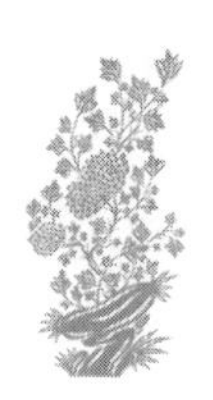

药的组合10组，分别为“淡竹叶－马勃－蝉蜕－荆芥穗”“淡竹叶－芦根－金银花－荆芥穗”“半夏－藿香－白扁豆－厚朴－炙甘草”“茯苓－藿香－白扁豆－炙甘草”“茯苓－紫苏－白扁豆－炙甘草”“川芎－防风－黄连－犀牛角”“川芎－白豆蔻－黄连－犀牛角”“荷叶－滑石－枳实－白豆蔻－通草”“杏仁－厚朴－桑叶－藿香－炙甘草”“藿香－薄荷－连翘－厚朴－陈皮”，见表61。卫分证核心药物网络图、新方组合网络图可直观展示，见图57，图58。

表60　卫分证基于熵层次聚类的核心药物组合（相关度=8，惩罚度=2）

序号	核心药物	序号	核心药物
1	淡竹叶－马勃－蝉蜕	12	淡竹叶－马勃－荆芥穗
2	淡竹叶－芦根－金银花	13	淡竹叶－芦根－荆芥穗
3	黄芩－白茅根－竹茹	14	黄芩－葛根－竹茹
4	半夏－藿香－白扁豆	15	半夏－藿香－厚朴－炙甘草
5	茯苓－藿香－白扁豆	16	茯苓－藿香－炙甘草
6	茯苓－紫苏－白扁豆	17	茯苓－紫苏－炙甘草
7	川芎－防风－黄连	18	川芎－防风－犀牛角
8	川芎－白豆蔻－黄连	19	川芎－白豆蔻－犀牛角
9	荷叶－滑石－枳实	20	滑石－白豆蔻－通草
10	杏仁－厚朴－桑叶	21	藿香－杏仁－厚朴－炙甘草
11	藿香－薄荷－连翘－厚朴	22	薄荷－连翘－陈皮－厚朴

表61　卫分证基于熵层次聚类的新方组合（相关度=8，惩罚度=2）

序号	新方组合	序号	新方组合
1	淡竹叶－马勃－蝉蜕－荆芥穗	7	川芎－防风－黄连－犀牛角
2	淡竹叶－芦根－金银花－荆芥穗	8	川芎－白豆蔻－黄连－犀牛角
3	黄芩－白茅根－竹茹－葛根	9	荷叶－滑石－枳实－白豆蔻－通草
4	半夏－藿香－白扁豆－厚朴－炙甘草	10	杏仁－厚朴－桑叶－藿香－炙甘草
5	茯苓－藿香－白扁豆－炙甘草	11	藿香－薄荷－连翘－厚朴－陈皮
6	茯苓－紫苏－白扁豆－炙甘草		

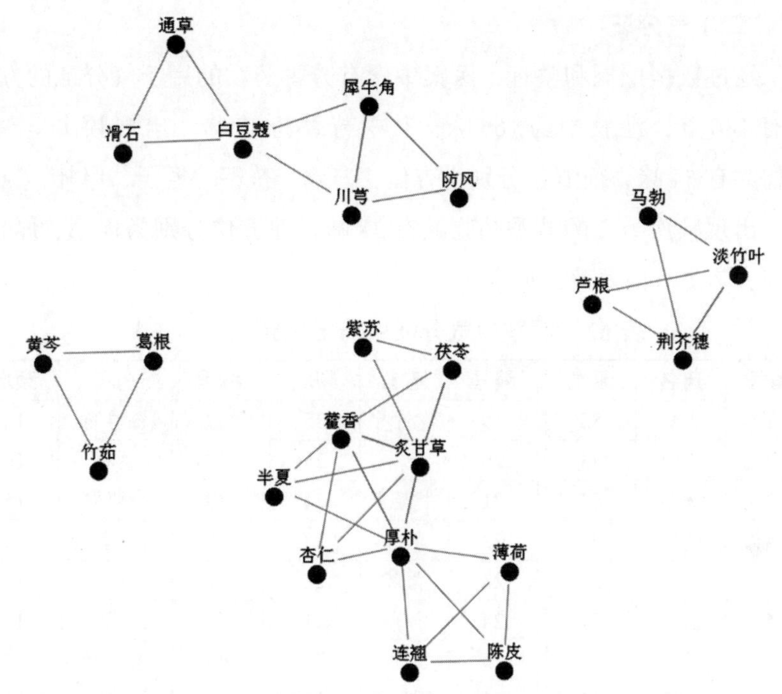

图 57　卫分证基于熵层次聚类的核心药物网络图（相关度 =8，惩罚度 =2）

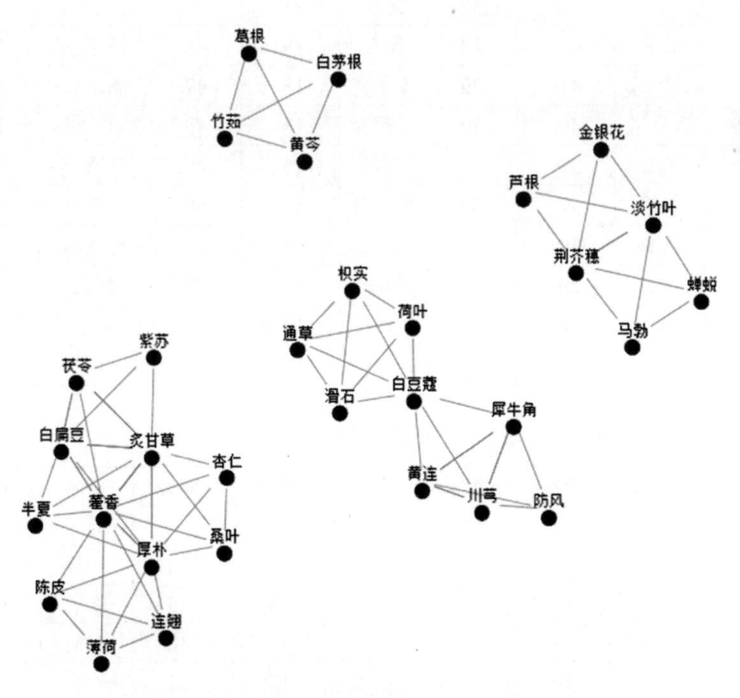

图 58　卫分证基于熵层次聚类的新方组合网络图

（相关度 =8，惩罚度 =2）

（二）气分证

经过数据挖掘和整理，医案中含有芳香药物的用于气分证的方剂共有186首，涉及中药166味，其中芳香药47味。出现频次≥5的药物共有54味，前五位分别为杏仁、连翘、茯苓、栀子、厚朴，见表62；出现频次≥2的芳香药物共有38味，前五位分别为连翘、厚朴、橘红、陈皮、白豆蔻，见表63。

表62　医案中气分证中药出现频次（≥5）

编号	药名	频次	编号	药名	频次	编号	药名	频次
1	杏仁	85	19	淡竹叶	25	37	羚羊角	16
2	连翘	73	20	桑叶	25	38	葛根	16
3	茯苓	65	21	牛蒡子	24	39	金银花	15
4	栀子	55	22	荷叶	22	40	大豆黄卷	14
5	厚朴	52	23	茵陈	22	41	青蒿	14
6	橘红	51	24	神曲	21	42	黄连	14
7	半夏	47	25	芦根	21	43	浙贝母	13
8	黄芩	47	26	石菖蒲	21	44	香薷	13
9	陈皮	43	27	薄荷	21	45	柴胡	13
10	甘草	41	28	佩兰	19	46	茯苓皮	13
11	滑石	41	29	瓜蒌皮	18	47	薏苡仁	12
12	白豆蔻	40	30	川贝母	18	48	生姜	12
13	郁金	39	31	石斛	18	49	牡丹皮	12
14	枳壳	37	32	生石膏	18	50	枇杷叶	11
15	藿香	30	33	泽泻	17	51	生地黄	10
16	竹茹	29	34	天花粉	17	52	枳实	10
17	淡豆豉	28	35	桔梗	17	53	玄参	10
18	通草	26	36	知母	16	54	草果	10

表63　医案中气分证芳香药出现频次（≥2）

编号	药名	频次	编号	药名	频次	编号	药名	频次
1	连翘	73	14	金银花	15	27	荆芥	6
2	厚朴	52	15	青蒿	14	28	桂枝	5
3	橘红	51	16	香薷	13	29	防风	5
4	陈皮	43	17	柴胡	13	30	前胡	5
5	白豆蔻	40	18	生姜	12	31	砂仁	4
6	郁金	39	19	草果	10	32	紫苏子	4
7	藿香	30	20	当归	9	33	炒白术	2

续表

编号	药名	频次	编号	药名	频次	编号	药名	频次
8	淡豆豉	28	21	白术	8	34	降香	2
9	桑叶	25	22	苍术	7	35	丁香	2
10	茵陈	22	23	青皮	7	36	独活	2
11	石菖蒲	21	24	香附	7	37	羌活	2
12	薄荷	21	25	菊花	7	38	木香	2
13	佩兰	19	26	紫苏	6			

对四气进行统计，在全部药物中，温性药出现590次，寒性药出现685次，平性药出现241次，凉性药出现113次，热性药出现2次，温热性药物共出现592次，寒凉性药物出现798次；芳香药物中，温性药出现350次，寒性药出现214次，平性药未出现，凉性药出现49次，热性药出现2次，温热性药物共出现352次，寒凉性药物出现263次，见图59。由此可见，在气分证中，寒凉性药物偏多，芳香药的四气属性以温热为主。

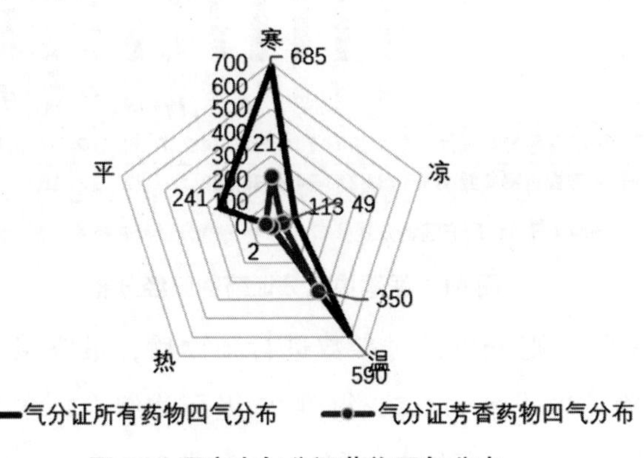

图59　医案中气分证药物四气分布

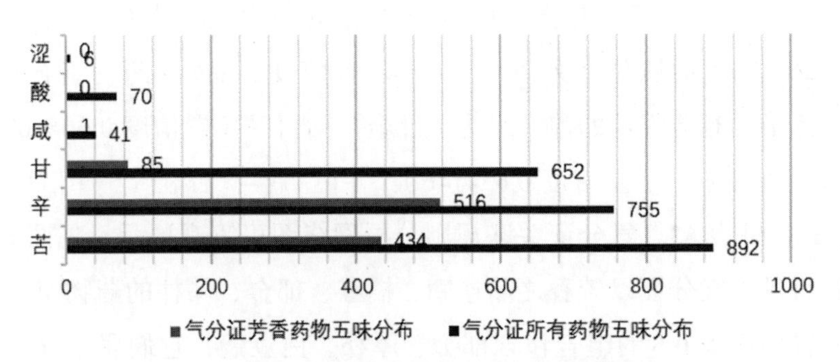

图60　医案中气分证药物五味分布

对五味进行统计，在全部药物中，前三位的药味分别为：苦味药892次，辛味药755次，甘味药652次；芳香药中，前三位的药味分别为：辛味药516次，苦味药434次，甘味药85次，见图60。由此可见，辛、甘、苦味药使用最多，芳香药物亦然。

对归经进行统计，在所有药物中，归肺经、胃经、脾经、心经、肝经的最多，分别为1023、903、794、451、314；芳香药中，归肺经、脾经、肝经、胃经、心经的最多，分别为149、72、64、49、32，见图61。脾经、肺经与气分脏腑关系密切，从归经角度，符合气分证治规律。

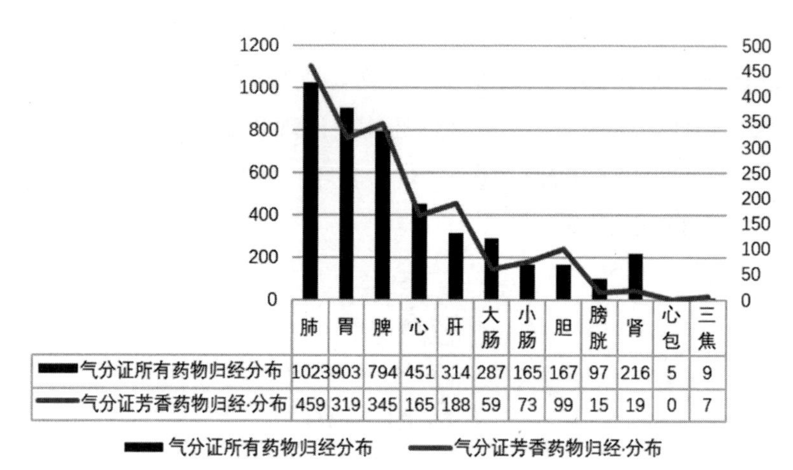

图61　医案中气分证药物归经分布

利用关联规则分析，对参数进行预读后，最终将支持度个数设置为20，置信度设置为0.5，得到23组药物组合，含有芳香药的前六个组合为“连翘，杏仁”“橘红，杏仁”“栀子，连翘”“郁金，杏仁”“厚朴，杏仁”“滑石，厚朴”，其出现频次依次为31、27、26、26、26、26（后四位并列），见表64。置信度≥0.6的药物组合有7组，其中含有芳香药的前三组为“郁金 –> 杏仁”（置信度0.666667）、“滑石 –> 厚朴”（置信度0.634146）、“白豆蔻 –> 杏仁”（置信度为0.575），见表65。气分证关联规则分析网络图可直观展示，见图62。由此可见，气分证以芳香之品连翘、橘红、郁金、厚朴的药物组合为主。置信度≥0.6的组合包含郁金、厚朴、白豆蔻，它们属于气分证高频用药。

表 64　气分证中药物模式出现频数（支持度个数 =20，置信度 0.5）

序号	药物模式	出现频数	序号	药物模式	出现频数
1	连翘，杏仁	31	13	半夏，杏仁	23
2	橘红，杏仁	27	14	白豆蔻，杏仁	23
3	栀子，连翘	26	15	滑石，杏仁	23
4	郁金，杏仁	26	16	厚朴，茯苓	23
5	茯苓，杏仁	26	17	橘红，栀子	22
6	厚朴，杏仁	26	18	黄芩，杏仁	21
7	半夏，茯苓	26	19	橘红，连翘	21
8	滑石，厚朴	26	20	陈皮，茯苓	20
9	栀子，杏仁	25	21	白豆蔻，茯苓	20
10	半夏，厚朴	25	22	厚朴，白豆蔻	20
11	橘红，茯苓	25	23	滑石，白豆蔻	20
12	黄芩，连翘	23			

表 65　气分证中药物组合关联规则分析（支持度个数 =20，置信度 0.5）

序号	规则	置信度
1	郁金 –> 杏仁	0.666667
2	滑石 –> 厚朴	0.634146
3	白豆蔻 –> 杏仁	0.575
4	滑石 –> 杏仁	0.560976
5	半夏 –> 茯苓	0.553191
6	半夏 –> 厚朴	0.531915
7	橘红 –> 杏仁	0.529412

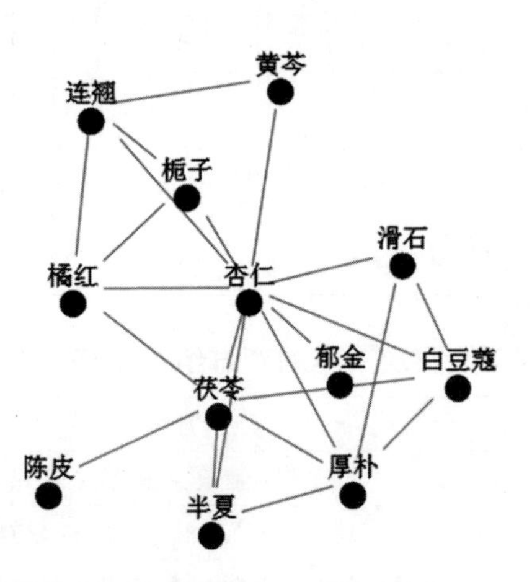

图 62　气分证关联规则分析网络图（支持度个数 =20，置信度 0.5）

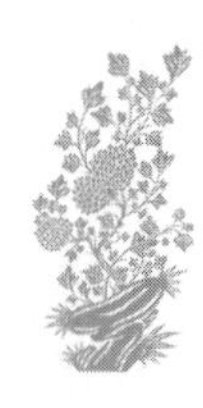

熵层次聚类分析主要挖掘相关药物之间的隐形关系。对参数进行预读后，将相关度设置为6，惩罚度设置为2，演化出用于气分证的核心组合共22组，含有芳香药的核心组合共14组，序号为2、3、6、8、11、12、13、14、15、16、17、19、20、21，见表66。将核心组合进一步组合，得到潜在的新方组合11组，含芳香药的组合9组，分别为“竹茹–半夏–茯苓–连翘”“荆芥–白茅根–山楂–紫草”“冬瓜–芦根–紫苏子–桑白皮”“麦冬–升麻–五味子–苍术–炒白术”“麦冬–黄柏–五味子–苍术–炒白术”“麦冬–青皮–五味子–黄芪–炙甘草–炒白术”“茯苓皮–白豆蔻–滑石–通草–猪苓”“胆南星–芒硝–瓜蒌子–石菖蒲–天竺黄”“金银花–金汁–煅石膏–马兜铃”，见表67。气分证核心药物网络图、新方组合网络图可直观展示，见图63，图64。

表66　气分证基于熵层次聚类的核心药物组合（相关度=6，惩罚度=2）

序号	核心药物	序号	核心药物
1	竹茹–半夏–茯苓	12	连翘–半夏–茯苓
2	荆芥–白茅根–山楂	13	荆芥–白茅根–紫草
3	冬瓜–芦根–紫苏子	14	冬瓜–紫苏子–桑白皮
4	麦冬–升麻–五味子	15	升麻–苍术–炒白术
5	麦冬–黄柏–五味子	16	黄柏–苍术–炒白术
6	麦冬–青皮–五味子	17	黄芪–炙甘草–炒白术
7	茯神–白扁豆–西洋参	18	茯神–石斛–西洋参
8	茯苓皮–白豆蔻–滑石	19	白豆蔻–通草–猪苓
9	牛蒡子–玄参–蝉蜕	20	牛蒡子–马勃–蝉蜕
10	胆南星–芒硝–瓜蒌子	21	石菖蒲–天竺黄–瓜蒌子
11	金银花–金汁–煅石膏	22	金银花–金汁–马兜铃

表67　气分证基于熵层次聚类的新方组合（相关度=6，惩罚度=2）

序号	新方组合
1	竹茹–半夏–茯苓–连翘
2	荆芥–白茅根–山楂–紫草
3	冬瓜–芦根–紫苏子–桑白皮
4	麦冬–升麻–五味子–苍术–炒白术

续表

序号	新方组合
5	麦冬－黄柏－五味子－苍术－炒白术
6	麦冬－青皮－五味子－黄芪－炙甘草－炒白术
7	茯神－白扁豆－西洋参－石斛
8	茯苓皮－白豆蔻－滑石－通草－猪苓
9	牛蒡子－玄参－蝉蜕－马勃
10	胆南星－芒硝－瓜蒌子－石菖蒲－天竺黄
11	金银花－金汁－煅石膏－马兜铃

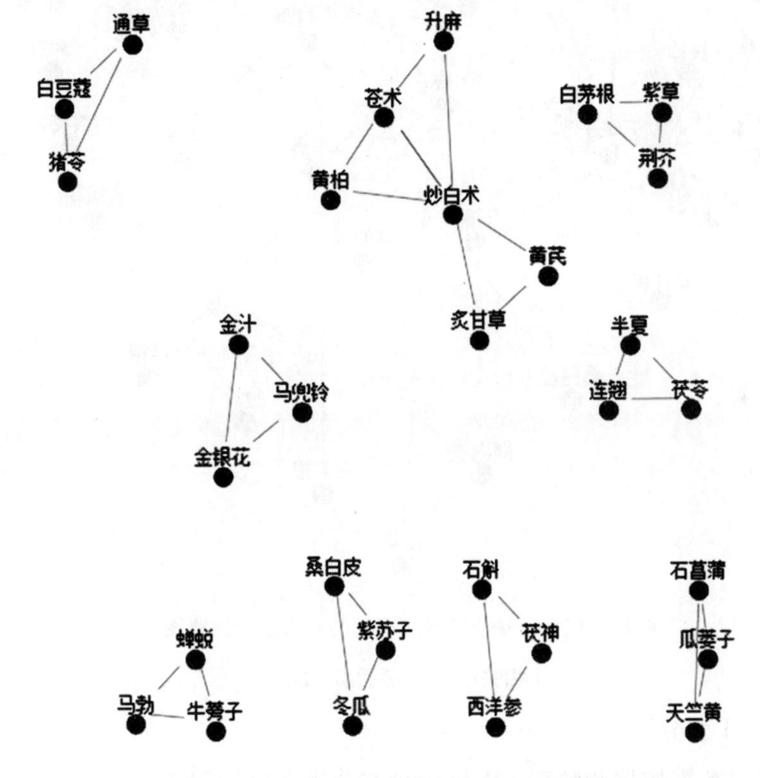

图 63　气分证基于熵层次聚类的核心药物网络图

（相关度 =6，惩罚度 =2）

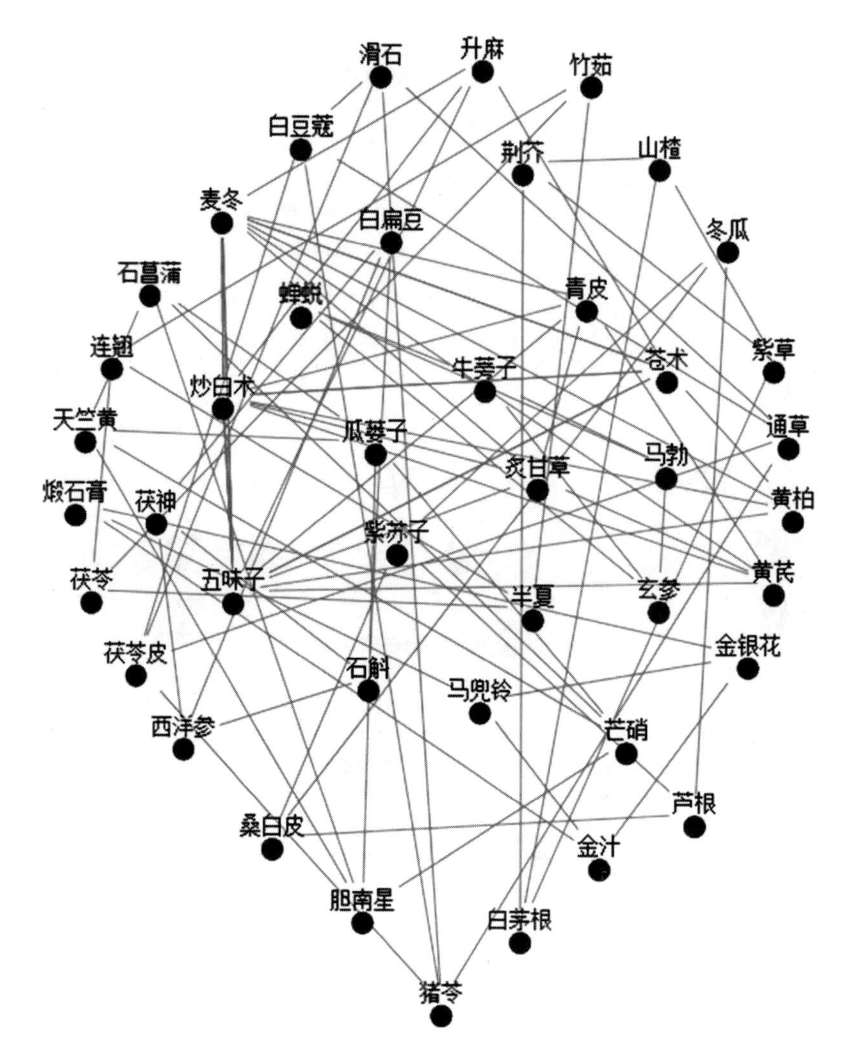

图 64　气分证基于熵层次聚类的新方组合网络图

（相关度 =6，惩罚度 =2）

（三）营分证

经过数据挖掘和整理，医案中含有芳香药物的用于营分证的方剂共有 54 首，涉及中药 99 味，其中芳香药 23 味。出现频次≥ 5 的药物共有 26 味，前五位分别为连翘、玄参、生地黄、石菖蒲、犀牛角，见表 68；出现频次≥ 2 的芳香药物共有 15 味，前五位分别为连翘、石菖蒲、郁金、金银花、淡豆豉，见表 69。

表 68　医案中营分证中药出现频次（≥ 5）

编号	药名	频次	编号	药名	频次	编号	药名	频次
1	连翘	42	10	栀子	9	19	柴胡	7
2	玄参	32	11	甘草	9	20	石斛	6
3	生地黄	30	12	牡丹皮	9	21	桑叶	6
4	石菖蒲	27	13	杏仁	8	22	赤芍	6
5	犀牛角	27	14	葛根	8	23	羚羊角	5
6	郁金	21	15	麦冬	8	24	青蒿	5
7	金银花	17	16	牛蒡子	8	25	天花粉	5
8	川贝母	13	17	淡豆豉	8	26	橘红	5
9	淡竹叶	13	18	黄芩	7			

表 69　医案中营分证芳香药出现频次（≥ 2）

编号	药名	频次	编号	药名	频次
1	连翘	42	9	橘红	5
2	石菖蒲	27	10	当归	4
3	郁金	21	11	菊花	3
4	金银花	17	12	薄荷	3
5	淡豆豉	8	13	厚朴	3
6	柴胡	7	14	藿香	2
7	桑叶	6	15	荆芥	2
8	青蒿	5			

对四气进行统计，在全部药物中，温性药出现 70 次，寒性药出现 291 次，平性药出现 28 次，凉性药出现 55 次，热性药出现 0 次，温热性药物共出现 70 次，寒凉性药物出现 346 次；芳香药物中，温性药出现 47 次，寒性药出现 104 次，平性药出现 0 次，凉性药出现 11 次，热性药出现 0 次，温热性药物共出现 47 次，寒凉性药物出现 115 次，见图 65。由此可见，在营分证中，寒凉性药物偏多，芳香药的四气属性以寒凉为主。

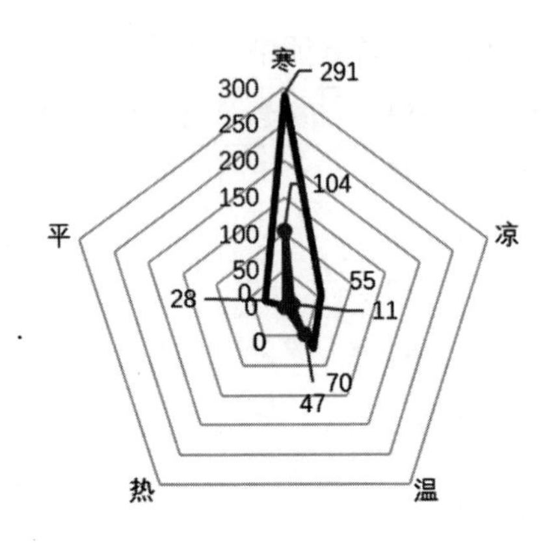

图 65　医案中营分证药物四气分布

对五味进行统计，在全部药物中，前三位的药味分别为：苦味药321次，甘味药210次，辛味药140次；芳香药中，前三位的药味分别为：苦味药130次，辛味药95次，甘味药31次，见图66。由此可见，辛、甘、苦味药使用最多，芳香药物亦然。

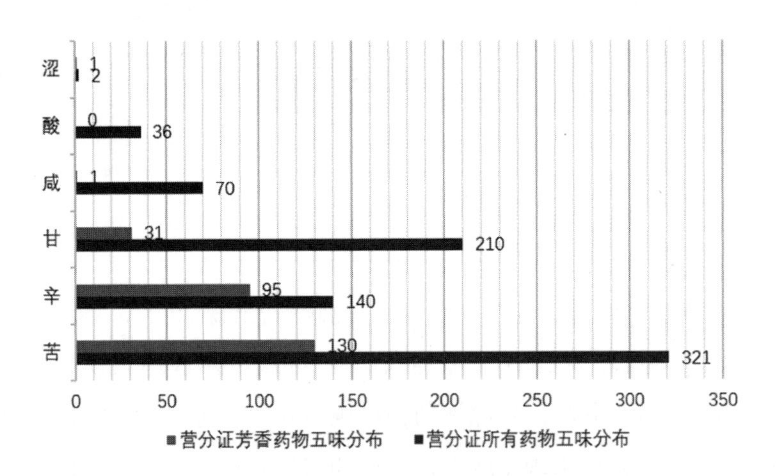

图 66　医案中营分证药物五味分布

对归经进行统计，在所有药物中，归心经、肺经、胃经、肝经、肾经的最多，分别为253、84、76、68、41；芳香药中，归心经、肺经、胃经、肝经、肾经的最多，分别为114、94、59、52、42，见图67。心经与营分脏腑关系密切，从归经角度，符合营分证治规律。

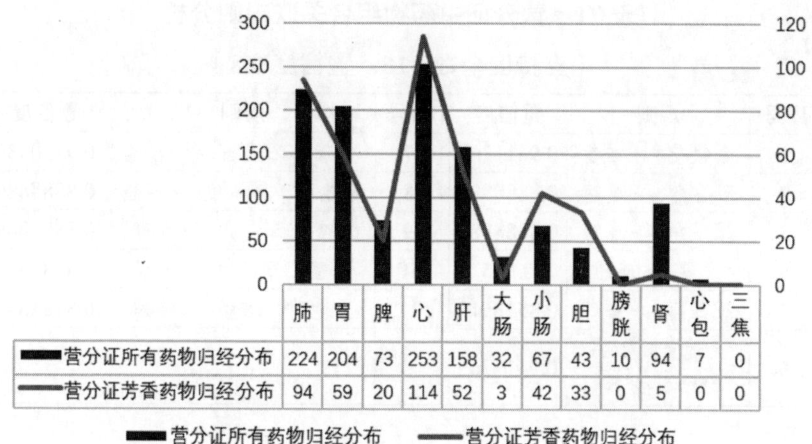

图 67　医案中营分证药物归经分布

利用关联规则分析，对参数进行预读后，最终将支持度个数设置为 16，置信度设置为 0.8，得到 17 组药物组合，含有芳香药的前三个组合为“连翘，玄参”“连翘，石菖蒲”“连翘，犀牛角”，其出现频次依次为 28、24、24，见表 70。置信度≥ 0.8 的药物组合有 11 组，其中含有芳香药的前三组为“金银花 -> 玄参”（置信度 0.9411765）、“生地黄，石菖蒲 -> 玄参”（置信度 0.9411765）、“玄参，石菖蒲 -> 连翘”（置信度为 0.91304），见表 71。营分证关联规则分析网络图可直观展示，见图 68。由此可见，营分证以芳香之品连翘、石菖蒲的药物组合为主。置信度前三的组合也包含上述两味药，连翘透热转气，石菖蒲豁痰开窍。

表 70　营分证中药物模式出现频数（支持度个数 =16，置信度 0.8）

序号	药物模式	出现频数	序号	药物模式	出现频数
1	连翘，玄参	28	10	生地黄，石菖蒲	17
2	连翘，石菖蒲	24	11	连翘，郁金	16
3	连翘，犀牛角	24	12	金银花，玄参	16
4	连翘，生地黄	23	13	连翘，玄参，石菖蒲	21
5	玄参，石菖蒲	23	14	连翘，生地黄，玄参	18
6	生地黄，玄参	22	15	连翘，生地黄，犀牛角	16
7	生地黄，犀牛角	18	16	生地黄，玄参，石菖蒲	16
8	玄参，犀牛角	18	17	连翘，玄参，犀牛角	16
9	石菖蒲，犀牛角	18			

表 71　营分证中药物组合关联规则分析

（支持度个数 =16，置信度 0.8）

序号	规则	置信度	序号	规则	置信度
1	金银花 –> 玄参	0.9411765	7	玄参，石菖蒲 –> 连翘	0.9130435
2	石菖蒲 –> 连翘	0.8888889	8	生地黄，犀牛角 –> 连翘	0.8888889
3	犀牛角 –> 连翘	0.8888889	9	玄参，犀牛角 –> 连翘	0.8888889
4	玄参 –> 连翘	0.875	10	连翘，石菖蒲 –> 玄参	0.875
5	石菖蒲 –> 玄参	0.8518519	11	生地黄，玄参 –> 连翘	0.8181818
6	生地黄，石菖蒲 –> 玄参	0.9411765			

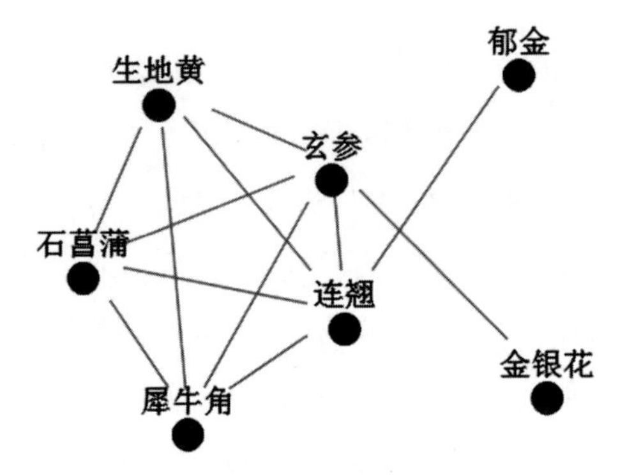

图 68　营分证关联规则分析网络图（支持度个数 =16，置信度 0.8）

熵层次聚类分析主要挖掘相关药物之间的隐形关系。对参数进行预读后，将相关度设置为 8，惩罚度设置为 2，演化出用于营分证的核心组合共 6 组，含有芳香药的核心组合共 5 组，序号为 1、3、4、5、6，见表 72。将核心组合进一步组合，得到潜在的新方组合 3 组，均含芳香药，分别为“芦根 – 菊花 – 土贝母 – 薄荷 – 枳壳 – 芒硝”“茯苓 – 滑石 – 泽泻 – 天花粉 – 青蒿”“石菖蒲 – 杏仁 – 金银花 – 黄芩 – 玄参 – 淡豆豉”，见表 73。营分证核心药物网络图、新方组合网络图可直观展示，见图 69，图 70。

表 72　营分证基于熵层次聚类的核心药物组合（相关度 =8，惩罚度 =2）

序号	核心药物	序号	核心药物
1	芦根 – 菊花 – 土贝母	4	芦根 – 薄荷 – 枳壳 – 芒硝
2	茯苓 – 滑石 – 泽泻	5	天花粉 – 滑石 – 青蒿
3	石菖蒲 – 杏仁 – 金银花	6	石菖蒲 – 黄芩 – 玄参 – 淡豆豉

表 73　营分证基于熵层次聚类的新方组合（相关度 =8，惩罚度 =2）

序号	新方组合
1	芦根 – 菊花 – 土贝母 – 薄荷 – 枳壳 – 芒硝
2	茯苓 – 滑石 – 泽泻 – 天花粉 – 青蒿
3	石菖蒲 – 杏仁 – 金银花 – 黄芩 – 玄参 – 淡豆豉

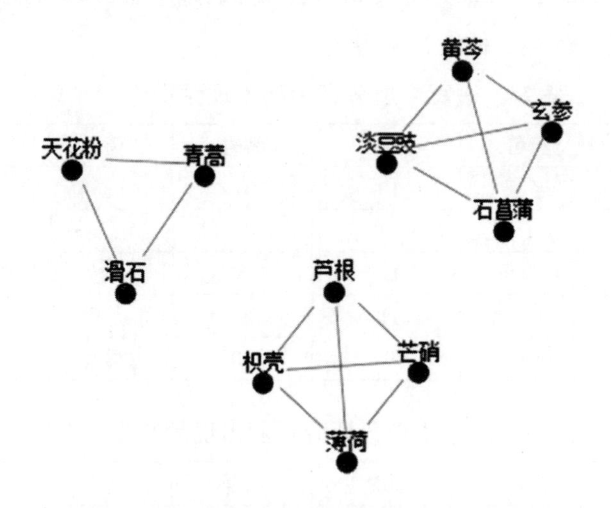

图 69　营分证基于熵层次聚类的核心药物网络图

（相关度 =8，惩罚度 =2）

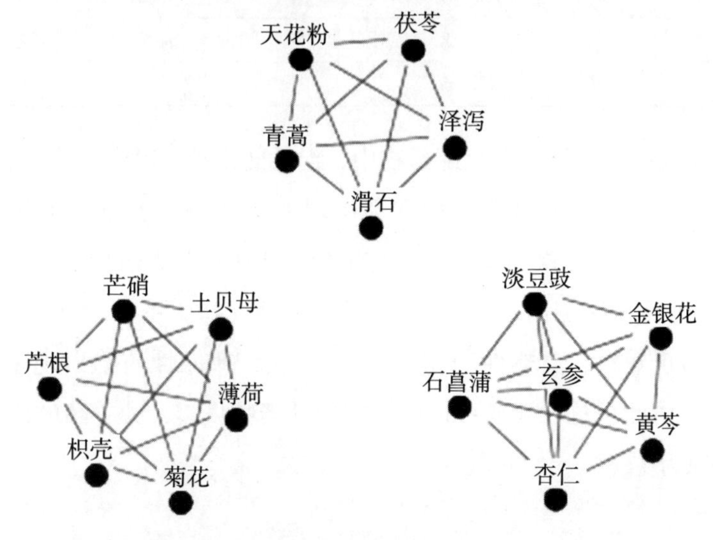

图 70　营分证基于熵层次聚类的新方组合网络图

（相关度 =8，惩罚度 =2）

（四）血分证

经过数据挖掘和整理，医案中含有芳香药物的用于血分证的方剂共有19首，涉及中药63味，其中芳香药17味。出现频次≥5的药物共有10味，前五位分别为连翘、犀牛角、生地黄、玄参、金银花，见表74；出现频次≥2的芳香药物共有9味，前五位分别为连翘、金银花、石菖蒲、郁金、橘红，见表75。

表74　医案中血分证中药出现频次（≥5）

编号	药名	频次	编号	药名	频次
1	连翘	15	6	石菖蒲	9
2	犀牛角	13	7	牡丹皮	8
3	生地黄	12	8	郁金	8
4	玄参	11	9	芦根	6
5	金银花	9	10	橘红	5

表75　医案中血分证芳香药出现频次（≥2）

编号	药名	频次	编号	药名	频次
1	连翘	15	6	紫苏子	2
2	金银花	9	7	薄荷	2
3	石菖蒲	9	8	当归	2
4	郁金	8	9	荆芥	2
5	橘红	5			

对四气进行统计，在全部药物中，温性药出现34次，寒性药出现107次，平性药出现14次，凉性药出现15次，热性药出现0次，温热性药物共出现34次，寒凉性药物出现122次；芳香药物中，温性药出现23次，寒性药出现34次，平性药出现1次，凉性药出现3次，热性药出现0次，温热性药物共出现23次，寒凉性药物出现37次，见图71。由此可见，在血分证中，寒凉性药物偏多，芳香药的四气属性以寒凉为主。

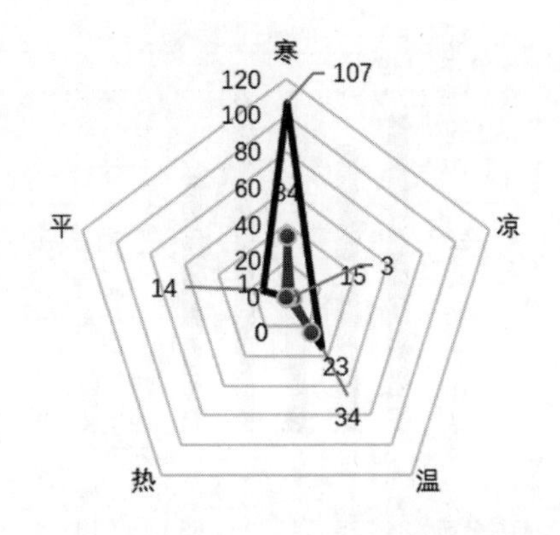

图 71　医案中血分证药物四气分布

对五味进行统计，在全部药物中，前三位的药味分别为：苦味药 116 次，甘味药 81 次，辛味药 54 次；芳香药中，前三位的药味分别为：苦味药 43 次，辛味药 33 次，甘味药 16 次，见图 72。由此可见，辛、甘、苦味药使用最多，芳香药物亦然。

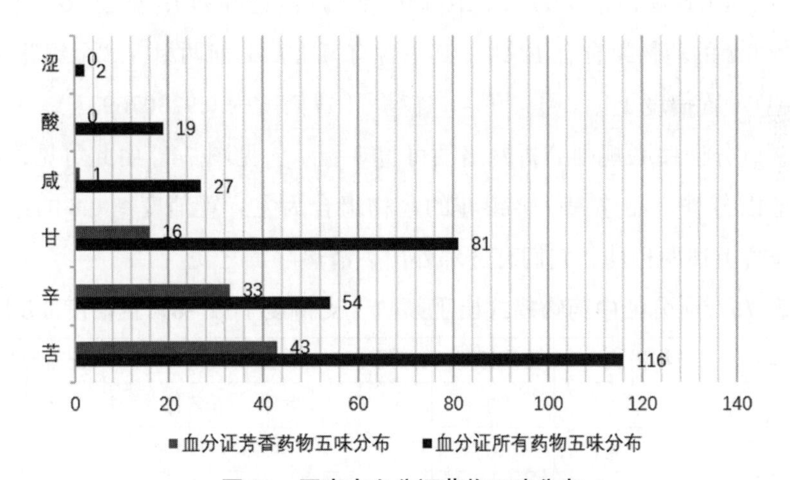

图 72　医案中血分证药物五味分布

对归经进行统计，在所有药物中，归心经、肺经、胃经、肝经、膀胱经的最多，分别为 95、84、76、68、41；芳香药中，归心经、肺经、胃经、肝经、膀胱经的最多，分别为 44、38、22、17、15，见图 73。心经与血分脏腑关系密切，从归经角度，符合血分证治规律。

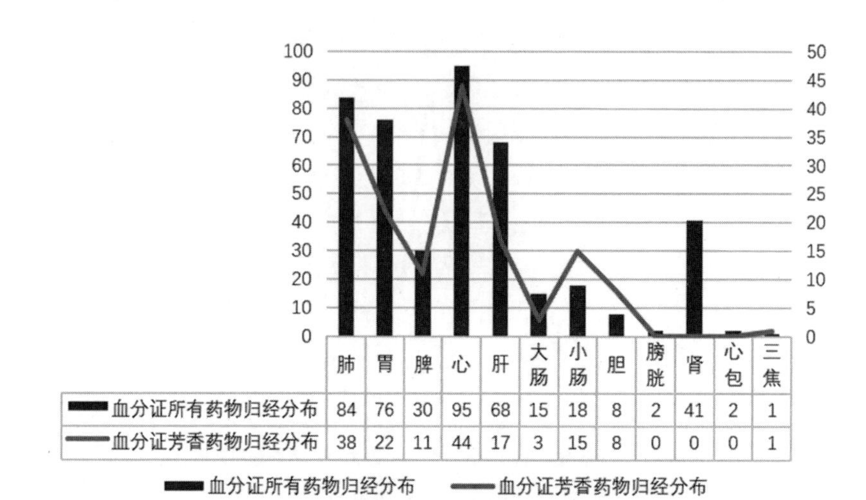

图 73　医案中血分证药物归经分布

利用关联规则分析，对参数进行预读后，最终将支持度个数设置为 8，置信度设置为 0.8，得到 13 组药物组合，含有芳香药的前四个组合为“连翘，犀牛角”“连翘，生地黄”“连翘，玄参”“金银花，连翘”，其出现频次依次为 12、10、9、9（后两位并列），见表 76。置信度≥ 0.8 的药物组合有 12 组，其中含有芳香药的前两组为“金银花 –> 连翘”（置信度 1）、“犀牛角 –> 连翘”（置信度为 0.923076923），见表 77。血分证关联规则分析网络图可直观展示，见图 74。由此可见，血分证以芳香之品连翘、金银花的药物组合为主。置信度≥ 0.8 的组合也包含上述两种药，它们有透邪外出、清热解毒之功。

表 76　血分证中药物模式出现频数（支持度个数 =8，置信度 0.8）

序号	药物模式	出现频数	序号	药物模式	出现频数
1	连翘，犀牛角	12	8	玄参，石菖蒲	8
2	连翘，生地黄	10	9	石菖蒲，犀牛角	8
3	玄参，犀牛角	9	10	连翘，石菖蒲	8
4	连翘，玄参	9	11	金银花，犀牛角	8
5	金银花，连翘	9	12	连翘，玄参，犀牛角	8
6	生地黄，玄参	8	13	金银花，连翘，犀牛角	8
7	生地黄，犀牛角	8			

表 77　血分证中药物组合关联规则分析（支持度个数 =8，置信度 0.8）

序号	规则	置信度	序号	规则	置信度
1	金银花 -> 连翘	1	7	生地黄 -> 连翘	0.833333333
2	犀牛角 -> 连翘	0.923076923	8	玄参 -> 犀牛角	0.818181818
3	石菖蒲 -> 玄参	0.888888889	9	玄参 -> 连翘	0.818181818
4	石菖蒲 -> 犀牛角	0.888888889	10	玄参，犀牛角 -> 连翘	0.888888889
5	石菖蒲 -> 连翘	0.888888889	11	连翘，玄参 -> 犀牛角	0.888888889
6	金银花 -> 犀牛角	0.888888889	12	金银花，连翘 -> 犀牛角	0.888888889

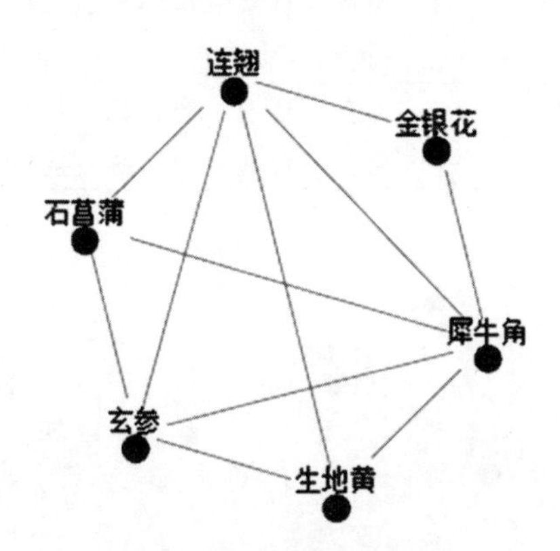

图 74　血分证关联规则分析网络图（支持度个数 =8，置信度 0.8）

熵层次聚类分析主要挖掘相关药物之间的隐形关系。对参数进行预读后，将相关度设置为 8，惩罚度设置为 2，演化出用于卫分证的核心组合共 12 组，含有芳香药的核心组合共 10 组，见表 78。将核心组合进一步组合，得到潜在的新方组合 5 组，均含芳香药，分别为“橘红 – 藕节 – 连翘 – 丝瓜络”“橘红 – 藕节 – 犀牛角 – 丝瓜络”“橘红 – 杏仁 – 石菖蒲 – 玄参”“郁金 – 连翘 – 金银花 – 牡丹皮”“郁金 – 连翘 – 丝瓜络 – 生地黄”，见表 79。血分证核心药物网络图、新方组合网络图可直观展示，见图 75，图 76。

表 78　血分证基于熵层次聚类的核心药物组合（相关度 =8，惩罚度 =2）

序号	核心药物	序号	核心药物
1	橘红 – 藕节 – 连翘	6	橘红 – 连翘 – 丝瓜络
2	橘红 – 藕节 – 犀牛角	7	橘红 – 犀牛角 – 丝瓜络
3	橘红 – 杏仁 – 石菖蒲	8	橘红 – 杏仁 – 玄参
4	郁金 – 连翘 – 金银花	9	连翘 – 牡丹皮 – 金银花
5	郁金 – 连翘 – 丝瓜络	10	郁金 – 丝瓜络 – 生地黄

表 79　血分证基于熵层次聚类的新方组合（相关度 =8，惩罚度 =2）

序号	新方组合
1	橘红 – 藕节 – 连翘 – 丝瓜络
2	橘红 – 藕节 – 犀牛角 – 丝瓜络
3	橘红 – 杏仁 – 石菖蒲 – 玄参
4	郁金 – 连翘 – 金银花 – 牡丹皮
5	郁金 – 连翘 – 丝瓜络 – 生地黄

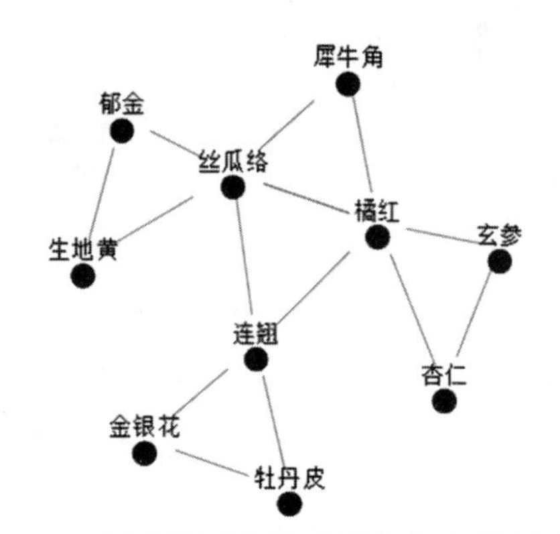

图 75　血分证基于熵层次聚类的核心药物网络图（相关度 =8，惩罚度 =2）

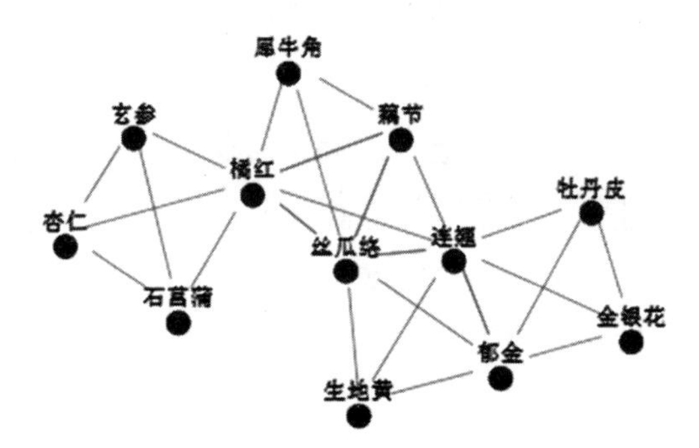

图 76　血分证基于熵层次聚类的新方组合网络图（相关度 =8，惩罚度 =2）

（五）卫气同病证

经过数据挖掘和整理，医案中含有芳香药的用于卫气同病证的方剂共有48首，涉及中药120味，其中芳香药40味。出现频次≥5的药物共有33味，前五位分别为杏仁、半夏、连翘、厚朴、黄芩，见表80；出现频次≥2的芳香药物共有31味，前五位分别为连翘、厚朴、陈皮、柴胡、藿香，见表81。

表80 医案中卫气同病证中药出现频次（≥5）

编号	药名	频次	编号	药名	频次	编号	药名	频次
1	杏仁	21	12	牛蒡子	11	23	葛根	6
2	半夏	20	13	桔梗	10	24	淡豆豉	6
3	连翘	18	14	栀子	10	25	竹茹	6
4	厚朴	17	15	生姜	10	26	苍术	6
5	黄芩	15	16	滑石	8	27	瓜蒌子	5
6	陈皮	14	17	羚羊角	8	28	马勃	5
7	柴胡	13	18	郁金	8	29	草果	5
8	藿香	13	19	白豆蔻	7	30	炙甘草	5
9	桑叶	12	20	薄荷	7	31	枳壳	5
10	茯苓	12	21	橘红	7	32	神曲	5
11	甘草	11	22	槟榔	7	33	芦根	5

表81 医案中卫气同病证芳香药出现频次（≥2）

编号	药名	频次	编号	药名	频次	编号	药名	频次
1	连翘	18	12	淡豆豉	6	23	前胡	3
2	厚朴	17	13	草果	5	24	荆芥	3
3	陈皮	14	14	菊花	4	25	白术	3
4	柴胡	13	15	青蒿	4	26	防风	2
5	藿香	13	16	金银花	4	27	麻黄	2
6	桑叶	12	17	茵陈	4	28	石菖蒲	2
7	生姜	10	18	葱白	4	29	紫苏子	2
8	郁金	8	19	紫苏	3	30	白芷	2
9	白豆蔻	7	20	当归	3	31	香薷	2
10	薄荷	7	21	香附	3			
11	橘红	7	22	佩兰	3			

对四气进行统计，在全部药物中，温性药出现181次，寒性药出现185次，平性药出现65次，凉性药出现31次，热性药出现0次，

温热性药物共出现181次，寒凉性药物出现216次；芳香药物中，温性药出现107次，寒性药出现70次，平性药出现6次，凉性药出现13次，热性药出现0次，温热性药物共出现107次，寒凉性药物出现83次，见图77。由此可见，在卫气同病证中，寒凉性药物偏多，芳香药的四气属性以温热为主。

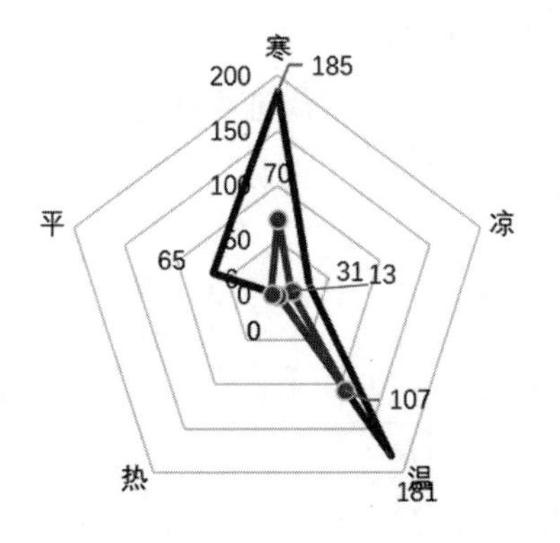

图77　医案中卫气同病证药物四气分布

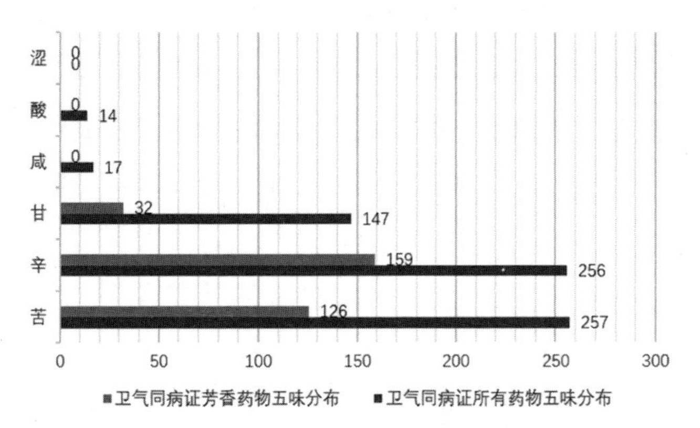

图78　医案中卫气同病证药物五味分布

对五味进行统计，在全部药物中，前三位的药味分别为：苦味药257次，辛味药256次，甘味药147次；芳香药中，前三位的药味分别为：辛味药159次，苦味药126次，甘味药32次，见图78。由此可见，辛、甘、苦味药使用最多，芳香药物亦然。

对归经进行统计，在所有药物中，归肺经、胃经、脾经、肝经、心经的最多，分别为295、253、217、112、98；芳香药中，归肺经、脾经、胃经、肝经、心经的最多，分别为142、100、85、65、37，见图79。脾经、肺经与卫分、气分脏腑关系密切，从归经角度，符合卫气同病证治规律。

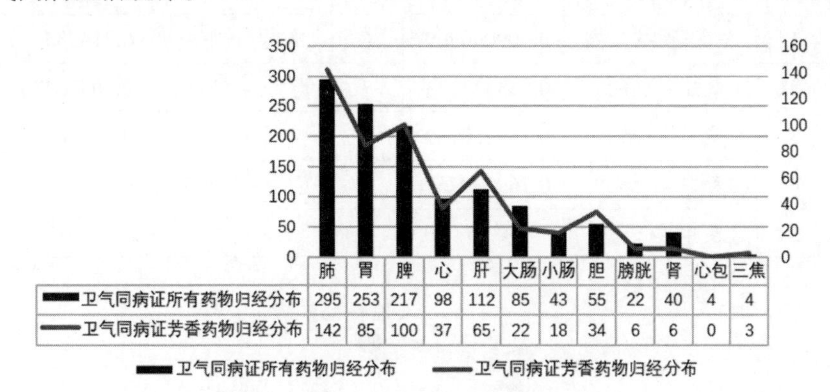

图79　医案中卫气同病证药物归经分布

利用关联规则分析，对参数进行预读后，最终将支持度个数设置为9，置信度设置为0.6，得到10组药物组合，均含有芳香药，其中“半夏，厚朴”出现12次，为最高，见表82。置信度≥0.6的药物组合有9组，其中含有芳香药的前三组为“牛蒡子 -> 连翘”（置信度0.909090909）、“桑叶 -> 杏仁”（置信度0.833333333）、“柴胡 -> 半夏”（置信度均为0.769230769），见表83。卫气同病证关联规则分析网络图可直观展示，见图80。由此可见，卫气同病证以芳香之品厚朴的药物组合为主。置信度≥0.6的组合包含连翘、桑叶、柴胡，它们属于卫气同病证高频用药。

表82　卫气同病证中药物模式出现频数（支持度个数=9，置信度0.6）

序号	药物模式	出现频数	序号	药物模式	出现频数
1	半夏，厚朴	12	6	藿香，厚朴	10
2	连翘，牛蒡子	10	7	黄芩，柴胡	9
3	半夏，柴胡	10	8	连翘，杏仁	9
4	桑叶，杏仁	10	9	半夏，藿香	9
5	半夏，陈皮	10	10	连翘，桑叶	9

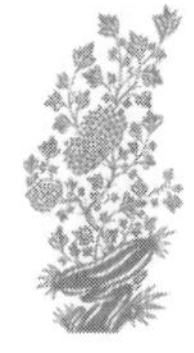

表 83　卫气同病证中药物组合关联规则分析

（支持度个数 =9，置信度 0.6）

序号	规则	置信度	序号	规则	置信度
1	牛蒡子 -> 连翘	0.909090909	6	陈皮 -> 半夏	0.714285714
2	桑叶 -> 杏仁	0.833333333	7	厚朴 -> 半夏	0.705882353
3	柴胡 -> 半夏	0.769230769	8	柴胡 -> 黄芩	0.692307692
4	藿香 -> 厚朴	0.769230769	9	藿香 -> 半夏	0.692307692
5	桑叶 -> 连翘	0.75			

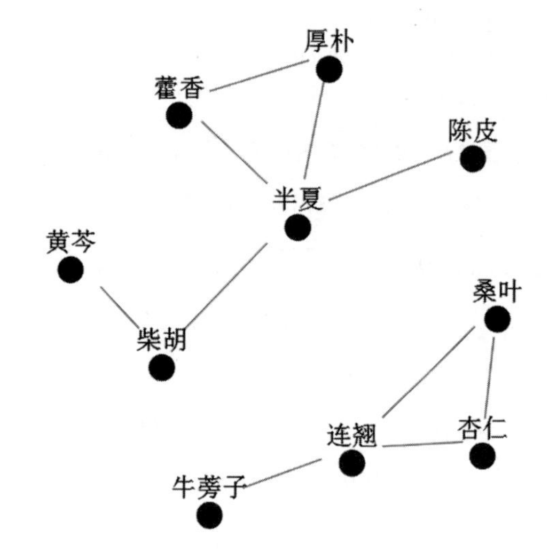

图 80　卫气同病证关联规则分析网络图（支持度个数 =9，置信度 0.6）

熵层次聚类分析主要挖掘相关药物之间的隐形关系。对参数进行预读后，将相关度设置为 8，惩罚度设置为 2，演化出用于卫气同病证的核心组合共 12 组，含有芳香药的核心组合共 10 组，序号为 1、2、4、5、6、7、8、10、11、12，见表 84。将核心组合进一步组合，得到潜在的新方组合 6 组，其中含芳香药的组合 5 组，分别为“桑叶 – 柴胡 – 杏仁 – 黄芩”“桑叶 – 连翘 – 厚朴 – 半夏 – 牛蒡子”“柴胡 – 半夏 – 槟榔 – 橘红”“藿香 – 厚朴 – 茯苓皮 – 羚羊角 – 牛蒡子”“浙贝母 – 葱白 – 冬瓜 – 瓜蒌子 – 芒硝”，见表 85。卫气同病证核心药物网络图、新方组合网络图可直观展示，见图 81，图 82。

表 84　卫气同病证基于熵层次聚类的核心药物组合

（相关度 =8，惩罚度 =2）

序号	核心药物	序号	核心药物
1	桑叶 – 柴胡 – 杏仁	7	柴胡 – 杏仁 – 黄芩
2	桑叶 – 连翘 – 厚朴	8	半夏 – 连翘 – 厚朴 – 牛蒡子
3	马勃 – 僵蚕 – 大青叶	9	马勃 – 玄参 – 夏枯草
4	柴胡 – 半夏 – 槟榔	10	柴胡 – 半夏 – 橘红
5	藿香 – 厚朴 – 茯苓皮	11	羚羊角 – 藿香 – 厚朴 – 牛蒡子
6	浙贝母 – 葱白 – 冬瓜	12	瓜蒌子 – 葱白 – 芒硝

表 85　卫气同病证基于熵层次聚类的新方组合（相关度 =8，惩罚度 =2）

序号	新方组合
1	桑叶 – 柴胡 – 杏仁 – 黄芩
2	桑叶 – 连翘 – 厚朴 – 半夏 – 牛蒡子
3	马勃 – 僵蚕 – 大青叶 – 玄参 – 夏枯草
4	柴胡 – 半夏 – 槟榔 – 橘红
5	藿香 – 厚朴 – 茯苓皮 – 羚羊角 – 牛蒡子
6	浙贝母 – 葱白 – 冬瓜 – 瓜蒌子 – 芒硝

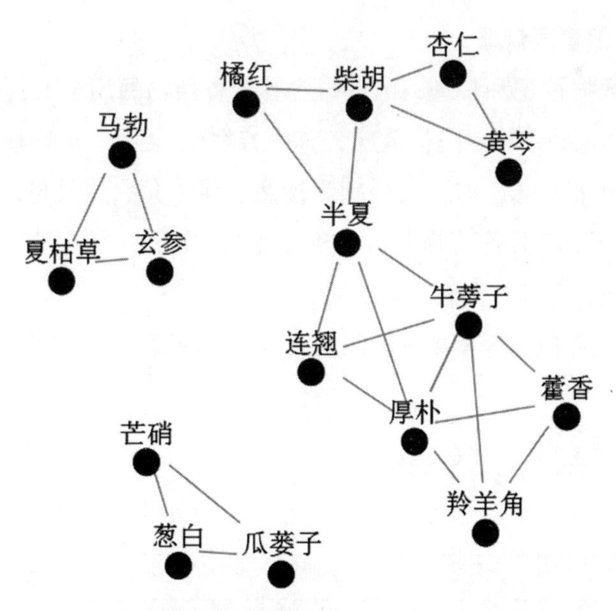

图 81　卫气同病证基于熵层次聚类的核心药物网络图

（相关度 =8，惩罚度 =2）

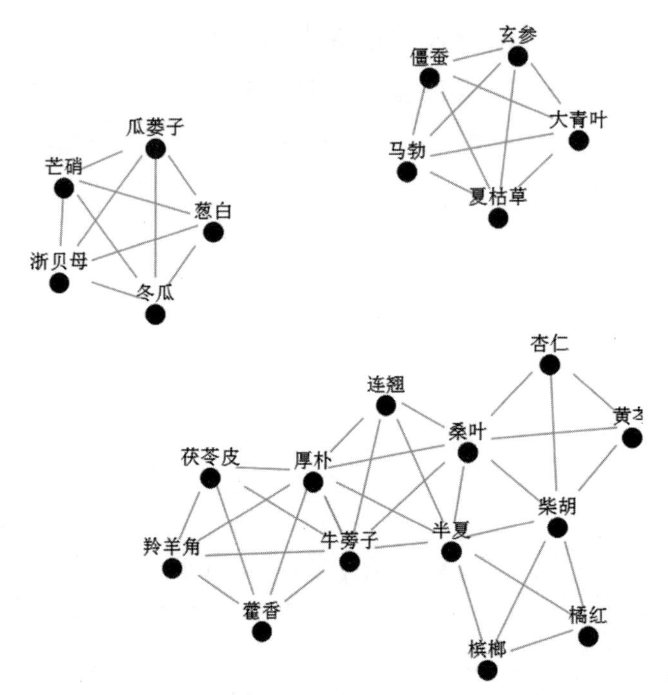

图 82　卫气同病证基于熵层次聚类的新方组合网络图

（相关度 =8，惩罚度 =2）

（六）卫营同病证

经过数据挖掘和整理，医案中含有芳香药物的用于卫营同病证的方剂共有 14 首，涉及中药 54 味，其中芳香药 14 味。出现频次≥ 5 的高频药物共有 6 味，前三位分别为连翘、犀牛角、川贝母，见表 86；出现频次≥ 2 的芳香药物共有 12 味，前五位分别为连翘、郁金、橘红、金银花、青蒿，见表 87。

表 86　医案中卫营同病证中药出现频次（≥ 5）

编号	药名	频次
1	连翘	9
2	犀牛角	7
3	川贝母	5
4	生地黄	5
5	栀子	5
6	郁金	5

表 87 医案中卫营同病证芳香药出现频次（≥ 2）

编号	药名	频次	编号	药名	频次
1	连翘	9	7	石菖蒲	3
2	郁金	5	8	淡豆豉	3
3	橘红	4	9	厚朴	2
4	金银花	4	10	菊花	2
5	青蒿	3	11	藿香	2
6	桑叶	3	12	紫苏	2

对四气进行统计，全部药物中，温性药出现 23 次，寒性药出现 74 次，平性药出现 9 次，凉性药出现 11 次，热性药出现 0 次，温热性药物共出现 23 次，寒凉性药物出现 83 次；芳香药物中，温性药出现 19 次，寒性药出现 23 次，平性药出现 0 次，凉性药出现 4 次，热性药出现 0 次，温热性药物共出现 43 次，寒凉性药物出现 68 次，见图 83。由此可见，在卫营同病证中，寒凉性药物偏多，芳香药的四气属性以寒凉为主。

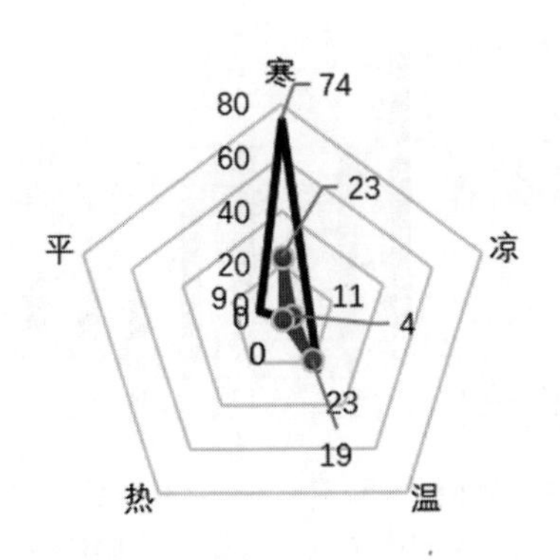

图 83 医案中卫营同病证药物四气分布

对五味进行统计，在全部药物中，前三位的药味分别为：苦味药 83 次，甘味药 49 次，辛味药 43 次；芳香药中，前三位的药味分别为：苦味药 38 次，辛味药 31 次，甘味药 6 次，见图 84。由此可见，辛、甘、苦味药使用最多，芳香药物亦然。

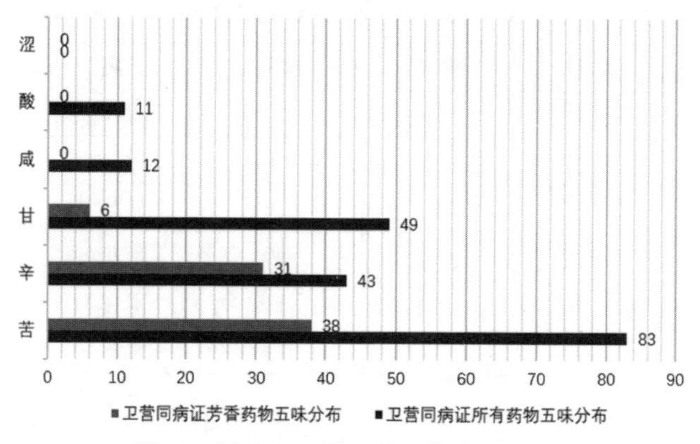

图 84　医案中卫营同病证药物五味分布

对归经进行统计，在所有药物中，归肺经、胃经、心经、肝经、脾经的最多，分别为 75、51、50、33、28；芳香药中，归肺经、肝经、脾经、胃经、心经的最多（后三位并列），分别为 37、21、14、14、14，见图 85。肺经、脾经、心经与卫分、营分脏腑关系密切，从归经角度，符合卫营同病证治规律。

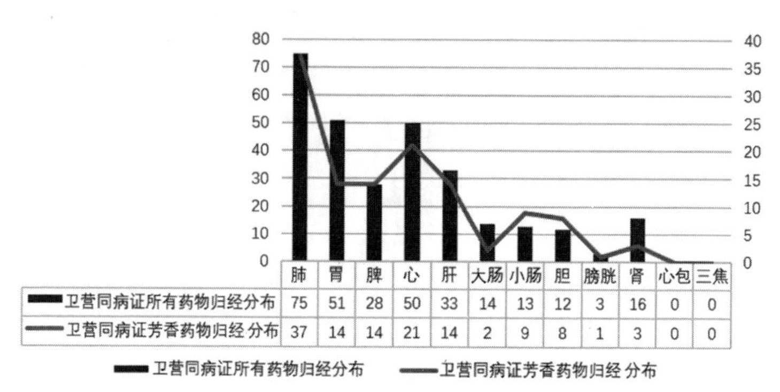

	肺	胃	脾	心	肝	大肠	小肠	胆	膀胱	肾	心包	三焦
卫营同病证所有药物归经分布	75	51	28	50	33	14	13	12	3	16	0	0
卫营同病证芳香药物归经分布	37	14	14	21	14	2	9	8	1	3	0	0

图 85　医案中卫营同病证药物归经分布

利用关联规则分析，对参数进行预读后，最终将支持度个数设置为 3，置信度设置为 0.7，得到 29 组药物组合，含有芳香药的前三个组合为“连翘，犀牛角”“金银花，犀牛角”“栀子，连翘”，其出现频次依次为 5、4、4，见表 88。置信度≥ 0.6 的药物组合有 13 组，其中含有芳香药且置信度为 1 的为“金银花 –> 犀牛角”，见表 89。卫营同病证关联规则分析网络图可直观展示，见图 86。由此可见，卫营同病证以芳香之品连翘、金银花的药物组合为主。置信度≥ 0.6 的组合也包含金银花，它有透邪外达、清热解毒之功。

表 88　卫营同病证中药物模式出现频数（支持度个数 =3，置信度 0.7）

序号	药物模式	出现频数	序号	药物模式	出现频数
1	生地黄，犀牛角	5	16	连翘，石菖蒲	3
2	连翘，犀牛角	5	17	金银花，连翘	3
3	川贝母，犀牛角	4	18	连翘，青蒿	3
4	金银花，犀牛角	4	19	玄参，石菖蒲	3
5	栀子，连翘	4	20	连翘，生地黄，犀牛角	3
6	连翘，生地黄	3	21	金银花，生地黄，犀牛角	3
7	金银花，生地黄	3	22	连翘，川贝母，犀牛角	3
8	连翘，川贝母	3	23	连翘，玄参，犀牛角	3
9	玄参，犀牛角	3	24	连翘，石菖蒲，犀牛角	3
10	郁金，犀牛角	3	25	金银花，连翘，犀牛角	3
11	石菖蒲，犀牛角	3	26	玄参，石菖蒲，犀牛角	3
12	淡豆豉，连翘	3	27	淡豆豉，连翘，枳壳	3
13	淡豆豉，枳壳	3	28	连翘，玄参，石菖蒲	3
14	连翘，枳壳	3	29	连翘，玄参，石菖蒲，犀牛角	3
15	连翘，玄参	3			

表 89　卫营同病证中药物组合关联规则分析
（支持度个数 =3，置信度 0.7）

序号	规则	置信度	序号	规则	置信度
1	生地黄 -> 犀牛角	1	8	金银花 -> 连翘	0.75
2	金银花 -> 犀牛角	1	9	犀牛角 -> 生地黄	0.714286
3	川贝母 -> 犀牛角	0.8	10	犀牛角 -> 连翘	0.714286
4	栀子 -> 连翘	0.8	11	金银花，犀牛角 -> 生地黄	0.75
5	金银花 -> 生地黄	0.75	12	川贝母，犀牛角 -> 连翘	0.75
6	枳壳 -> 淡豆豉	0.75	13	金银花，犀牛角 -> 连翘	0.75
7	枳壳 -> 连翘	0.75			

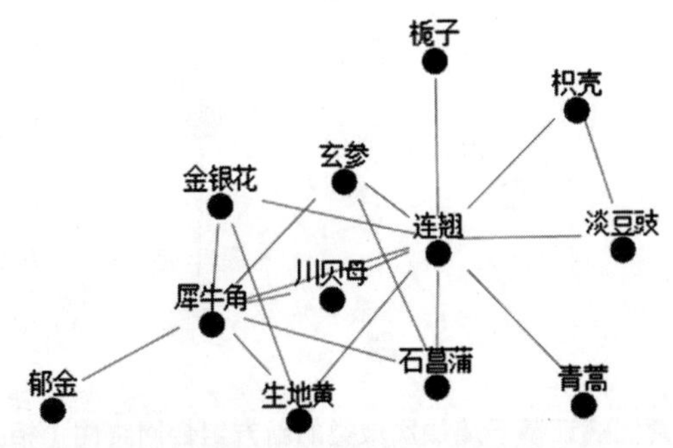

图 86　卫营同病证关联规则分析网络图（支持度个数 =3，置信度 0.7）

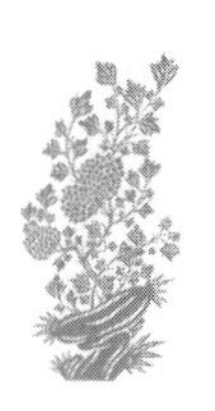

熵层次聚类分析主要挖掘相关药物之间的隐形关系。对参数进行预读后，将相关度设置为8，惩罚度设置为2，演化出用于卫营同病证的核心组合共2组，均含有芳香药物，见表90。将核心组合进一步组合，得到潜在的含芳香药的新方组合1组，为“连翘－桑叶－白薇－犀牛角－金银花－石菖蒲”，见表91。卫营同病证核心药物网络图、新方组合网络图可直观展示，见图87，图88。

表90 卫营同病证基于熵层次聚类的核心药物组合
（相关度=8，惩罚度=2）

序号	核心药物
1	连翘－桑叶－白薇
2	犀牛角－金银花－石菖蒲

表91 卫营同病证基于熵层次聚类的新方组合
（相关度=8，惩罚度=2）

序号	新方组合
1	连翘－桑叶－白薇－犀牛角－金银花－石菖蒲

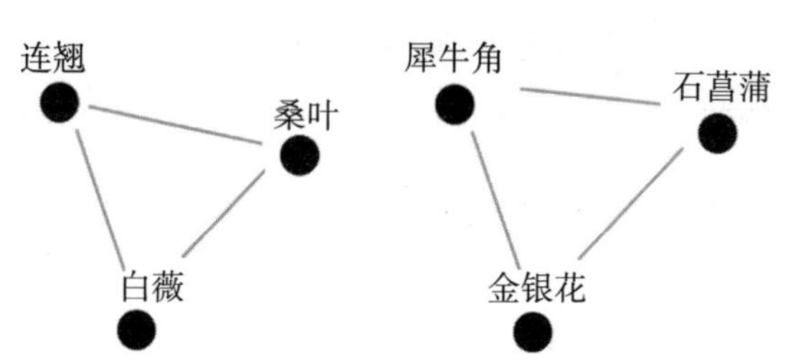

图87 卫营同病证基于熵层次聚类的核心药物网络图
（相关度=8，惩罚度=2）

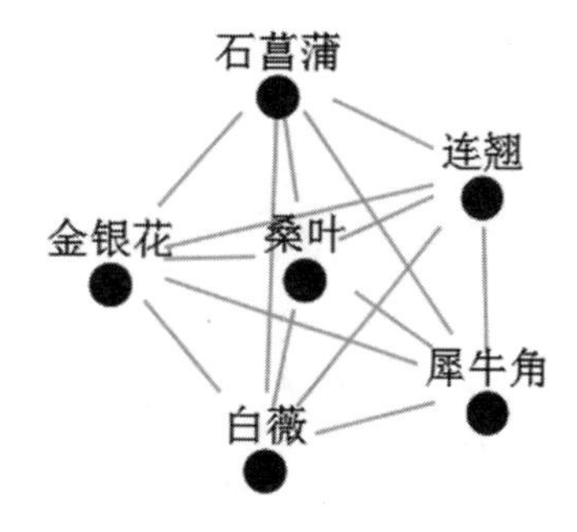

图88 卫营同病证基于熵层次聚类的新方组合网络图（相关度=8，惩罚度=2）

（七）气营两燔证

经过数据挖掘和整理，医案中含有芳香药物的用于气营两燔证的方剂共有33首，涉及中药93味，其中芳香药24味。出现频次≥5的药物共有24味，前五位分别为连翘、杏仁、牛蒡子、犀牛角、橘红，见表92；出现频次≥2的芳香药物共有19味，前五位分别为连翘、橘红、郁金、金银花、石菖蒲，见表93。

表92　医案中气营两燔证中药出现频次（≥5）

编号	药名	频次	编号	药名	频次	编号	药名	频次
1	连翘	22	9	石菖蒲	9	17	茯苓	6
2	杏仁	13	10	淡豆豉	9	18	黄连	6
3	牛蒡子	11	11	枇杷叶	8	19	薄荷	6
4	犀牛角	11	12	羚羊角	8	20	滑石	5
5	橘红	11	13	生地黄	8	21	荆芥	5
6	郁金	10	14	甘草	7	22	桑叶	5
7	栀子	10	15	牡丹皮	7	23	川贝母	5
8	金银花	9	16	芦根	7	24	茯神	5

表93　医案中气营两燔证芳香药出现频次（≥2）

编号	药名	频次	编号	药名	频次	编号	药名	频次
1	连翘	22	8	荆芥	5	15	柴胡	2
2	橘红	11	9	桑叶	5	16	陈皮	2
3	郁金	10	10	菊花	4	17	生姜	2
4	金银花	9	11	佩兰	4	18	藿香	2
5	石菖蒲	9	12	紫苏	2	19	香薷	2
6	淡豆豉	9	13	葱白	2			
7	薄荷	6	14	厚朴	2			

对四气进行统计，在全部药物中，温性药出现60次，寒性药出现189次，平性药出现36次，凉性药出现31次，热性药出现0次，温热性药物共出现60次，寒凉性药物出现220次；芳香药中，温性药出现43次，寒性药出现53次，平性药出现4次，凉性药出现15次，热性药出现0次，温热性药物共出现43次，寒凉性药物出现68次，见图89。由此可见，在气营两燔证中，寒凉性药物偏多，芳香药的四气属性以寒凉为主。

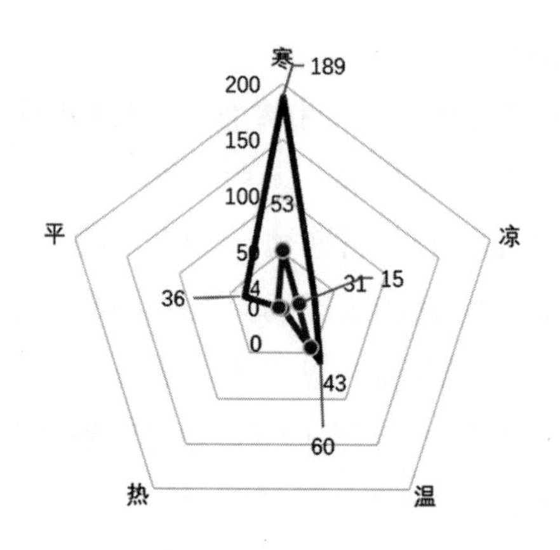

图 89　医案中气营两燔证药物四气分布

对五味进行统计，在全部药物中，前三位的药味分别为：苦味药190 次，辛味药 112 次，甘味药 131 次；芳香药中，前三位的药味分别为：苦味药 79 次，辛味药 78 次，甘味药 19 次，见图 90。由此可见，辛、甘、苦味药使用最多，芳香药物亦然。

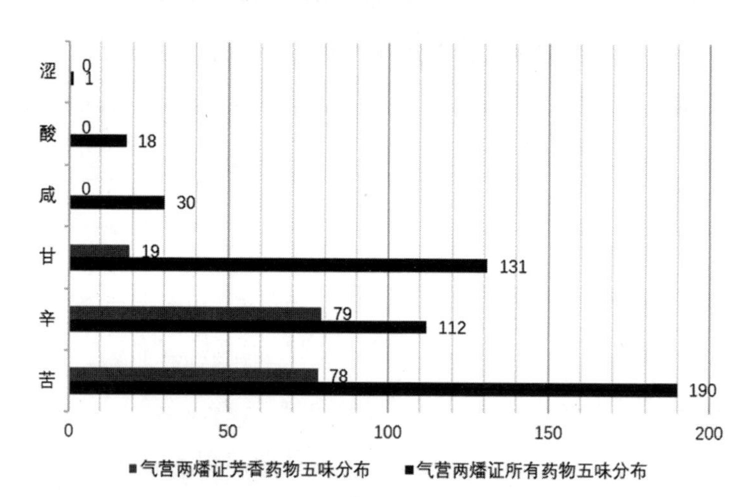

图 90　医案中气营两燔证药物五味分布

对归经进行统计，在所有药物中，归肺经、胃经、心经、肝经、脾经的最多，分别为 196、153、132、92、83；芳香药中，归肺经、心经、胃经、肝经、脾经的最多，分别为 91、51、44、35、30，见图 91。肺经、心经、胃经与气分、营分脏腑关系密切，从归经角度，符合气营两燔证治规律。

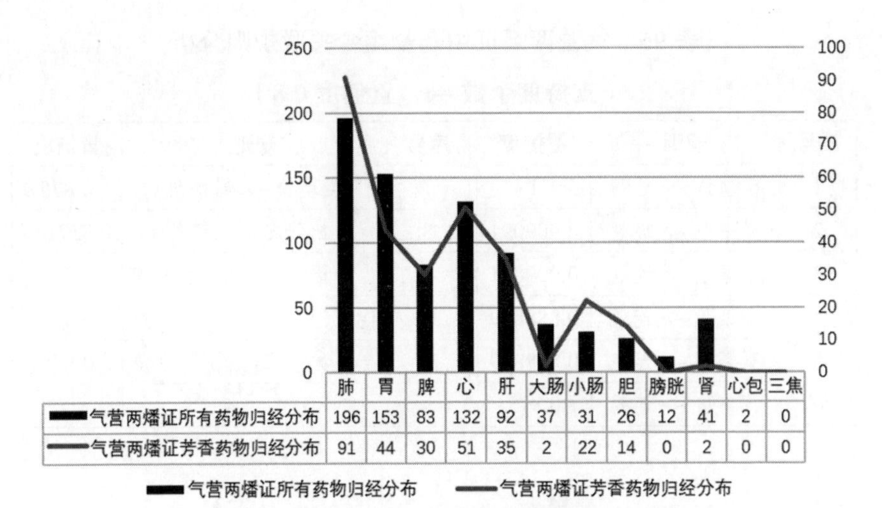

图 91　医案中气营两燔证药物归经分布

利用关联规则分析，对参数进行预读后，最终将支持度个数设置为 6，置信度设置为 0.8，得到 14 组药物组合，含有芳香药的前五个组合为“连翘，犀牛角”“连翘，牛蒡子”“金银花，连翘”“连翘，生地黄”“连翘，石菖蒲”（后三组并列），其出现频次依次为 10、10、8、8、8，见表 94。置信度≥ 0.8 的药物组合有 11 组，其中含有芳香药且置信度为 1 的组合为“生地黄 –> 连翘”“生地黄，犀牛角 –> 连翘”，见表 95。气营两燔证关联规则分析网络图可直观展示，见图 92。由此可见，气营两燔证以芳香之品连翘、金银花、石菖蒲的药物组合为主。置信度≥ 0.8 的组合也包含连翘，它属于气营两燔证高频用药。

表 94　气营两燔证中药物模式出现频数（支持度个数 =6，置信度 0.8）

序号	药物模式	出现频数	序号	药物模式	出现频数
1	连翘，犀牛角	10	8	连翘，羚羊角	7
2	连翘，牛蒡子	10	9	生地黄，犀牛角	7
3	金银花，连翘	8	10	郁金，杏仁	6
4	连翘，生地黄	8	11	连翘，枇杷叶	6
5	连翘，石菖蒲	8	12	连翘，牡丹皮	6
6	连翘，杏仁	7	13	橘红，连翘	6
7	淡豆豉，杏仁	7	14	连翘，生地黄，犀牛角	7

表 95　气营两燔证中药物组合关联规则分析
（支持度个数 =6，置信度 0.8）

序号	规则	置信度	序号	规则	置信度
1	生地黄 –> 连翘	1	7	生地黄 –> 犀牛角	0.875
2	犀牛角 –> 连翘	0.909091	8	牡丹皮 –> 连翘	0.857143
3	牛蒡子 –> 连翘	0.909091	9	生地黄，犀牛角 –> 连翘	1
4	金银花 –> 连翘	0.888889	10	连翘，生地黄 –> 犀牛角	0.875
5	石菖蒲 –> 连翘	0.888889	11	生地黄 –> 连翘，犀牛角	0.875
6	羚羊角 –> 连翘	0.875			

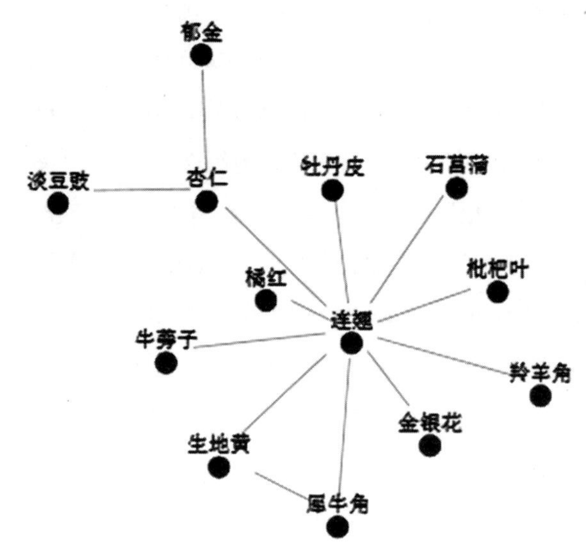

图 92　气营两燔证关联规则分析网络图（支持度个数 =6，置信度 0.8）

熵层次聚类分析主要挖掘相关药物之间的隐形关系。对参数进行预读后，将相关度设置为 8，惩罚度设置为 2，演化出用于气营两燔证的核心组合共 10 组，含有芳香药的核心组合共 8 组，序号为 1、3、4、5、6、8、9、10，见表 96。将核心组合进一步组合，得到潜在的新方组合 5 组，其中含芳香药的组合 4 组，分别为“桑叶 – 瓜蒌皮 – 连翘 – 琥珀”“栀子 – 石菖蒲 – 薄荷 – 金银花”“石菖蒲 – 生地黄 – 牡丹皮 – 金银花 – 玄参”“郁金 – 瓜蒌皮 – 连翘 – 琥珀”，见表 97。气营两燔证核心药物网络图、新方组合网络图可直观展示，见图 93，图 94。

表 96　气营两燔证基于熵层次聚类的核心药物组合

（相关度 =8，惩罚度 =2）

序号	核心药物	序号	核心药物
1	桑叶－瓜蒌皮－连翘	6	桑叶－连翘－琥珀
2	黄连－茯苓－羚羊角	7	茯苓－羚羊角－川贝母
3	栀子－石菖蒲－薄荷	8	石菖蒲－薄荷－金银花
4	石菖蒲－生地黄－牡丹皮	9	石菖蒲－生地黄－金银花－玄参
5	郁金－瓜蒌皮－连翘	10	郁金－连翘－琥珀

表 97　气营两燔证基于熵层次聚类的新方组合

（相关度 =8，惩罚度 =2）

序号	新方组合
1	桑叶－瓜蒌皮－连翘－琥珀
2	黄连－茯苓－羚羊角－川贝母
3	栀子－石菖蒲－薄荷－金银花
4	石菖蒲－生地黄－牡丹皮－金银花－玄参
5	郁金－瓜蒌皮－连翘－琥珀

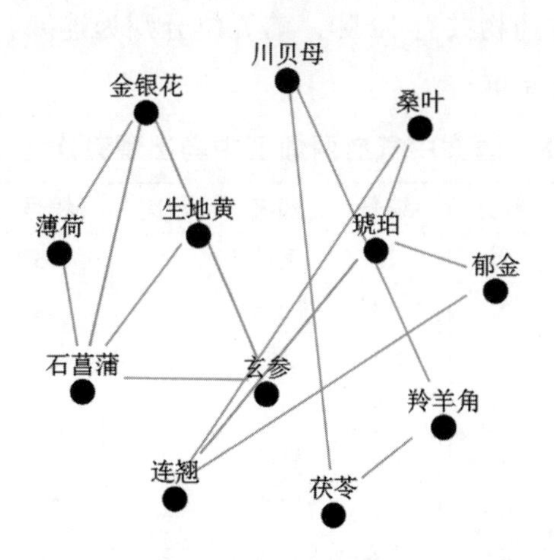

图 93　气营两燔证基于熵层次聚类的核心药物网络图

（相关度 =8，惩罚度 =2）

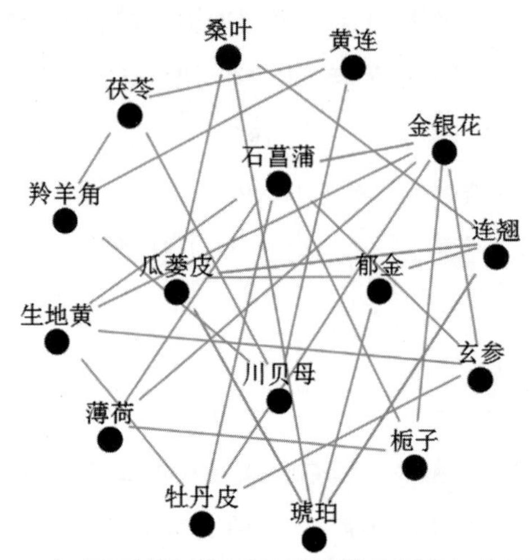

图 94 气营两燔证基于熵层次聚类的新方组合网络图

（相关度 =8，惩罚度 =2）

（八）气血两燔证

经过数据挖掘和整理，医案中含有芳香药物的用于气血两燔证的方剂共有 12 首，涉及中药 68 味，其中芳香药 18 味。出现频次≥ 2 的药物共有 33 味，前三位分别为连翘、栀子、金银花，见表 98；出现频次≥ 2 的芳香药物共有 12 味，前五位分别为连翘、金银花、橘红、郁金、桑叶，见表 99。

表 98 医案中气血两燔证中药出现频次（≥ 2）

编号	药名	频次	编号	药名	频次	编号	药名	频次
1	连翘	9	12	桑叶	3	23	青蒿	2
2	栀子	5	13	浙贝母	3	24	紫苏子	2
3	金银花	5	14	瓜蒌子	2	25	玄参	2
4	杏仁	4	15	滑石	2	26	牛蒡子	2
5	橘红	4	16	黄芩	2	27	藕节	2
6	牡丹皮	4	17	陈皮	2	28	佩兰	2
7	郁金	4	18	知母	2	29	羚羊角	2
8	犀牛角	3	19	甘草	2	30	芦根	2
9	淡竹叶	3	20	神曲	2	31	生石膏	2
10	生地黄	3	21	葛根	2	32	西洋参	2
11	石斛	3	22	木香	2	33	石菖蒲	2

表 99　医案中气血两燔证芳香药出现频次（≥ 2）

编号	药名	频次	编号	药名	频次
1	连翘	9	7	木香	2
2	金银花	5	8	青蒿	2
3	橘红	4	9	荆芥	2
4	郁金	4	10	紫苏子	2
5	桑叶	3	11	佩兰	2
6	陈皮	2	12	石菖蒲	2

对四气进行统计，在全部药物中，温性药出现 26 次，寒性药出现 70 次，平性药出现 12 次，凉性药出现 8 次，热性药出现 0 次，温热性药物共出现 26 次，寒凉性药物出现 78 次；芳香药物中，温性药出现 16 次，寒性药出现 26 次，平性药出现 2 次，凉性药出现 1 次，热性药出现 0 次，温热性药物共出现 16 次，寒凉性药物出现 27 次，见图 95。由此可见，在气血两燔证中，寒凉性药物偏多，芳香药的四气属性以寒凉为主。

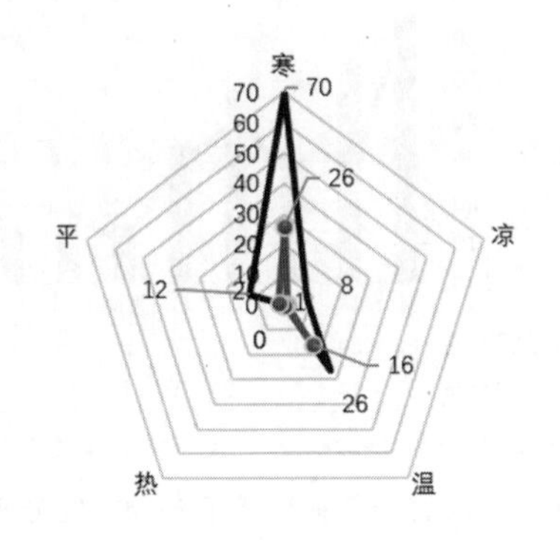

图 95　医案中气血两燔证药物四气分布

对五味进行统计，在全部药物中，前三位的药味分别为：苦味药 68 次，甘味药 56 次，辛味药 44 次；芳香药中，前三位的药味分别为：苦味药 33 次，辛味药 28 次，甘味药 10 次，见图 96。由此可见，辛、甘、苦味药使用最多，芳香药物亦然。

涩 0 2
酸 0 5
咸 0 7
甘 10 56
辛 28 44
苦 33 68
0 10 20 30 40 50 60 70 80
■气血两燔证芳香药物五味分布 ■气血两燔证所有药物五味分布

图 96　医案中气血两燔证药物五味分布

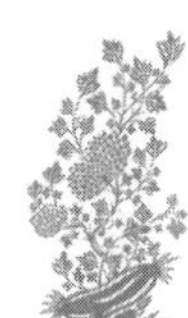

对归经进行统计，在所有药物中，归肺经、胃经、心经、肝经、脾经的最多，分别为 66、54、48、34、32；芳香药中，归肺经、心经、肝经、胃经、脾经的最多，分别为 32、20、15、14、13，见图 97。肺经、心经、胃经与气分、血分脏腑关系密切，从归经角度，符合气血两燔证治规律。

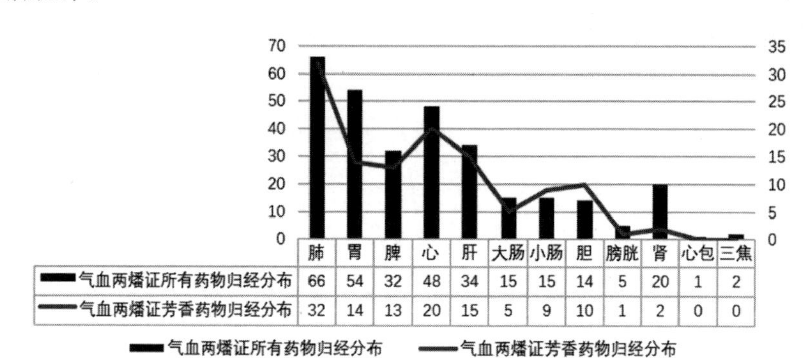

	肺	胃	脾	心	肝	大肠	小肠	胆	膀胱	肾	心包	三焦
气血两燔证所有药物归经分布	66	54	32	48	34	15	15	14	5	20	1	2
气血两燔证芳香药物归经分布	32	14	13	20	15	5	9	10	1	2	0	0

图 97　医案中气血两燔证药物归经分布

利用关联规则分析，对参数进行预读后，最终将支持度个数设置为 3，置信度设置为 0.7，得到 13 组药物组合，含有芳香药出现频率最高的组合为“栀子，连翘”“金银花，连翘”，其出现频次为 4，见表 100。置信度≥ 0.7 的药物组合有 10 组，其中含有芳香药的组合“栀子 –> 连翘”“金银花 –> 连翘”置信度最高，为 0.8，见表 101。气血两燔证关联规则分析网络图可直观展示，见图 98。由此可见，气血两燔证以芳香之品连翘、金银花的药物组合为主。置信度≥ 0.7 的组合也包含上述二者，它们可透邪外出，清热解毒。

表 100 气血两燔证中药物模式出现频数（支持度个数 =3，置信度 0.7）

序号	药物模式	出现频数	序号	药物模式	出现频数
1	栀子，连翘	4	8	连翘，郁金	3
2	金银花，连翘	4	9	橘红，连翘	3
3	栀子，牡丹皮	3	10	淡竹叶，连翘	3
4	栀子，郁金	3	11	连翘，犀牛角	3
5	橘红，栀子	3	12	连翘，桑叶	3
6	连翘，生地黄	3	13	橘红，杏仁	3
7	连翘，牡丹皮	3			

表 101 气血两燔证中药物组合关联规则分析
（支持度个数 =3，置信度 0.7）

序号	规则	置信度	序号	规则	置信度
1	栀子 -> 连翘	0.8	6	牡丹皮 -> 连翘	0.75
2	金银花 -> 连翘	0.8	7	郁金 -> 连翘	0.75
3	牡丹皮 -> 栀子	0.75	8	橘红 -> 连翘	0.75
4	郁金 -> 栀子	0.75	9	杏仁 -> 橘红	0.75
5	橘红 -> 栀子	0.75	10	橘红 -> 杏仁	0.75

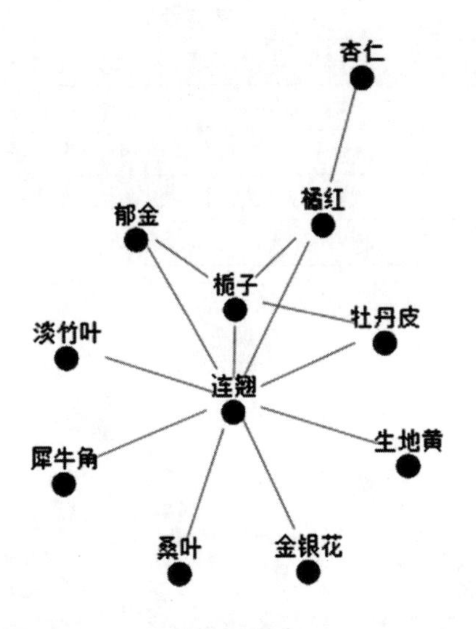

图 98 气血两燔证关联规则分析网络图（支持度个数 =3，置信度 0.7）

熵层次聚类分析主要挖掘相关药物之间的隐形关系。对参数进行预读后，将相关度设置为 10，惩罚度设置为 2，演化出用于气血两燔证的核心组合共 10 组，含有芳香药的核心组合共 8 组，序号为 1、2、

3、4、5、6、7、10，见表102。将核心组合进一步组合，得到潜在的新方组合5组，均含芳香药，分别为“藕节－芦根－青蒿－栀子－橘红”“藕节－石菖蒲－羚羊角－甘草”“栀子－紫苏子－甘草－瓜蒌子”“栀子－紫苏子－滑石－牡丹皮”“栀子－紫苏子－金银花－瓜蒌子”，见表103。气血两燔证核心药物网络图、新方组合网络图可直观展示，见图99，图100。

表102 气血两燔证基于熵层次聚类的核心药物组合

（相关度=10，惩罚度=2）

序号	核心药物	序号	核心药物
1	藕节－芦根－青蒿	6	栀子－青蒿－橘红
2	藕节－石菖蒲－羚羊角	7	藕节－石菖蒲－甘草
3	栀子－紫苏子－甘草	8	栀子－甘草－瓜蒌子
4	栀子－紫苏子－滑石	9	栀子－滑石－牡丹皮
5	栀子－紫苏子－金银花	10	栀子－金银花－瓜蒌子

表103 气血两燔证基于熵层次聚类的新方组合

（相关度=10，惩罚度=2）

序号	新方组合
1	藕节－芦根－青蒿－栀子－橘红
2	藕节－石菖蒲－羚羊角－甘草
3	栀子－紫苏子－甘草－瓜蒌子
4	栀子－紫苏子－滑石－牡丹皮
5	栀子－紫苏子－金银花－瓜蒌子

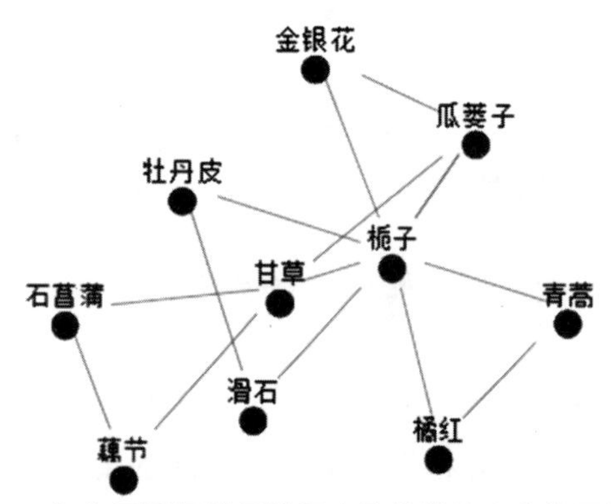

图99 气血两燔证基于熵层次聚类的核心药物网络图

（相关度=10，惩罚度=2）

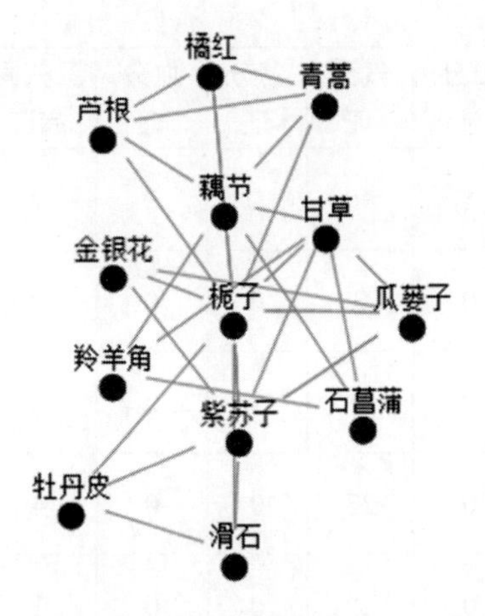

图 100　气血两燔证基于熵层次聚类的新方组合网络图

（相关度 =10，惩罚度 =2）

五、医案各型中芳香药功效类别

人工统计芳香药的功效分类，得到如下结果：卫分证中发散风热类芳香药使用最多；气分证中化湿类芳香药使用最多；营分证中清热解毒类芳香药使用最多；血分证中清热解毒类芳香药使用最多；卫气同病证中化湿类芳香药使用最多；卫营同病证中清热解毒类芳香药使用最多；气营两燔证中发散风热类芳香药使用最多；气血两燔证中清热解毒类芳香药使用最多。其中八种类型中均用到解表类、活血止痛类、理气类、化湿类的芳香药。见表 104。

表 104　医案各型中芳香药物功效类别

		卫分证	气分证	营分证	血分证	卫气同病证	卫营同病证	气营两燔证	气血两燔证
解表药	发散风热药	48	94	27	4	42	9	26	6
	发散风寒药	40	50	3	2	29	3	13	3
清热药	清热解毒药	20	88	59	24	22	10	31	14
	清热凉血药	1	1	1	1	0	0	0	0
	清虚热药	14	14	5	0	4	3	1	2

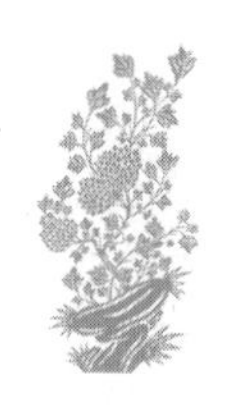

续表

		卫分证	气分证	营分证	血分证	卫气同病证	卫营同病证	气营两燔证	气血两燔证
活血化瘀药	活血止痛药	5	40	21	8	9	5	10	4
止血药	化瘀止血药	0	2	0	0	0	0	0	0
	凉血止血药	0	0	1	0	0	0	0	0
利水渗湿药	利湿退黄药	0	22	0	0	4	0	0	1
祛风湿药	祛风湿散寒药	0	2	0	0	1	0	0	0
补虚药	补气药	1	41	0	2	3	0	0	0
	补血药	3	9	4	2	3	0	1	0
理气药		23	127	6	6	27	3	14	8
化湿药		22	162	6	1	45	4	9	3
开窍药		0	21	29	9	2	3	9	2
温里药		0	4	0	0	0	0	1	0
化痰止咳平喘	化痰药	7	5	0	0	3	0	0	0
	止咳平喘药	4	4	0	2	2	0	0	2

第三节 明清芳香药防治温病文献数据挖掘结果分析

温病是感受温热类或湿热类邪气、异气，初起邪气部位较浅，引起卫气郁滞，邪气不解，继而深入气分，引起气机闭塞，或深陷营血，耗伤营阴，耗血动血，引起的一系列以热象偏重，阴液损耗为主的急性外感热病。治疗时主要以清热为主，配合理气、开窍、化湿等法，清热邪、化湿气、开诸窍，宣通气机，透邪外出。本书分别对《温病大成》中专著、医案两大部分含有芳香药物的方剂、医案进行筛选，专著中共有 223 首方剂，涉及中药 251 味，医案中共有 422 条方剂，涉及中药 207 味，运用中医传承辅助平台 V2.5 分别探索专著、医案的用药规律，关联规则，复杂系统熵聚类分析得出高频药物的用药频次、性味归经及芳香药的用药频次、性味归经、功效分类、药对关系、核心组合及挖掘出有潜在价值的新方。

一、卫气营血典型与非典型传变

卫气营血的一般传变按照“卫分证—气分证—营分证—血分证”的顺序逐渐深入，叶天士云“大凡看法，卫之后方言气，营之后方言血”，此种传变为卫气营血典型传变。若因邪气性质、邪气轻重程度、治疗偏颇及患者体质因素等可能出现卫气营血的非典型传变，越期或重叠变化，继而出现卫气同病、卫营同病、气营两燔、气血两燔等情况。类似于《伤寒论》中用于六经辨证中表述不能单用某一种经来归纳复杂证候的“合病”“并病”。合病指两经或三经的证候同时出现，无先后顺序的发病；并病指一经病证未罢，另外一经证候又起，有先后顺序的两经发病[3]，温病常以卫气营血为其辨证依据，但由于外感病的传变速度、病邪的轻重缓急以及人体自身抗病机制的不同，亦或失治误治导致的影响，临床上患者的证候或疾病往往并非单一的卫分证、气分证、营分证、血分证，而卫气同病、卫营同病、气营两燔或气血两燔更为多见。卫气同病为卫分证未解，气分已起，亦或初起就见卫分与气分同时发病，临床可见以热势高、微恶风寒、口渴、舌红、苔薄黄、脉数为主的症状。卫营同病是指卫分证未解，又传入营分，亦或患者初起以营分证为主，兼有表证，临床可见身热夜甚、微恶风寒、口不渴、舌红绛、脉细数的症状。气营两燔是指气分证未罢，营分证已起，或者初起气分高热与营热伤阴同时出现。气血两燔常见高热伴有突然出血、发斑等症状，常由于气分大热窜入血分，导致耗血动血。如新型冠状病毒感染的极期，就可出现气血两燔证[4]。因此，卫气营血非典型传变指除按卫分证、气分证、营分证、血分证顺序传变外，出现两种同时或继发传变的形式，如卫气同病、卫营同病、气营两燔、气血两燔等。

二、药频探析

（一）四气分析

将所有药物的寒、热、温、凉、平按其阴阳属性，归为两大类，寒、凉属阴，统称为寒凉药，温、热属阳，统称为温热药，平居于二者之间，称为平药。

除了专著中卫分证（温热药频次 191 次、寒凉药频次 154 次）、卫气同病证（温热药频次 115 次、寒凉药频次 99 次）的药物四气以温热药居多，其余证型（包括医案中各种证型），均以寒凉药物为主。专著中，所有证型的芳香药四气均以温热药为主，但在医案中芳香药物四气略有不同，病位越深的证型，如营分证（温热药频次 47 次、寒凉药频次 115 次）、血分证（温热药频次 23 次、寒凉药频次 37 次）、卫营同病证（温热药频次 19 次、寒凉药频次 27 次）、气营两燔证（温热药频次 43 次、寒凉药频次 68 次）、气血两燔证（温热药频次 16 次、寒凉药频次 21 次），寒凉性质较温热性质的芳香药物用量多。分析其原因，总结为以下几点。

1.《黄帝内经》曰热者寒之，因此防治温病时以寒凉药物为主。专著中卫分证与卫气同病证的温热药物多于寒凉药物，原因为温病初起时，邪在卫分或兼有风寒，应使用温性透发之品，及时透邪而出；伏气温病发病时，风温、风寒之新感引动伏邪出现卫气同病之证，常需要芳香辛温透散之品，解表透发，除“新感”以透“伏邪”[5]。

2. 伏气温病中有些“恶寒”症状是由于温热邪气郁于肌表、腠理开泄不畅导致[6]的，而气营两燔证、气血两燔证则由气分高热，邪气外达不畅，阻碍气机，进一步影响营分、血分，出现神志异常、发斑、出血等症状。若治疗温病只使用大队寒凉之品，而无芳香辛温透发之品，可导致气机凝滞，妨碍邪气透散，因此配伍性温热兼有疏散之性的芳香药物，可使气机输布正常，透邪外出，活血散血。

3. 温病虽为阳邪，但若治疗不当、过用寒凉药物，亦有伤阳之弊端，因此温病中使用少量温热性的药物，可顾护阳气，防止伤阳。有研究表明，使用寒凉药物治疗温病时，佐以吴茱萸、厚朴等性温的芳香之品，可助脾胃阳气，培土治水，继而温暖肾阳，顾护全身阳气[7]。

4. 专著和医案中药物的四气属性基本一致，但有细微差别，特别是芳香药物的四气属性，医案中病位越深的证型，寒凉的芳香药物多于温热的芳香药物，一则因病位越深，阴液耗损越严重，若过用温热的芳香药物可加重伤津程度，重者可耗竭津液。二则专著的方药以理论为主，医案为实际应用的记录，虽然在防治温病过程中需要运用辛温芳香药物以散热、透邪、开窍等，但实际应用过程中，医者仍以寒凉药物为主，芳香药物也选用性质偏于寒凉之品，配伍少量的辛温之品可防止伤津耗气之弊。

由此可见，在防治温病时，以寒凉药物清表里之热，佐以温热药物，助气机输布，透邪外出，此谓常法中有变法，定法中有活法。

（二）五味分析

五味分析中，专著、医案中含有芳香药物的方剂，全部药物及芳香药的五味属性，皆以辛味、苦味、甘味为主。《素问·至真要大论》云："风淫于内，治以辛凉，佐以苦甘，以甘缓之，以辛散之。"辛味药具有发散、行气、活血之功，苦有泄热、燥湿之功，甘有补益、和缓之功。因此，辛苦同用，调畅气机，有辛开苦降之效，亦可开气泄浊，使温热或湿热邪气随苦味降泄，随辛味宣通，效如桴鼓[8]。辛甘合用，可以通阳，可以发散，可以宣散表邪，亦可透散里邪[9]。由此可见，辛开苦降、辛甘发散为其核心治法，以达到散表热、清里热、调畅气机、透邪外出之功。

（三）归经分析

通过归经分析，专著与医案中全部药物及芳香药物的归经基本一致，主要表现为：卫分证、气分证、卫气同病证中全部药物及芳香药物均以肺经、胃经、脾经为主；营分证、血分证、卫营同病、气营两燔证、气血两燔证全部药物以肺经、胃经、心经为主；卫营同病证、气营两燔证、气血两燔证中芳香药物均涉及到心经、肝经。

肺、胃等属于卫分、气分脏腑，心、脾、肝等属于营分、血分脏腑[10]。卫气同病证与卫营同病证常见于春温、伏暑等伏气温病，由于邪气深伏体内，经外感引动，出现以壮热、烦躁、小便短赤、舌红、

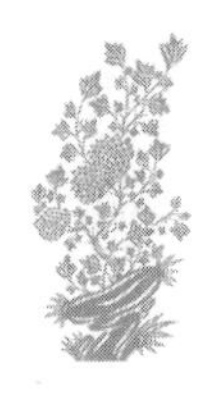

脉数为主的气分证，或以身热夜甚、神昏谵语、斑疹隐现、舌绛、脉细数为主的营分证，同时伴有发热恶寒的卫分证，属于表里同病。二者用药均涉及肺经，符合肺卫之说，除此之外卫气同病证用药又以脾经、胃经居多，卫营同病用药以心经、肝经居多，气分证主要涉及的脏腑为脾、胃，营分证主要涉及的脏腑为心、肝，因此从药物归经角度来说，符合二者证治规律。气营两燔证与气血两燔证均由气分证未罢，邪热窜入营分或血分引起。生理上，营血皆由水谷精微化生，行于脉中，营贯注五脏六腑，化赤为血。《灵枢·邪客》云："营气者，泌其津液，注之于脉，化以为血，以荣四末，内注五脏六腑。"病理上，营分证以营热阴伤为主，血分证则由营分证进一步加重发展而来。因此，气营两燔证与气血两燔证有诸多相似之处，气营两燔证与气血两燔证用药均涉及脾经、胃经，芳香药用药均为脾经、肝经、肺经。脾、胃等脏腑属于气分范畴，脾司运化、肝主疏泄与藏血、肺可宣发肃降均与营血的生成与运行密不可分，因此从归经角度分析，符合以上二证的证治规律。

（四）芳香药物功效分析

通过手工提取芳香药物的功效并分析，可以看出专著与医案中芳香药物功效分布大致相同，基本涉及芳香理气药；涉及营血分（营分证、血分证、卫营同病证、气营两燔证、气血两燔证）时，芳香清热解毒与芳香开窍药同时出现；温病预防中，芳香发散风寒药、芳香理气药、芳香化湿药物运用最多。

芳香理气药物的大量应用说明"郁"为温病的核心病机，"透"为温病潜在的核心治法。当邪气侵袭卫、气分或卫气同病时，病位较为表浅，因此应当疏散表邪，以清热、芳香解表为主配伍芳香理气，使邪有出路；当湿热邪气侵犯人体时，停留在卫、气分最久，湿热邪气最易阻碍气机，气滞则湿停，故除清热、芳香化湿之外，芳香理气尤为重要，气行则湿化；当邪气侵犯营分或卫营同病、气营两燔时，营阴大伤，伴有气机闭塞，神志改变尤为严重，应当清热凉营，芳香开窍以醒神志，配伍芳香理气之品透热转气，使邪气逐渐从营分转入气分而解；当邪气侵犯血分或气血两燔时，病位深，营血耗伤严重，气机阻，血瘀滞，出现耗血动血，故应当清热凉血、芳香活血，配伍芳香理气之物，宣畅气机，透热泄毒。无论温热、亦或湿热邪气，侵袭人体时，均易阻碍气机，导致气滞、痰湿、血瘀，“郁怫不达”，阻止邪气外达，温热、湿热更胜，恶性循环[11]。因此“郁”为温病的病机核心，“透”法为温病的潜在核心治法，以达“火郁发之”之功。如：专著中含芳香药方剂在治疗卫气同病证时常用药物有解表药（生姜、柴胡）、理气化湿药（陈皮、厚朴、藿香）、清热药（黄芩、黄连、石膏）等，即可看出治疗卫气同病证时重在清热解表，化湿理气，符合伏气温病“清，透”的治疗原则。

当邪气深入营分、血分时，阴液损伤严重，血中津液不足，可出现瘀血，瘀血停滞可加重气机阻滞，气机不畅，邪热无法外达，进一步恶性循环，因此急需芳香清热解毒之品，如金银花、连翘，二者除清热解毒之效外，还可以行透热转气之功，使气机流转，透邪外达。当邪气深入营分、血分时，会出现烦躁不安、神志昏蒙、谵语妄言等神志异常改变，此时急需芳香开窍醒神，如麝香、石菖蒲等，因芳香开窍之品，走窜之力峻猛，可速达心包，以行开窍醒神之功。

《松峰说疫·卷二》云：“百病之在太阴皆是湿，而惟温病之在太阴则化湿为燥。”“百病之在少阴多寒，而惟温病之在少阴则化寒为热。”因此温病预防中常运用芳香发散风寒药祛风散寒，芳香化湿药逐秽化浊，佐以芳香理气，使气机畅通，卫气抗邪，营气护内，邪气可不侵。

三、药物关联规则探析

基于关联规则得到含有芳香药的常用药对及药对之间的关联程度，其中在卫分证时，专著中方剂以薄荷、连翘为主，甘草—薄荷是出现频次最多的含芳香药物的药对，薄荷、桔梗—>甘草为置信度（0.923077）最高的含芳香药物的药对；医案中方剂以芳香药物（桑叶、连翘、薄荷等）配伍杏仁为主，桑叶—杏仁的出现频次和置信度（1）均为最高的含芳香药物的药对。由此可以看出，虽然常用含芳香药物的药对不同，但药物属性及功效基本相同，都以疏散风热药物为

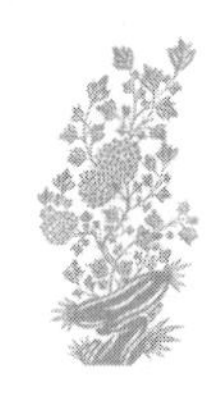

主，且质地清轻。薄荷辛凉、气香，可疏散风热，具有抗炎、抗菌、抗病毒作用[12]，可能与薄荷酚类能够通过抑制核转录因子 –kb 和丝裂原活化蛋白激酶信号通路，抑制炎症因子的表达和分泌有关[13]，与味甘性平的甘草相伍，有辛甘发散之功，较多用于卫分证。桑叶味苦、甘，性寒凉，可疏散风热，清润肺燥，其提取物含有多种成分，其中所含的桑色素、7—羟基香豆素等可以抑制环氧&酶—1、环氧合酶—2，抑制花生四烯酸[14]，也减弱了 IL—1β 诱导的一氧化氮及前列腺素 E2 产生[15]，对解热、消炎、镇痛均有效，与苦温杏仁相伍，可宣肺气、散风热、止咳嗽，是医案卫分证中最常用且同时出现最多的含芳香药物的药对。

在气分证时，专著中方剂以陈皮、厚朴、藿香为主，陈皮—茯苓是出现频次最多的含芳香药物的药对，藿香、茯苓—>陈皮，陈皮、藿香—>茯苓二组为置信度（均为 1）最高的含芳香药物的药对；医案中方剂以连翘、陈皮、厚朴、白豆蔻等芳香药物为主，连翘—杏仁是出现频次最多的含芳香药物的药对，郁金—>杏仁为置信度（0.6666667）最高的含芳香药物的药对。陈皮，气芬芳，性辛味甘，可理气健脾、燥湿化痰，其挥发油可有效刺激胃肠道平滑肌，促进消化液分泌，从而排除肠道积气，以达到芳香健脾、苦能泄降之功[16]，与甘淡、性平的茯苓相伍，奏理气健脾祛湿、宣通气分郁热之功。藿香辛温芳香，香而不烈，温而不燥，有抗菌、抗病毒、抗炎解热之效[17]，与陈皮相伍，可促进气分湿化热散。郁金辛寒，味苦，可行气凉血，连翘苦寒，可清热解毒，二者挥发油、提取物等成分均有抗氧化、抗真菌、抗病毒等作用[18]，与杏仁相伍可清肺热，宣肺气，是医案气分证中常用含芳香药物的药对。

在营分证时，专著中方剂以麝香为主，麝香—犀牛角是出现频次最多的含芳香药物药对，置信度为 1 的含芳香药物药对共有四组，由麝香、朱砂、犀牛角相互组合而成；医案中方剂以金银花、连翘为主，连翘—玄参是出现频次最多的含芳香药物药对，金银花—>玄参，生地黄、石菖蒲—>玄参二组为置信度（均为 0.94118）最高的含芳香药物药对。

在血分证时，医案中方剂以金银花、连翘为主，连翘—犀牛角是出现频次最多的含芳香药物药对，金银花—>连翘为置信度（1）最高的含芳香药物药对。麝香，气味腥香，性温，具有开窍醒神、活血通经之功，抗炎、抗病毒之效，由于麝香酮能够快速透过血脑屏障，可明显改善微循环障碍，有抗脑缺血及脑损伤之功[19]，与性寒、味酸咸的犀牛角相伍，清热凉营，芳香开窍。

在卫气同病证时，专著与医案中均有藿香、厚朴。专著中方剂生姜—甘草是出现频次最多的含芳香药物药对，羌活—>甘草为置信度（1）最高的含芳香药物药对；医案中方剂以半夏—厚朴为出现频次最多的含芳香药物药对，牛蒡子—>连翘为置信度（1）最高的含芳香药物药对。生姜辛温，归肺、胃、脾经，有解表散寒之功，其挥发油及提取物有明显的抗菌、抗炎、镇痛效果[20]，配伍苦寒清热之黄芩，可宣肺卫、清肺气。羌活性温、味辛苦，有解表散寒、祛风除湿之功，其挥发油、萜类、香豆素类等成分具有明显的抗炎、抗菌、解热镇痛作用[21]。甘草甘平，和缓解毒，临床上亦有抗菌、抗炎、抗病毒之功[22]，无论与生姜配伍亦或与羌活配伍，都可增加其解表、解热之效。厚朴味香、苦，辛温，可燥湿化痰，与半夏配伍使用，用于湿滞中焦证，其挥发油、黄酮类等提取物有抗炎、抗肺损伤等功效[23]。β-桉叶醇为厚朴的主要成分，其中β-桉叶醇能明显促进正常小鼠的胃肠运动。

在卫营同病证时，专著中方剂以金银花、连翘为主，连翘—犀牛角是出现频次最多的含芳香药物药对，金银花—>连翘为置信度（1）最高的含芳香药物药对。

在气营两燔证时，专著中方剂紫苏—甘草，朱砂—麝香是出现频次最多的含芳香药物药对，紫苏—>甘草为置信度（1）最高的含芳香药物药对；医案中方剂以连翘为主，连翘—犀牛角—牛蒡子是出现频次最多的含芳香药物药对，生地黄—>连翘，生地—>连翘、犀牛角为置信度（1）最高的含芳香药物药对。紫苏，辛温，香气浓烈，可解表、行气，通过缩短凝血酶原时间以达到防凝之功，其精油可减轻脑缺血损伤，它的挥发油、提取物等有抑菌杀菌之功[24]，配伍甘草，增加其抗炎抗菌之效。麝香，具有抗炎、抗病毒之效，由于麝香酮能够快速透过血脑屏障，可明显改善微循环障碍，有抗脑缺血及脑损伤之功，与甘凉、归心经的朱砂配伍，增强开窍醒神之功。

在气血两燔证时，专著中方剂以当归为主，生地黄—当归为出现频次和置信度（1）均最高的含芳香药物药对；医案中方剂以连翘为主，栀子—连翘，金银花—连翘为出现频次和置信度（1）最高的含芳香药物药对。当归，气香，性温，味甘，具有补血活血之功，并且有一定抗炎作用，对造血系统和血液系统有正向的影响，可能与当归蛋白可以通过调节改变铁调素水平，阻断 IL-6/STAT3 和 BMP/SMAD 等改善贫血有关，亦或促进骨髓基质细胞增殖，增强细胞间黏附分子表达，进而促进造血干细胞增殖活动[25]，与性寒味甘苦，可清热凉血、生津润燥的生地黄相伍，可补血不留瘀，活血不伤正。

在医案血分证、卫营同病证、气营两燔证、气血两燔证中，均使用到了连翘、金银花，二者性寒，是清热解毒之佳品。金银花、连翘对金黄色葡萄球菌、大肠杆菌等均有抑制作用[26]，存在显著的抗病毒作用，如各种流感病毒，柯萨奇病毒等[27]，其提取液可缩短大鼠退热时间[28]，另外连翘对短暂性脑缺血的神经有保护作用[29]，二者同时使用，对白细胞介素，信号通路调节更为明显，提示调节免疫信号通路可能是该药对干预治疗的因素之一[30]；对铜绿假单胞菌、大肠杆菌等细菌抗菌效果优于单用其中某一种[31]；还可以治疗炎症、恶性肿瘤，神经系统、心脑血管系统疾病[32]。由此可以看出，金银花、连翘相伍可以运用于卫分证疏风散热，还可以在营分、血分、气营两燔等证型中清热解毒、透邪外出，行透热转气之功。

在温病预防时，专著中方剂以苍术为主，苍术—雄黄，细辛—苍术，降香—苍术为出现频次和置信度（1）最高的芳香药物药对。苍术，可燥湿健脾，祛风散寒，通过调节肠道免疫系统、促进胃肠运动以及抗溃疡等作用对消化系统起到“燥湿健脾”的作用，其挥发油具有显著的抗炎作用，可在不同水平上对多种真菌产生抑制作用[33]。雄黄性温、味辛苦，有毒，常与苍术焚烧同用，焚烧后的烟雾可消杀空气中的病毒及细菌，细辛辛温行散，芳香透达，外用可取嚏，有通关开窍醒神之效，其挥发油可抗病毒、抗菌活性，有抗炎、镇痛、对抗惊厥、抑制癫痫发作等作用。与苍术相伍，增强辟秽开窍之功[34]。降香辛温，为香中清烈者，有芳香辟秽之功，且有一定抗炎、抗病原微生物等作用[35]，与苍术相伍，增强芳香辟秽之功。

四、药物核心组合及新方探析

基于复杂系统熵聚类分析，先得到每个证候下的核心组合，继而得到新方组合。核心药物组合及新方可助我们更加深入探究明清时期含有芳香药物的方剂治疗温病的规律。

在卫分证中，专著新方 4“半夏 – 枳壳 – 柴胡 – 川芎 – 独活”是由荆防败毒散加减而来，其中枳壳、柴胡、川芎、独活是用于卫分证发汗解表、散风祛湿的核心用药组合。柴胡，气香、味辛苦，性微寒，和解表里，独活祛风除湿，川芎活血祛风，枳壳理气宽中，配伍燥湿化痰之半夏，发汗而非峻汗，行气、活血、除湿并用，宣透气机，助邪外出，且药品轻清，以透为主，奏轻可去实之功。医案新方 4“半夏—藿香—白扁豆—厚朴—炙甘草”、新方 5“茯苓—藿香—白扁豆—炙甘草”、新方 6“茯苓—紫苏—白扁豆—炙甘草”是由藿香正气散加减而来，藿香解表散邪，又可芳香化里浊，厚朴行气化湿，茯苓、白扁豆健脾利湿，共奏祛风除湿之功，临床上卫分证兼有内湿时可以此方为用。新方 1“淡竹叶—马勃—蝉蜕—荆芥穗”、新方 2“淡竹叶—芦根—金银花—荆芥穗”为银翘散加减而来，银翘散辛凉解表，为祛风散热第一方，医家在治疗卫分证时常以此方化裁。

气分证中，专著新方 4“猪苓 – 藿香 – 滑石 – 白豆蔻”是由《温病条辨》中滑石藿香汤加减而来，是清利气分湿热的核心用药组合。滑石为君，利水通淋；藿香为臣，芳香化湿解表；猪苓利水，佐以芳香理气白豆蔻，化湿行气并用，气行则湿化，湿化则热散，故可使邪有出路，药到病除。医案新方 4“麦冬—升麻—五味子—苍术—炒白术”、新方 5“麦冬—黄柏—五味子—苍术—炒白术”、新方 6“麦冬—青皮—五味子—黄芪—炙甘草—炒白术”由李氏清暑益气汤加减而来，麦冬、五味子、炒白术、黄芪滋阴补气，黄柏、苍术、升麻、青皮升脾阳，清胃热，合用可用于暑热之邪损伤气分证。新方10“胆南星—芒硝—瓜蒌子—石菖蒲—天竺黄”中胆南星清热息风、石菖蒲开窍醒神、芒硝清热泻下、瓜蒌子清肺化痰、天竺黄清心定惊，共奏清热化痰、息风定惊之功，适用于气分高热，热极生风之证。

营分证中，专著新方3“麝香–雄黄–玄参–冰片”是由安宫牛黄丸化裁而来的，用于热入心包、神昏谵语，是清热解毒、镇惊开窍的核心用药。麝香辛温，芳香走窜；冰片清香宣散，助麝香开窍醒神之功；雄黄解毒燥湿，佐以清热凉营之佳品玄参，可清营开窍醒神。医案新方3“石菖蒲—杏仁—金银花—黄芩—玄参—淡豆豉”中黄芩、玄参清热滋阴，金银花、淡豆豉、杏仁清轻透热，石菖蒲开窍醒神，共奏凉营开窍、透热转气之功。

血分证中，专著新方郁金行气活血凉血，当归补血活血，芦根清热生津，石菖蒲开窍醒神，甘草清热解毒，共奏凉血散血、醒神解毒之功。医案新方4“郁金—连翘—金银花—牡丹皮”、新方5“郁金—连翘—丝瓜络—生地黄”相似，郁金凉血清心，牡丹皮凉血活血，生地黄凉血生津，互相配伍适用于热入营血之证，再配伍金银花、连翘等透热佳品，使血分热邪有出路。

卫气同病证中，专著新方1“羌活—川芎—苍术—厚朴”、新方2“黄芩—茯苓—泽泻—生姜”、新方5“茯苓—藿香—紫苏—白豆蔻”中燥湿（苍术、厚朴等）、化湿（藿香、白豆蔻等）、渗湿（茯苓、泽泻等）用药居多，故可用于邪气以湿邪或夹湿为主，病位偏于卫或偏于气的卫气同病证；新方3“柴胡—升麻—桑白皮”、新方4“荆芥—升麻—桑白皮—前胡”、新方6“川芎—生石膏—厚朴—麻黄”中解表（柴胡、荆芥、麻黄、升麻等）为多，故可用于偏于卫分的卫气同病证。医案新方1“桑叶—柴胡—杏仁—黄芩”、新方2“桑叶—连翘—厚朴—半夏—牛蒡子”清肺热、宣肺气，适用于卫气同病中以肺热为主的病证。新方4“柴胡—半夏—槟榔—橘红”、新方6“浙贝母—葱白—冬瓜—瓜蒌子—芒硝”中橘红配半夏、浙贝母配瓜蒌可清热化痰，适用于卫气同病中痰热扰肺之证。

卫营同病证中，专著新方“当归—郁金—甘草—朱砂”适用于卫营同病，偏于营分，以热扰为主要病机，热郁为潜在病机，急需调畅气机、清热活血解表，郁金可透热转气，当归补血活血，朱砂清热解毒，甘草生用可清肺热，共奏清热解表、清营凉血之功。医案新方“连翘—桑叶—白薇—犀牛角—金银花—石菖蒲”，犀牛角清热解毒、凉血止血，白薇清热凉血、解毒通淋，金银花、连翘、桑叶清热疏风、透热解毒，石菖蒲开窍醒神，共奏解表凉营、透热转气之功。

气营两燔证中，专著新方3“犀牛角—羚羊角—玄参—人中黄”、新方4“犀牛角—菊花—玄参—人中黄”、新方6“犀牛角—连翘—玄参—人中黄”中犀牛角可清热凉血，配伍透热转气之功的连翘、菊花，适用于气营两燔证以营热阴伤为主的选方；新方1“麝香—金箔—甘草—人工牛黄”中麝香、人工牛黄、金箔三药配伍，可芳香开窍醒神，适用于气营两燔证以窍闭神昏为主的选方。新方8“僵蚕—金银花—紫花地丁—柴胡”、新方9“黄芩—栀子—僵蚕—黄连—香附”中祛风止痉之僵蚕配伍清热泻火之黄芩、黄连加疏散之柴胡，亦或配伍清热解毒的金银花加有行气之功的香附，共奏清气透热、息风止痉之功，可用于气营两燔证以气分大热动风为主的选方。医案新方1“桑叶—瓜蒌皮—连翘—琥珀”、新方5“郁金—瓜蒌皮—连翘—琥珀”相似，新方1适用于气营两燔偏于气分证，新方5适用于气营两燔偏于营分证，相参为用可清热凉血，开窍定惊。新方3“栀子—石菖蒲—薄荷—金银花”适用于气营两燔偏于气分的神志异常，新方4“石菖蒲—生地黄—牡丹皮—金银花—玄参”适用于气营两燔偏于营分的神志异常。

气血两燔证中，专著新方1“五味子—大黄—朱砂—金银花”中五味子收敛固涩、益气生津，大黄清泻热毒、破行瘀血，金银花芳香清热，朱砂清热解毒、镇惊安神，共奏清热安神、化瘀止血之功。新方3“黄芩—茯苓—大黄—冰片”、新方4“黄芩—茯苓—连翘—冰片”相似，黄芩清热止血，茯苓健脾宁心，冰片芳香开窍，配伍清热行瘀之大黄或清热散结之连翘可行清热止血、开窍宁心之功。医案新方3“栀子—紫苏子—甘草—瓜蒌子”、新方4“栀子—紫苏子—滑石—牡丹皮”、新方5“栀子—紫苏子—金银花—瓜蒌子”相似，栀子苦寒，清热泻火、凉血解毒，紫苏子辛温，降气化痰、止咳平喘，二者一寒一

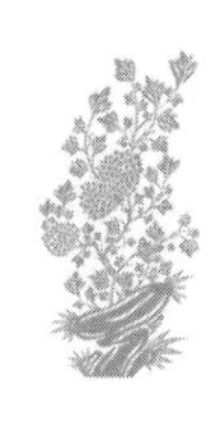

热，共同作用于肺经，与瓜蒌、甘草相伍可增加其化痰解毒之功；与滑石、牡丹皮相伍可增加清热凉血之功；与瓜蒌子、金银花相伍可增加其清肺化痰之功，临床上可互参。

温病预防中，新方1“桂枝—朱砂—防风—干姜”与除秽靖瘟丹（《松峰说疫》）、藜芦散（《松峰说疫》）相似，二者皆为外用方，可时时闻嗅，达已病易愈、未病不染之功。新方3“苍术—甘松—独活—乳香”、新方4“白芷—甘松—独活—芒硝”出自避瘟丹类方加减，如：太仓公避瘟丹（《治疫全书》）、避瘟丹（《松峰说疫》）、神圣避瘟丹（《松峰说疫》）等，以上避瘟丹类方皆外用，可焚烧、可佩戴，均有芳香避瘟之功效。

参考文献

[1] 谭令，孙梓宽，杜伟哲，等．基于中医传承辅助平台的名老中医治疗冠心病辨治规律研究［J］．世界科学技术，2020，22（5）：1412-1420.

[2] 赵新，张林旭，路雪婧．基于数据挖掘初探国医大师廖品正辨治视神经萎缩用药规律［J］．中草药，2020，51（14）：3747-3752.

[3] 李登岭，李好，邱筱瑾．《伤寒论》“合病”“并病”小议［J］．河南中医，2018，38（06）：811-813.

[4] 杨琦，张洋．新型冠状病毒肺炎中医辨治探究［J］．中国微生态学杂志，2020，32（06）：656-659.

[5] 郭榕榕，牛阳．浅析王孟英《温热经纬》伏气温病观［J］．山西中医，2020，36（03）：1-3.

[6] 刘媛，胡秋红，黄柏学，等．从伏气温病探讨新型冠状病毒肺炎的“有病无症”［J］．中医学报，2020，35（05）：909-912.

[7] 翟珂．吴鞠通《温病条辨》护阳思想研究［D］．济南：山东中医药大学，2019.

[8] 庞稳泰，张立双，杨丰文，等．新型冠状病毒肺炎防治中的

辛开苦降之法［J］. 中华中医药学刊，2020，38（03）：7-9.
［9］沙妙清，杨柏灿. 从阴阳属性探析辛甘化阳的实质［J］. 北京中医药大学学报，2013，36（1）：21-26.
［10］郭海. 卫气营血理论的局限性及完善建议［J］. 中国中医基础医学杂志，2017，23（1）：21-23.
［11］杨景月，王乐平. 温病“清透法”探微［J］. 中华中医药学刊，2014，32（08）：1930-1932.
［12］高榆嘉，张文静，刘萌. 薄荷药理作用的研究进展［J］. 吉林医药学院学报，2020，41（3）：215-217.
［13］陈向阳，吴莹，张淑静. 薄荷酚类部位抗病毒活性及特征图谱研究［J］. 中草药，2018，48（3）：640-645.
［14］S C, U D, Vr K. Dual inhibition of arachidon-ic acid pathway by mulberry leaf extract［J］.Inflammopharmacology,2015,23(1):65-70.
［15］Jw J, Hh L, Kw L. Mori folium inhibits interleukin-1β-induced expression of matrix metalloproteinases and inflammatory mediators by suppressing the activation of NF-κB and p38 MAPK in SW1353 human chondrocytes［J］.Clinical Infectious Diseases An Official Publication of the Infectious Diseases Society of America,2015,37(2):452-460.
［16］李卫霞. 陈皮的药理分析及临床应用研究［J］. 医学理论与实践，2018，31（10）：1521-1522.
［17］徐雯，吴艳清，丁浩然，等. 广藿香的药理作用及机制研究进展［J］. 上海中医药杂志，2017，51（10）：103-106.
［18］蒋浩，宋军，鄢良春，等. 不同基源郁金的比较药理研究［J］. 中华中医药杂志，2015，30（12）：4491-4494.
［19］刘源香，李谨，杨继国. 麝香的药理作用及临床应用研究概况［J］. 山东中医杂志，2014，33（08）：693-694.
［20］张淑娟，张育贵，辛二旦. 生姜药理作用研究进展［J］. 甘肃中医药大学学报，2020，37（6）：79-81.

[21] 郭培，郎拥军，张国桃 . 羌活化学成分及药理活性研究进展［J］. 中成药，2019，41（10）：2445-2459.

[22] 李葆林，麻景梅，田宇柔 . 甘草中新发现化学成分和药理作用的研究进展［J］. 中草药，2021，52（8）：2438-2448.

[23] 盛永成，王晶，张世洋，等 . 厚朴药理研究进展［J］. 成都中医药大学学报，2018，41（02）：109-114.

[24] 贾佼佼，李艳，苗明三 . 紫苏的化学、药理及应用［J］. 中医学报，2016，31（09）：1354-1356.

[25] 任伟钰，张月梅 . 当归多糖药理作用的研究进展［J］. 时珍国医国药，2020，31（10）：2484-2487.

[26] 广妍鹭 . 浅析金银花的药理作用与临床应用［J］. 中国医药指南，2018，16（35）：164-165.

[27] 马丽 . 金银花的药理作用研究［J］. 光明中医，2020，35（20）：3308-3310.

[28] 孟晓丹 . 分析中药金银花的药用成分与药理作用［J］.2016，10（13）：276-277.

[29] 吴国友 . 连翘药理作用研究进展［J］. 中医学报，2013，28（10）：1508-1509.

[30] 李立，杜雅薇，寇爽，等 . 金银花、连翘对甲型 H1N1 流感免疫调节通路影响的生物信息学分析［J］. 中国实验方剂学杂志，2017，23（10）：201-204.

[31] 刘玉婕，王长福，齐彦，等 . 金银花、连翘及其配伍后对临床 11 种致病菌的作用研究［J］. 中医药学报，2016，44（05）：43-47.

[32] 吴嘉瑞，金燕萍，王凯欢，等 . 基于网络药理学的“金银花—连翘”药对作用机制分析［J］. 中国实验方剂学杂志，2017，23（05）：179-183.

[33] 邓爱平，李颖，吴志涛，等 . 苍术化学成分和药理的研究进展［J］. 中国中药杂志，2016，41（21）：3904-3913.

[34] 吴昊，温晓茵，颜鹏，等 . 细辛的化学成分及药理作用研究

进展［J］. 中国实验方剂学杂志，2021，27（04）：186-195.
［35］范竹鸣，王佑华，谢瑞芳，等. 降香化学成分和药理作用研究进展［J］. 时珍国医国药，2016，27（10）：2478-2480.

第四章　明清时期芳香药物防治温病应用规律探析

本章节在第二章明清温病代表医家应用芳香药防治温病的特色及第三章利用现代数据挖掘工具对明清文献中芳香药防治温病进行数据分析的结论基础上，探讨明清时期芳香药物防治温病的应用规律。明清时期，芳香药物防治温病的核心机制为透邪外达，其核心治法为芳香透邪法，主要利用了芳香散热、芳香化湿、芳香行气、芳香开窍、芳香解毒、芳香辟秽扶正五大芳香药物的功效。除了内服外，还利用芳香药物行散力强，可透过肌肤腠理或鼻窍进入人体的特点进行外用，以达到防治温病的作用。为了便于读者理解，文中还引用了现代药理研究，以解释药物的作用机制。

第一节　芳香药物防治温病的核心机制与核心治法

温邪，是具有火热性质外来邪气的总称。具有火热性质邪气的特性为起病急、传变快，侵袭人体后会产生热毒、痰浊、瘀血等病理产物，郁滞于体内继而影响气机运行，使邪气愈渐深入，因此温病的病因、病机、致病特点、病理产物等因素共同决定了治疗温病时应将透邪法贯穿始终，透邪外达为芳香药防治温病的核心机制，芳香透邪法是透邪外达的具体体现，即利用气味芳香之品配伍清热、养阴、凉血等药物透温（湿）热邪气外出，贯穿于卫气营血各个治疗阶段，为核心治法。

一、芳香透邪外达释义

“透”，即为透达、透散、宣肺、通透之意，若“透”为动词与六淫邪气名词联用，如“透风”“透热”等，意为使风、热等由内而外解之；若“透”为动词与部位名词联用，如“透表”“透营”等，意为使邪气出达表、营之外，有“穿透”之意；若“透”为副词与病理产物名词联用，如“透疹”“透斑”，意为使疹、斑充分彻底地发出。

由于芳香药物功效甚多，如芳香透热、芳香化湿、芳香逐秽、芳香醒窍等，可广泛应用于温病治疗中，芳香透邪法为针对温病病性、病位、病势等不同，选用质轻、味清之品，配伍辛凉、甘润、苦燥、凉血之品，使邪气完全、彻底地由内达外、由里及表、从深出浅的一种治法[1]，旨在使气机畅达，邪有出路。

二、芳香透邪外达机制探究

温邪，是火热性质外来邪气的总称，如风热邪气、暑热邪气、湿热邪气、燥热邪气、温热邪气等，它们都具有向外、升散、疏泄等火热邪气的特性，故温邪的这种特性决定了应因势利导治疗温病，不可一味祛邪，而应透邪外出。

温邪侵袭人体，肺首当其冲，肺主一身之气，温邪影响肺宣发肃降，气机郁滞，气郁则化火，化燥，炼液为痰，伤津，耗液，甚者动血[2]。张仲景《伤寒论》、刘河间《素问玄机原病式》中均提到“阳气怫郁”是外感发热的关键[3]，温邪其性外达、升散，但因气机阻滞，表现为“郁怫不达”，《温热经纬》云“盖气贵流通，而邪气挠之，则周行窒滞，失其清虚灵动之机，反觉实矣”，热盛影响气机流通，加重郁闭；气机郁闭，则湿邪无出路，致火热更盛，故出现郁愈甚而热愈炽，热愈炽则郁愈甚的恶性循环[4]，因此当以宣通气机为主，使气行流转，气行则邪散，邪随气行外透。

温邪在卫气营血不同的病理阶段会产生不同的病理产物，如痰、瘀、湿，这些病理产物可加重气机郁滞，使火热更甚，进而病理产物继续增加，温邪与病理产物互为因果，互相胶着，因此透邪外出尤为重要。

“温邪热变最速”，起病急、传变快、变化多为温病的致病特点，因此在治疗温病时应以急急透邪为要务，“先安未受邪之地”，防止病邪进一步向内、向下传变。《温疫论》云：“大凡客邪贵乎早治，乘人气血未乱，肌肉未消，津液未耗，病人不至危殆，投剂不至掣肘，愈后亦易平复。欲为万全之策者，不过知邪之所在，早拔去病根为要耳。”可见，邪应早拔，否则待气血乱、肌肉消、津液耗时，则已病入膏肓。

综上，温病的病因、病机、致病特点、病理产物等因素共同决定了治疗温病时以透邪法贯穿始终，无论何种病变阶段皆可使用透邪法调畅气机，透邪外出。

三、芳香透邪法历史溯源

透邪法肇始于《黄帝内经》“火郁发之”理论，张介宾在《类经》第二十六卷对此解释云：“发，发越也。凡火郁之病，为阳为热之属也。其脏应心主、小肠、三焦，其主在脉络，其伤在阴分。凡火所居，其有结聚敛伏者，不宜蔽遏，故当因其势而解之、散之、升之、扬之，如开其窗，如揭其被，皆谓之发，非独止于汗也。”他认为，火邪为阳邪、为热邪，不可郁闭，应据其向上、向外之势使其发越，而非仅仅为发汗。因此“火郁发之”理论包含透邪法之意，为其萌芽。

汉代张仲景《伤寒论》载方剂麻黄汤、桂枝汤等疏风解表，宣表透郁；白虎汤、竹叶石膏汤等清气化热，亦可生津透邪，发展了透邪之法。

金元时期刘完素在治疗外感风寒、内有郁热时，创立了防风通圣散、双解散，又在其中加入荆芥、防风等辛温芳香之物，使解表散邪、清热透里之效更强，进一步发展了透邪之法。张元素创立的九味羌活汤，其中六味属芳香药物，君药羌活宣表化湿，臣药防风、苍术透风除湿，佐以细辛、白芷、川芎祛风宣痹，皆为透邪之法内蕴。

明清时期，温病学派使透邪法的运用范围更广，叶天士强调邪气的透达，不恣用苦寒刚燥之品，善用芳香开窍之品泄卫透营。《温热论》有十二处提到“透”，如“初传，绛色中兼黄白色，此气分之邪未尽也，泄卫透营，两和可也；纯绛鲜泽者，包络受邪也，宜犀角、鲜生地、连翘、郁金、石菖蒲等清泄之。延之数日，或平素心虚有痰，外热一陷，里络即闭，非菖蒲、郁金等所能开，须用牛黄丸、至宝丹之类以开其闭，恐其昏厥为痉也”。连翘、郁金、石菖蒲等芳香清泄之物，可入络开闭，除营血分之邪。在卫分时“或透风于热外；或渗湿于热下。不与热相抟，势必孤矣”；在气分“若其邪始终在气分流连者，可冀其战汗透邪，法宜益胃，令邪与汗并，热达腠开，邪从汗出”；在营分“入营犹可透热转气”；在血分“黑而隐隐四旁赤色者，乃火郁内伏，大用清凉透发，间有转红而可救者”。由此可见，“透邪外出”思想贯穿整个温病的治疗过程。吴鞠通遵《黄帝内经》，承叶氏之学，结合已见，著成《温病条辨》，书中所载银翘散为“上焦如羽，非轻不举”的代表方，以金银花、连翘芳香辛凉，解表透热；白虎汤加减透发中焦气分之热；青蒿鳖甲汤为下焦“搜络透邪”代表方，方中“以青蒿领邪……且芳香逐秽，开络之功，从少阳领邪外出”。认为疹为血络之病，应以芳香透邪，“疹系红点高起……系血络中病，故主以芳香透络，辛凉解肌，甘寒清血也”。雷丰著有《时病论》，书中载有治温六十法，其中直接以“透”字命名，且以芳香药物透邪外达的治法有三种，“清凉透斑法”中金银花、连翘透血中热邪，治疗温毒阳明发斑；“清凉透邪法”中连翘、淡豆豉透内伏邪热，治疗温邪内伏之证；“宣透膜原法”中厚朴、草果仁、藿香、生姜芳香化浊，透达膜原。

民国至新中国成立以来，温病大家对“透邪法”展开深入研究及应用。张锡纯认为温病初起需清透邪热；治疗伏气温病时需透郁热；其推崇薄荷，认为内至脏腑筋骨，外至皮毛腠理，皆可以薄荷透达，“热在表可助汗、透疹，热在里可透邪、息风”[5]。秦伯未在温病初起时主张辛凉透邪外出，入营则需透营转气，后期继续以青蒿鳖甲汤芳香清泄。董建华强调温病当调畅气机，以温热邪气为主时辛凉宣泄，散热透邪，选用金银花、连翘、荆芥、薄荷等芳香轻清之物，轻淡透邪；以湿热邪气为主时应芳香化湿，调畅气机，选用藿香、佩兰、豆

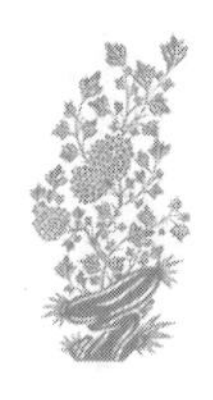

蔻、青蒿等芳香化湿之属。蒲辅周认为宣透邪气，祛邪外出是治疗温病的重要方法之一，运用银翘散、桑菊饮、葱豉汤等芳香之剂宣畅肺气，防止变脱。丁甘仁取芳香之品辛散轻灵之性，运用贯穿于卫气营血各个阶段。赵绍琴认为温热邪气可阻滞气机，治疗关键在于宣透，选用荆芥穗、淡豆豉、薄荷、鲜石菖蒲等味薄辛香升浮之品，小量入药，起到调达气血、透邪外出之功。

四、芳香透邪法临床应用

芳香药物治疗温病时根据是否夹湿或在不同病变阶段的应用有所不同。邪在卫分时，可分为芳香轻清疏透法、芳香祛湿辛透法；邪在气分时，可分为芳香宣郁透邪法、芳香化湿宣透法、芳香透解秽浊法；邪在营分时，可分为芳香透转法、芳香开窍透邪法；邪在血分时，可用芳香凉血透斑法；温病后期，邪伏阴分不解，可用芳香搜络透邪法。

（一）卫分阶段

温病初起，热邪侵犯肺卫，致肺失宣降，卫气郁滞，临床上常以发热，微恶风寒，舌边尖红，脉浮数为辨证要点，以解表透邪为主要治法，旨在透散表邪，阻断其入里之势。根据温热邪气夹湿与否，分为芳香轻清疏透法与芳香祛湿辛透法。

1. 芳香轻清疏透法

此法适用于风温、温燥初起，邪犯肺卫之证，症见发热，微恶风寒，少汗或无汗，口微渴，咳嗽，舌淡红或红，苔薄白，脉浮数。卫气郁滞故发热、微恶风寒并见，叶天士“在卫之可汗也”，汗出则气机通、邪气散。此“汗出”非发汗之法，而是通过透邪，驱逐郁闭在卫分的邪气，津液输布正常，故汗出，如吴鞠通所言“温病亦喜汗解，最忌发汗……妙在导邪外出，俾营卫气血调和，自然得汗”。且肺位最高，选用辛凉之品清卫分之热，再以芳香轻清之品助他药上达肺卫，通畅气机，使营卫和，汗自出，也符合吴鞠通“治上焦如羽，非轻不举”之论。常用芳香透药，如金银花、连翘、菊花、桑叶等，代表方有银翘散、桑菊饮。

2. 芳香祛湿辛透法

此法适用于湿温、暑湿初起，因湿为阴邪，可郁遏卫阳，症见身热，微恶风寒，身困。治宜湿热或暑湿并除，但湿性黏腻重浊，不可以大量清热药一蹴而就，需芳香辛温与辛凉之品相伍而用，辛凉可清热，辛温可化湿，气芳香者可疏达气机，使湿邪从表化，湿去则热不独留。常用芳香祛湿辛透药，如藿香、佩兰、白豆蔻、香薷、淡豆豉等，代表方有新加香薷饮、藿朴夏苓汤。

（二）气分阶段

邪在气分，正邪交争加剧，气机郁闭更甚，临床上以高热，口渴，小便短黄，舌质红，舌苔黄，脉数为辨证要点，清气为主兼以透热，旨在达热出表，防止热邪进一步深入营血。根据热邪夹湿与否或湿热、秽浊并见，可分为芳香宣郁透邪法与芳香化湿宣透法、芳香透解秽浊法。

1. 芳香宣郁透邪法

此法适用于温热邪气侵犯气分，留于胸膈，气失宣畅，症见身热、心烦，舌黄，脉数。治以清热宣透为主，如栀子豉汤，方中淡豆豉芳香辛凉，具有宣散透郁之性，可畅通气机，泄热透邪。

2. 芳香化湿宣透法

此法适用于湿热邪气停留于气分，湿热裹结，气机受阻，清阳不升，浊阴不降，症见发热，头昏，身困酸重，胸脘痞满，苔腻，脉濡。治宜以芳香化湿为主，祛湿清热并重。常用芳香化湿宣透药，如白豆蔻、藿香、淡豆豉等，代表方为薏苡竹叶散。

3. 芳香透解秽浊法

此法适用于湿热秽浊之气伏于膜原，郁闭气机，阻遏清阳。症见寒热往来，头、身剧痛，胸闷呕吐，苔白如积粉等。治宜以芳香逐秽、疏利膜原为主，以求直达病所，透解秽浊之气。常用芳香透解秽浊药，如厚朴、草果等，代表方为达原饮。

（三）营分阶段

热邪入营分，阴津大耗，心营受损，扰乱心神，临床上以身热夜甚，心烦不寐，舌绛少苔，脉细等为辨证要点，以清热凉营、透热转

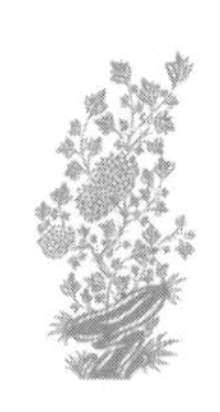

气为主要治法，旨在降气分高热，调畅气机，使营分热邪出气分而解。根据神志异常与否，分为芳香透转法与芳香开窍透邪法。

1. 芳香透转法

此法适用于气分热邪未解，内传营分，属于由以功能为主的损害转为以实质为主的损害。叶天士提出“入营犹可透热转气”，因营分证除营阴耗伤之外，还兼有气机不畅，故邪被遏于营分。若单纯使用清营之品，如牡丹皮、赤芍等虽有清营之功，但无疏通之意，且药物过于寒凉时还有凉遏之弊，更使气机不通，因此需配伍芳香透转之品，可助宣透气机，使营分郁热透出气分。吴鞠通在叶天士“透热转气”思想指导下，将犀牛角、牡丹皮等清热凉血之品配伍金银花、连翘等芳香辛凉之品，一则养阴，二则宣透，意在灵其气机，使邪出有路。《重订广温热论》云：“清其血热，灵其气机，使无形者令其转旋，有形者令其流畅也。盖因温热伏邪，内舍于营，盘踞络中，其血必郁而热，其气亦钝而不灵。”代表方为清营汤。

2. 芳香开窍透邪法

此法适用于营热炽盛，内陷心包，致心营受损，亦或湿热痰浊蒙蔽心包之证，症见身热、神昏谵语等。治宜芳香开窍透邪法，若热闭心包者，选用安宫牛黄丸、紫雪丹、至宝丹“凉开三宝”，以安宫牛黄丸为例，方中“郁金，草之香；梅片，木之香；雄黄，石之香；麝香，乃精血之香。合四香以为用，使闭固之邪热温毒深在厥阴之分者，一齐从内透出，而邪秽自消，神明可复也”。若湿热痰浊蒙蔽心包，选用石菖蒲、苏合香等芳香开窍、辛温化痰之品配伍郁金等清营凉血等物，可开窍醒神，代表方有菖蒲郁金汤、苏合香丸。

（四）血分阶段

邪热深入血分，阴亏津竭，瘀血阻滞脉络或耗血伤络，临床上以衄血、出血、发斑、神昏谵语、舌绛、脉弦数为辨证要点，“斑为阳明热毒”，热毒入血，当以“急急透斑为要”，以凉血止血为主要治法，因凉血之品多性寒凉，过寒则血凝，用之太过有冰伏之弊，配合芳香透斑之品，开门逐寇，因势利导，透邪外出，常用芳香凉血透斑药有金银花、连翘。

（五）温病后期阶段

温病后期，正虚邪微，正气无力祛邪外出，余邪则留于阴分血络之中，临床上以入夜身热、热退身凉、脉微为辨证要点。由于邪气深伏阴分，当以芳香搜络之品，领邪外出，故使用芳香搜络透邪法，代表方为青蒿鳖甲汤。方中鳖甲咸寒，养阴清热；生地黄、知母助鳖甲清热；牡丹皮清血中余热；青蒿为芳香透络佳品，虽为佐药，但至关重要，有搜剔余邪，领邪外出，使留伏阴分之邪得以外透之功[6]，如吴鞠通所言："青蒿鳖甲汤以青蒿领邪……且芳香逐秽，开络之功则较柴胡有独胜。"

五、芳香透邪法用药特色

（一）辛凉为主，不避辛温

治温用药，以寒凉为主，芳香透邪法多选用气香、味辛、质轻、性凉（寒）药物[7]，辛能行，香能散，轻则灵动，助气机流转，透邪外达，连翘、薄荷、金银花、淡豆豉等贯穿于整个温病治疗中。但不可过量使用寒凉药物，否则有热邪冰伏、气机闭塞之弊，恐生内陷之变，应当灵活配伍适量味辛性温芳香之属，温可化湿邪、开腠理、解郁闭、畅气机，加强透邪之功，如荆芥、防风、豆蔻等。

（二）审时度势，以防过用

芳香药物性属温热偏多，且走散之力强，不可过用，以防伤津耗气之弊。温病初起，邪气在卫分时，当以芳香辛凉透热外出，不可使用麻黄、桂枝等芳香性烈之品强发其汗，防止津竭；邪在气分，使用芳香宣郁、芳香化湿之法时注意配伍生津保津之品，但不可使用过于滋腻之品；邪在营血时，阴液耗损过重，除顾护阴液外，更需要注意芳香透邪药物的用量，对于神志异常患者使用芳香开窍法时，中病即止，防止芳香走窜之力太过，变生他证。

六、芳香透邪外达之后世医家发挥

芳香透邪法是防治温病的核心治法，"给邪以出路"为重要治疗原则。运用芳香药物透热、化湿、逐秽、开窍、搜络等功效，配伍清热解毒、养阴生津之品，共奏“透邪外达”之功。

芳香透邪法广泛用于现代临床。在新型冠状病毒感染的治疗中，无论临床治疗期还是病后恢复期，再者病情或轻或重，芳香透邪法始终贯穿其中。病轻者多为发病初起，以邪犯肺卫为主，根据所感热邪不同，运用银翘散、达原饮、桑杏汤等芳香透热；病情重者，热邪深入气分、营分、血分，需辨证论治，运用藿朴夏苓汤、清营汤、安宫牛黄丸等配伍清热解毒药物行芳化透达、透热转气之功[1]。

本法亦可用于病毒性心肌炎，以芳香透热解郁为主要治则，合透热转气、芳香透泄等法共同透瘀、毒之邪外出。

芳香透转法用于治疗系统性红斑狼疮，活动期以金银花、连翘轻清宣透，配伍丹参、牡丹皮等凉血消斑，透邪外达[8]。此外，在外科疮疡及皮肤病中也可使用芳香透邪法，根据叶天士卫气营血—经络系统观理论，提出“透因透用”法，利用连翘、薄荷、防风、荆芥芳香透药，配伍清热解毒、祛风化湿之品，治疗瘙痒、脱皮、红斑等各种类型皮肤病[9]。

芳香透邪法还被应于放射性肺损伤的治疗中，因该病被认为是热毒直中肺脏，郁闭体内，伤津耗气，与温病雷同，故使用芳香透散药物，透散热邪，通畅气机，以达“火郁发之”之功。

第二节　芳香药物功效探析

芳香药物诸多功效，如解表、祛风、开窍、发散、清热、理气、除湿、化浊、温里、补益、活血、辟邪，等等，均是基于芳香药可透邪外达这一核心作用机制。常用于温病防治过程中的功效大致分为六种：芳香散热、芳香化湿、芳香行气、芳香开窍、芳香解毒、芳香辟秽扶正。

一、芳香散热

芳香之品因其味香性辛，行散之力尤盛，芳香散热，以其疏散之性，宣肌表，散热邪，通过配伍清热、凉血、化浊等物，使邪气随芳香之品透散。如《温病条辨·上焦篇》曰："使邪火随诸香一齐俱散也。"芳香药多属叶、花、子等质轻之品，可宣散风热、暑热、湿热邪气，常分为辛凉与辛温两大类。如辛凉芳香散热药有薄荷、桑叶、菊花、柴胡、淡豆豉等，主治外感风热或内伤发热；辛温芳香透散药有桂枝、紫苏、生姜、香薷、荆芥、防风、白芷、细辛、羌活等，主治外感风热兼有风寒邪气或寒邪所致的发热。若外感湿热、暑湿邪气时，可配伍藿香、佩兰等，芳香散热兼以化湿。《神农本草经百种录》云："凡药香者，皆能疏散风邪。"

在治疗温病初起时，不可使用大队寒凉之品，因有冰伏凉遏之弊，可配伍少许芳香辛温透散之品。如新加香薷饮，用于阴暑证，方中金银花、连翘寒凉入肺，清热解毒，而方中香薷最为重要，其气香，宣透力强，既可入肺解表、入脾化湿，又因其味辛、性温可防止寒凉之品冰伏邪气，常用于暑温之证，其解表透邪原理与发汗、解热、抗菌、抗病毒等作用有关。

现代药理研究显示，芳香散热之品有明显的抗病毒作用，如金银花提取液有明显的抑制病毒增殖的作用，当金银花提取液的浓度越高时，其抗病毒效果越好[10]。连翘的挥发油对金黄色葡萄球菌、白色念珠菌、肺炎双球菌等有明显抑制作用，并且其挥发油、水提取物、醇提取物、连翘苷等均有抗病毒的作用。薄荷中的挥发油包括薄荷醇、薄荷酮、薄荷脂类，均有抗菌、抑菌、抗病毒等药理作用，与不同药物配伍可以发挥不同的临床功效[11]。生姜含有活性抑菌成分，对多种细菌有抑制作用[12]，并且其挥发油有显著的抗炎作用。羌活提取物对感染流感病毒的肺炎小鼠有死亡保护作用。紫苏精油达到一定浓度时可将细菌全部杀死。因此芳香散热之品与其他药物共同配伍，其所治之证涵盖了卫气营血所有证候。

二、芳香化湿

芳香化湿，即以芳香类中药健胃运脾，通畅气机，宣化湿邪，多用于湿热困阻中焦证、暑热夹湿证等，临床以身热不扬，胸闷脘痞，纳呆呕恶，头昏身重，舌苔白腻或黄腻，脉濡缓或滑数等症为常见。《本草求真》云："凡药色黄，味甘气香，性属土者，皆入足太阴脾经、足阳明胃经。"芳香药主入脾经、胃经，脾喜燥而恶湿，外湿侵袭，极易困阻脾阳，脾阳不升，脾失健运，又内生痰湿，气机不畅，故外湿引动内湿，内外相引，脾胃为治湿之根本。《本草纲目》云："中气不运，皆属于脾，故中焦气滞宜芳香，以脾胃喜芳香也。"芳香药具有良好的醒脾化湿之功，其气香能醒脾开胃，脾胃健运则气机通畅，湿邪易化，且芳香化湿之品多性温热，又可燥化湿邪。《神农本草经疏》将沉香、藿香、豆蔻、龙脑、丁香、乌药、香附、木香等有醒脾健脾、燥湿化湿之功的药物单独列出，名为"香燥药"。目前临床常用芳香化湿药有藿香、佩兰、苍术、厚朴、砂仁、白豆蔻、草豆蔻、草果等。

现代药理研究显示，芳香化湿药物具有促进胃液分泌，助消化等功效，对胃的活动有兴奋亦有抑制作用。如藿香的水提物和去油水提物能抑制小鼠正常状态下及新斯的明引起的肠推进，可增强胃蛋白酶、淀粉酶活力及胰腺的功能，增加胃液的分泌，对胃肠道有一定的保护作用。苍术的乙醇提取物可提高胃酸分泌水平，抑制生长抑制素的释放，促进胃排空。苍术对胃的保护作用与抑制 IL-8、IL-6 和 PGE2 的合成有关[13]。厚朴中的厚朴酚能增加小鼠 SOD 活力，降低小肠组织内 NO 水平，改善脓毒症引起的胃肠运动障碍，对胃肠道有保护作用[14]。通过网络药理学和分子对接法对藿香正气口服液预防新型冠状病毒感染的机制研究发现，藿香正气口服液包含苍术、厚朴、藿香等芳香化湿之品，通过多成分、多靶点、多通路作用于 SARS-COV-2 及 ACE2 来发挥解表化湿、理气和中作用[15]。

用芳香化湿药治疗湿温、暑湿等温热夹湿类温病时，要注意用药配伍，因芳香化湿药的药性多辛香温燥，若配比失调，则会继续耗伤阴津、正气，如：湿温或暑湿症见舌苔由腻苔转为黄苔、燥苔时，减少芳香化湿之品；若少苔、无苔时，要立刻停止使用芳香化湿药，并配伍生津养阴之品。因此要时刻注意观察病情的变化，对方剂中的药物及时调配。

三、芳香行气

芳香行气，即将气味芳香、能疏理气机之药运用于气机郁滞之证。温病中，因温热或湿热邪气侵袭，在卫阻滞腠理毛窍，在气阻滞肺脾机窍，在营血阻滞血脉运行，临床常见鼻塞、咳嗽、发热恶寒、身热不扬、痰湿内生、瘀血阻络等病证。宋·陈自明《外科精要》云："气血闻香则行……得香之味……则气血流行。"芳香行气之品多性温、味辛、气香，能走窜、善行散；多归于肺、脾、肝经，肺主宣降、脾主运化、肝主疏泄，此三脏与人体气机调畅关系密切，因此芳香行气之品可行气透达，舒畅气机。气行则内郁热邪外透，气行则内外湿邪渐消，湿去则热不独存，故热邪易除。常用于温病防治的芳香行气药有陈皮、青皮、木香、沉香、檀香、香附等。

现代药理研究显示，芳香行气药通过促进胃肠功能，达到理气开郁之功。如沉香提取物通过调控 PERK/elF2α/CHOP 信号通路介导的内质网应激抑制 TCA 诱导的胃黏膜上皮细胞凋亡，对胃黏膜上皮细胞有保护作用[16]。通过对 180 例患者进行临床随机对照实验，结果发现陈皮与其他消食化积药物配伍用于脾虚气滞证中，改善患者脾胃胀满效果明显高于常规西药对照组[17]。香附的挥发油能够提高大鼠胃肠动力，促进小肠平滑肌细胞增殖[18]。

但需要注意，因芳香行气药物辛温燥烈，在治疗温病过程中，应注意配伍清热、滋阴、凉血之品，温病日久，阴液大伤之人应慎用。

四、芳香开窍

芳香开窍，即利用芳香辛窜、启闭醒神的药物，治疗气分高热，或热入营血分，亦或湿热、痰热蒙蔽心包时，出现的神明内闭，神志异常。随着病程推移，邪热侵袭人体愈深，热耗阴津愈多，热可炼液为痰或凝血成瘀，上阻脑络，蒙蔽心窍，故临床症见：气分高热时，神昏谵语、循衣摸床、撮空理线，伴有舌红、苔黄燥，脉实沉；热入营分时，心烦躁扰、甚者神昏谵语，伴有身热夜甚，舌红绛、无苔或少苔，脉细数；热入血分时，躁扰不安，甚者谵妄昏狂，伴有各种出血症状，舌紫，脉数；湿热蒙蔽心包时，谵语神呆，呼之能应，伴有苔黄腻或白腻，脉濡数；痰热蒙蔽心包时，昏愦不语，伴有舌绛，脉数。

开窍药，多为异常辛香之品，善走泄，主入心经，除痰浊，宣达突然壅遏的脏腑气血，是中医急救的首选药物，临床常用辛凉开窍药如冰片、郁金等；辛温开窍药如麝香、苏合香、石菖蒲、雄黄等。《温病条辨》中载有"凉开三宝"，治疗热闭神昏之证。安宫牛黄丸为三宝首方，集精血之香麝香、木之香冰片、草之香郁金、石之香雄黄，四香合用，配伍清热解毒药物，开窍启闭，使深入营血、厥阴之分的热毒从内透发，神志渐复，"合四香以为用，使闭锢之邪热温毒深在厥阴之分者，一齐从内透出，而邪秽自消，神明可复也"。《重订广温热论》载有苏合香丸，为温开之代表方，以苏合香、麝香、安息香等"汇集诸香以开其闭"，温通气机，配伍朱砂、犀牛角等清心安神之品，以开其闭。芳香开窍之品除有醒神志、开心窍之效外，还具有聪耳窍、通鼻窍、启毛窍之功。

现代药理研究显示，芳香类中药开窍回苏的作用机制为：芳香开窍药中有效成分可通过血脑屏障并大量蓄积，促进该屏障的开放，通过影响神经递质含量以兴奋或抑制中枢神经系统[19]，β－细辛醚、冰片、麝香酮、苏合香挥发油是石菖蒲、冰片、麝香、苏合香中具有开窍醒神作用的有效成分，可改善脑部血液动力状态，降低脑内兴奋性氨基酸毒性，减少氧化应激及脑细胞凋亡而进一步保护脑部组织，达到开窍醒神目的[20]。

五、芳香解毒

温病外感温热或湿热邪气，郁久不解，变生毒邪。初起侵犯卫分，肌腠毛窍闭塞，肺失宣发肃降，气机运行不畅，继而热毒郁而化热，进一步侵犯气分，气分高热既起，热毒伤津炼液、耗血动血，进一步形成痰浊、瘀血等病理产物阻滞气机，由于气机不畅，此病理产物停滞于体内，久之变生痰毒、瘀毒。芳香之品，行散力强，可透可宣，能化浊、能行气，因此有解毒透邪之功。

热毒在卫气分时，病位尚浅，常用金银花、连翘等芳香解毒之品配伍牛蒡子、黄芩等清热之物或陈皮等行气之品，清解卫、气分热，行气机，助邪透发；热毒在营血分时，热势高，阴津亏损，痰毒、瘀毒较甚，常用郁金、当归等芳香之品配伍连翘清热解毒，凉血活血，使毒邪外达。《时病论》中运用金银花、连翘配伍西洋参、麦冬、生地黄、绿豆治疗温热成毒伤津之证。《重订广温热论》用三黄二香散与伍氏凉血解毒汤配伍治疗热毒炽盛之痄腮，前者以芳香解毒生肌的乳香、没药配伍清热泻火之黄连、黄柏、大黄；后者以芳香解毒的紫草、连翘配伍生地黄、桔梗、白僵蚕、红花、甘草，共奏芳香透热散毒之功。据上下文及现代药理研究表明，芳香之品大多数具有抗菌、抗病毒作用。

六、芳香辟秽扶正

《温病条辨》云："温疫者，疠气流行，多兼秽浊，家家如是，若役使然也。"温邪之为病，常夹秽浊邪气。《说文解字》云："秽，芜也。从草，岁声。字亦作秽。"指污浊肮脏之物。秽浊邪气即为疫气、疠气、邪毒、湿浊，指一切邪气极重者，多种邪气互结者，不能轻易祛除者。此处湿浊不能与湿邪混淆。湿邪属阴，重浊而黏腻，易阻滞气机，变生他病，湿重久郁则成秽浊。湿去则气机通畅，脾运胃纳之功得复，中焦开化，肺经受滋，正气充盈，秽浊渐消，祛邪外达。然芳香药物多为辛窜上浮之品，最适宜祛邪辟秽。芳香药物又以其清香之气，鼓舞人体正气，调节人体阴阳平衡，使气血和，脏腑安，辟邪除秽，以达到预防与治疗的目的。《神农本草经百种录》云："香者气正，正气盛则除邪辟秽也。"《本草新编》中载有苍术"最能辟邪，宜乎凡有邪气，皆可尽除"；《本草纲目》载有苏合香"气窜，能通诸窍脏腑，故其能辟一切不正之气"。此类药物常被制作成丸、散、丹，通过佩戴、焚烧、熏香、洗浴、涂抹、喷洒等形式用于疾病防治过程中，

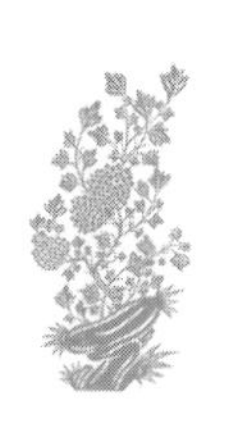

如《治疫全书》载有由苍术、乌药、白术、白芷、荆芥、当归等芳香扶正辟秽之品组成的太仓公避瘟丹："凡官舍久无人到，积湿容易侵入。预制此丹烧之，以却瘟疫，并散邪气。一法用管圜数枚，浸吃水缸内。"此丹丸不但可以烧之还可以放入饮用水中，起到祛疫之效。亦可通过内服，达扶正祛邪之功，如《松峰说疫》中载有由沉香、白檀、麝香、冰片等组成的福建香茶饼："能避一切瘴气瘟疫、伤寒秽气，不时噙化。"将所有的药物研磨为细粉后用糯米煮后的汤汁调和为黍米大小的圆丸，需要时可以放入口中含化。

芳香药物通过抗病毒、抗细菌、抗真菌、抗炎等功能提高人体免疫功能、抵抗力以避免秽浊之气侵袭[21]，对古代避疫古籍研究发现，降香、石菖蒲、白芷等芳香辟秽药物常用来烟熏防疫，现代研究发现这些药物有光谱抗菌、抗病毒作用[22]。通过对国家卫生健康委员会和各省市发布的治疗新型冠状病毒感染的方药统计得出，治疗新型冠状病毒感染以藿香、厚朴、苍术、草果等芳香辟秽化浊的药物为主[23]。通过对各省市防治新型冠状病毒感染的香囊配方进行分析发现，香囊以藿香、艾叶、苍术、石菖蒲、雄黄、苏合香、沉香、甘松等气味芳香药物为主，这些药物主要有杀灭多种细菌、病毒，调节血清中免疫球蛋白的滴度，减轻肺损伤等作用[24]。在佩戴香囊时应当将其挂至膻中处，此目的在于以高浓度的药物作用于胸腺部位，可增强胸腺的免疫作用，以达到扶正之力的最大化[25]。

第三节　芳香质轻可去实

一、轻可去实内涵解析

轻可去实首见于北齐徐之才所著《药对》中，指麻黄、葛根等轻扬宣散之品[26]，原指以药性轻轻上扬，具有疏风、宣散、祛邪之效的药物治疗外邪犯肺而引发的肺失宣降的外感表实证[27]。随着医家对其不断深入研究及实践，特别是温病学派形成以来，喜用芳香之物，善用轻剂，“轻可去实”已成为其治疗特色之一，而原本的内涵过于狭隘。芳香之品运用于温病的防治时，“轻”包含三种含义：其一指方药用量少、剂量轻，属于轻剂；其二指方剂中所含药物质地轻扬，多为花、叶、枝等物；其三指方剂配伍灵活，善于加减，组方灵活。“实”亦有三种含义：其一指病邪或病理产物为实邪，如温病外感风热、暑热、湿热、秋燥等实邪或者邪气久郁于体内，变生其他病理产物，如湿、痰、瘀等；其二指病情复杂，变化多，传变快，治疗时不易；其三指除上焦之外，还应包括中、下焦疾病。

二、上焦应用

轻可去实最早指治疗上焦肺卫实证，因肺居于上焦，开窍于鼻，最先最易受邪，芳香轻剂味香、质轻，善行，易升散，治上焦肺卫之病尤宜[28]。叶天士善用味香轻清的花、皮、叶、穗、花、子轻宣上焦，常用芳香轻药有桑叶、薄荷、菊花、金银花、麻黄等。在《临证指南医案》中，以升麻、柴胡、薄荷等芳香升提之品升散阳气；以金银花、连翘透热转气，宣畅营血，透散热邪；以薄荷、桑叶轻疏头目，通利清窍。吴鞠通在《温病条辨》中提出“治上焦如羽，非轻不举”，他认为治疗上焦病证时需轻宣疏散，过度宣发有伤正气之弊，多选用叶、花、果等质地轻，气味香的药物。其代表方为辛凉轻剂银翘散，方中金银花为花，连翘为果，薄荷为叶，可清热解表，宣透肺卫，且强调用量当小，以散剂用大火急煎，药沸即可，香气全且药力强，切不可久煎，防止香气大出，味厚而入中焦，是以清肃上焦，不犯中下，无开门揖盗之弊，有轻可去实之功，同时需少量多次，频频服之。除银翘散外，还有桑菊饮、新加香薷饮、桑杏汤等均为芳香轻剂，治疗上焦肺卫表实证。

三、中焦应用

经过历代医家实践，轻可去实还可治疗中焦之病。薛生白《湿热病篇》云：“湿热症，呕恶不止，昼夜不瘥，欲死者，肺胃不和，胃热移肺，肺不受邪也。宜用川连三四分，苏叶二五分，两味煎汤，呷下即止。”薛氏利用小剂量黄连配伍芳香苏叶，治疗肺胃不和导致的呕吐不止，因中焦脾胃为气机升降之枢纽，中焦湿热导致气机升降失常，胃热移肺，故使用黄连清利湿热，配伍少量辛香之品苏叶可醒脾理气，一则促脾运化湿邪之功，二则调转气机，气行则湿化，湿化则热不独存，湿热皆去。王孟英对此条作按语：“此方药止二味，分不及钱，不但治上焦宜小剂，而轻药竟可愈重病，所谓轻可去实也。”轻剂常用于上焦，但此二味可使中焦脾胃湿热之证痊愈，药虽少、轻，但可治愈重病，正所谓轻可去实。

四、下焦应用

轻可去实，治疗下焦病时，常以“轻法频下”为其治则。轻法频下代表方枳实导滞汤由俞根初在《重订通俗伤寒论》首次论述，此方中以枳实、大黄、山楂、槟榔、黄连、木通、甘草配伍芳香之品厚朴、神曲、连翘、紫草四味，且每味药物用量较少，厚朴芳香理气和缓大黄、枳实泻下之性，使其“缓下之”，神曲辛香醒脾，促进脾胃运化之功，连翘、紫草芳香清热，解毒，透邪外达，行“下滞通便以消导之”，治疗湿热夹杂，食积与湿热结于大肠等证，使之频频而下。湿热邪气属阴阳合邪，过温祛湿则热炽，过寒除热则生湿，湿热邪气的比例，会随着病程改变而变化，需及时调整原方中的药物的用量，体现了轻法即为轻盈灵活用药。

芳香之品，虽多以花、叶、穗、果、子等质轻之品组成，但是在治疗温病时起着重要作用，上、中、下焦均可配伍使用，治上焦时质轻上扬，芳香宣散；治中焦时辛香醒脾，行气化湿；治下焦时芳香理气，透邪缓下。

第四节　芳香之品巧作外用

芳香外用法是指将气味芳香的药物，制成合适的剂型，直接或间接地作用于人体，弥补内服中药汤剂不足之处，或与内服汤剂相辅相成，配合使用，以达到更优的治温防温之功。常用苍术、沉香、麝香、藿香、白芷等制成丸、散、丹等剂型，使之悬挂于屋内、车内等密闭空间，佩戴于健康人或患者胸前、枕边、手腕之处，焚烧芳香丹丸使其烟雾弥散适用于面积大、空旷之处，利用芳香散剂搐鼻，开机窍，除邪气，煮芳香散剂为汤于浴盆内使康健人群或患者沐浴等。

一、中医作用机制

清代医家吴师机被称为“外治大师”，其代表著作《理瀹骈文》论述了内外治法的联系，“外治之理，即内治之理；外治之药，亦即内治之药。所异者，法耳”。无论内治之法亦或外治之法，皆需依照中医理论，辨证论治，指导其合理用药，外治之理等同于内治之理，而外治之药也可为内治之药，即内病外治。二者的差异在于给药途径不一致。芳香药物大多性温、味辛，行散之力尤盛，外用时主要通过两种途径进入人体，一为肌肤腠理，二为鼻窍。当作用于肌肤腠理时，通过腠理进入经络腧穴，再由经络血脉运行，使其到达五脏六腑，继而布散于全身，发挥其相应功效；“五气入鼻，藏于心肺，心肺有病，而鼻为之不利也”（《素问·五脏别论》），“鼻通于脑，所闻香臭归于脑”（《医林改错》），当作用于鼻窍时，由于鼻窍与心、肺、脑关系密切，芳香物质到达肺后，经过其宣发肃降，上行于脑，下行至周身，发挥其效。再者内病外治时，虽为体表用药，但是通过鼻窍、皮肤等体表部位的吸纳，经过经脉、血络传导至四肢百骸、五脏六腑，发挥与内服药物一致的功效[29]。芳香外用法组方绝非单纯香药堆积，应当因时、因地、因人制宜，根据用药目的、作用人群、作用空间，结合中医理论，

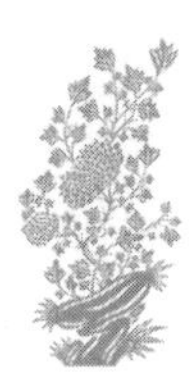

合理配伍芳香药物，使人体气机通畅，正气充裕，阴阳平衡，以达邪不可干之意，体现了中医整体观[30]。

二、现代药理作用机制

芳香内外治法机理与用药一致，从现代药理角度来看，可归纳为挥发油之作用，芳香外用法利用含有挥发油的药物作用于人体，对神经、内分泌、免疫系统等起到正向作用，无论使用何种芳香外用法，其挥发油可通过鼻腔、皮肤、毛孔进入身体，对应相应受体，引发一系列神经、内分泌反应[31]。其优势在于避免肝脏“首过效应”、胃肠道破坏及其他药物相互作用等影响药物吸收的负面因素[32]，给药方便且易接受、无痛苦也是其优势之一，便于孩童、体弱者及畏惧口服中药的患者给药。

（一）芳香入鼻——嗅法机制

现代医学研究表明，大脑发出的第一对神经为嗅神经，其纤维分布于鼻黏膜上，黏膜上的纤毛增加了与药物的接触面积，黏膜下具有丰富的毛细血管，因此芳香性挥发油通过鼻腔黏膜迅速激发嗅觉感受器电位，经传导通路逐级传至嗅中枢，作用于大脑[33]，促进释放神经物质调节神经系统，给予机体正向反馈，发挥治疗或预防疾病的作用。并且肺脏毛细血管丰富，药物代谢反应少，有较强的向全身及局部输送药物的能力，与内服药物起效时间相比缩短，且避免了口服药物首过效应，发挥药效较快[34]。通过对 1955 年 1 月至 2020 年 6 月公开发表的关于鼻腔吸入疗法的临床文献进行分析，用于治疗上呼吸道疾病的高频药中，芳香药有金银花、薄荷、菊花等；用于治疗下呼吸道疾病的高频药中，芳香药有麻黄、紫苏子、鱼腥草等。其中预防时常通过佩戴香囊和中药烟熏对空气进行消毒，香囊中的高频药物包含苍术、白芷、艾叶、藿香、肉桂、薄荷、冰片、石菖蒲等芳香药物；中药烟熏中高频药物包含艾叶、香薷、苍术、藿香等芳香药物。这些药物均可使用于新型冠状病毒感染的吸入辅助疗法中，可以达到不错的效果[35]。有研究指出疫情发生时，感染人群或隔离人群会出现低质量睡眠，或可造成不确定性的感染增加[36]。芳香药通过鼻部传至大脑，刺激大脑边缘系统，消除紧张抑郁情绪，同时增加前额叶皮质血流量，调节自主神经[37]，从而缓解患者、隔离人群的精神压力及负面情绪。

（二）芳香入皮——透皮机制

芳香性挥发油中含有大量脂溶性分子，它们渗入皮肤时可穿过角质层、皮肤附属器、细胞间隙，由此进入血液系统，发挥其作用[38]。天然的透皮吸收促进剂大部分来自于芳香药物，薄荷、冰片是最早应用的芳香透皮药物，它们不但自身有较强的透皮能力，还有促进其他非芳香药物经皮渗透的能力；除此之外芳香开窍药石菖蒲、麝香，芳香理气药陈皮，芳香温中药肉桂，芳香补血药当归，芳香化湿药草果、豆蔻等提取的挥发油有较强透皮作用及助他药渗透作用，若两味及以上芳香药物作为透皮剂联用时可较单味芳香透皮剂力量强，可产生协同作用，增加其透皮效果，并且可减少芳香透皮剂总的使用量，降低毒性反应，使组方中的主要成分发挥最佳治疗效果[39]。通过研究[40]表明，透皮的机制主要为：①干扰角质细胞间脂质的有序顺序，破坏皮肤角质层的正常序列结构，改变其双分子层，使角质层的脂骨架无序排列，从而改变角质层的结构，致使其结合力松弛，形成新的渗透路径，使药物能够较快地进入；②与角质蛋白进行相互作用，使其致密结构改变，降低它的屏障阻力；③改变角质层的水合作用，增强角质蛋白与水的结合能力，使毛囊的开口增大，导致角质蛋白膨胀，形成多孔的状态，减轻药物扩散阻力；④挥发油中的活性成分具有极强的脂溶性，并在皮肤表层积聚，辅助其他药物渗透。

（三）芳香解毒——抗菌、抗病毒机制

芳香外用法中常用芳香气味的中药，据现代药理研究发现，均有抗菌、抗病毒的作用，抑制的细菌大多为金黄色葡萄球菌、大肠杆菌及伤寒杆菌等；同时对多种流感病毒、肠道病毒、疱疹病毒均有抑制作用[41]。其抑菌、抗病毒成分主要包括黄酮、生物碱、挥发油、多糖类及有机酸等[42]。芳香类中药抗病毒主要分为直接途径与间接途径两种，直接途径是通过阻止病毒颗粒对细胞的吸附防止病毒进入细胞内部，或者直接将病毒杀死，亦或抑制病毒自我复制，从而使病毒失去增殖能力，使其无法进行抗原表达，最终死亡。间接途径则是通过

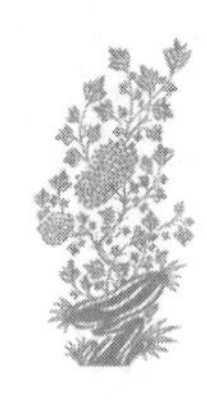

机体免疫系统调节实现抗病毒作用[43]。通过悬挂香囊、香丹，焚烧香药，药液煮沸熏蒸、熏香等可对空气进行消毒，且取得不错的效果，特别是通过空气消毒对医院内的精密仪器间接消毒，减少仪器的损耗[44]。广藿香的挥发油对皮肤上的细菌有抑制其繁殖的作用。藿香油、醇对腺病毒、甲型流感病毒有抑制和消杀作用[45]。艾叶及其提取物可以杀灭多种病原微生物，特别对空气中金黄色葡萄球菌、大肠埃希菌等起到强有力的抑制作用[46]，佩兰挥发油中含有5-甲基麝香草醚B1、伞花烃对流感病毒有抑制作用[47]，且可以通过提高呼吸道免疫球蛋白A浓度来增强机体抵抗力[48]。

（四）芳香入脑——中枢调节机制

外用法可调剂中枢神经系统的药物多属于芳香开窍药，如冰片、麝香、石菖蒲、苏合香等，发挥开窍醒神之功的主要为挥发油[47]。血脑屏障是中枢神经系统的功能屏障，其稳定性对中枢神经系统具有重要的保护作用。这类药物辛窜力极强，可速入血脑屏障，通过调节血脑屏障的通透性、改善脑微循环、抑制炎症反应、减少细胞内钙离子超载、抗神经元凋亡等，以达到醒神开窍、解郁通关、辟秽化浊之功。如樟脑可兴奋抑制状态下的呼吸中枢、血管运动中枢和心肌，并传至脑中枢，以达到开窍醒神作用。作为石菖蒲挥发油主要成分之一的细辛醚具有双向调节作用，可透过血脑屏障兴奋脊髓与抑制大脑。合成冰片与天然冰片均能延长戊巴比妥钠所致小鼠睡眠潜伏期，在一定程度上可对连续作业的大鼠被损害的觉醒能力与认知功能有逆转作用[49]。

三、外用方法

芳香外用法防治温病时以佩戴、悬挂、焚烧、香熏、香浴、搐鼻等为常用方法，将芳香药物研磨后制成香囊、香丹、香粉等使用。

1. 佩戴、悬挂法

可将芳香药末装在透气性良好的布袋、绢袋中，亦可将药末制成丹、丸之剂，挂在胸前、脖颈、胳膊、腰间位置，或者放置在门庭、床沿等通风良好的室内。无论是患者还是健康之人，有病祛病，无病避病。如《松峰说疫》中记载的老君神明、藜芦散、避瘟杀鬼丸等，常用冰片、石菖蒲、苍术、甘松等香味浓郁的树脂类芳香药，因其易挥发，常温佩戴、悬挂即可使其挥发油播散于空气中，进入人体，发挥疗效。将檀香、苍术、艾叶、白芷、桂枝、石菖蒲制成的香囊进行空气消毒实验观察，结果表明中药香囊对金黄色葡萄球菌、大肠杆菌、铜绿假单胞菌有一定抑制作用。在新冠疫情期间，周仲英教授建议大众佩戴由藿香、苍术、草果、白术、冰片、艾叶组成的香囊，以达到芳香辟秽、解毒化浊之功[40]。

2. 焚烧、香熏法

可将芳香药单味直接点燃或者多味药物研末后再点燃，利用其带有香味的烟雾对空气进行消毒，适用于较为空旷的室内或者室外，在燃烧时注意避免人直接吸入，因过量的烟雾可损伤呼吸道，引起其他病的产生；同时应注意防火，防止燃烧过程中周围有易燃易爆之物。现代临床上常见以芳香药制成雾化吸入药品，优点在于直接作用于肺部，靶向性高[35]。或者将艾叶、苍术、藿香等耐烧的植物类芳香药进行焚烧，对手术室、病房等进行消毒，优点在于便捷、行之有效。将艾叶、檀香、苍术、白芷、辛夷、佩兰等药物为末焚烧后发现不仅可以净化空气，还可以醒脑提神。将香薷、荆芥、桂枝加热后熏蒸与紫外线灯组无差异，强于空白对照组。

3. 搐鼻法

搐鼻法是一种将芳香药放置于鼻前嗅之或者直接塞入鼻腔，亦或由他人将药粉吹入患者鼻腔，达到刺激鼻腔并且不断打喷嚏的方法，可达到开窍醒神、除秽避疫之效。常见使用于搐鼻法的剂型有散剂、膏剂、煎剂、气雾剂、烟熏剂等。如《松峰说疫》“透顶清凉散”，由白芷、细辛、当归、雄黄、皂角组成。

四、注意事项

芳香外用法可最大化保护芳香药物中所含挥发油，且能提高其使用率。观察益智仁不同煎药时长，在煎煮5分钟时，汤剂中挥发油含量最高，随着煎煮时间的增加，挥发油含量降低。采用微量挥发油测定法，对煎剂中后下的芳香药——薄荷、藿香、木香、砂仁中挥发油含量进行测量，在煎煮10分钟时，以上几种芳香药物的挥发油基本溶出。因此可以得出，外用时，除焚烧外，一般在常温下使用，芳香药物中挥发油根据当下温度的变化其挥发率会有所改变，但是一般常温下不会破坏挥发油，若煎煮时间掌握不当，挥发油将被破坏，汤剂中的有效成分将减少，故需使其慢慢挥发而生效。

芳香外用药非即配即用之品，需提前制备好，因此成药的保存尤为关键，因挥发油为其主要有效成分，所以在贮存时，需要密封、阴凉。

芳香外用法因材料易获得，使用简便，人群接受程度高，且效果显著的特点，适用于所有人群，但由于芳香药物辛香走窜力极强，未完全经过临床验证，同内服中药一样，婴幼儿及孕产妇需谨慎使用。

第五节　芳香药物与脏腑关系浅析

本节讨论的芳香药物共73味（见附录一），其中归经前五位的分别为脾经、胃经、肺经、肝经、心经。在卫气营血辨证论治中，芳香药物归经出现最多的为肺经、脾经、心经。由此可见，与卫气营血辨证所涉及的脏腑相一致，符合温病入侵人体的途径，亦符合芳香药物防治温病的核心机制。

一、醒脾胃，宣降肺

《本草汇言》云“盖脾胃喜温而恶寒……喜香而恶秽”，故气味芳香之品与脾关系密切，脾胃二脏相表里，隶属于中焦，脾主运化，胃主受纳，为气机升降之枢纽，升清降浊之关键。芳香药物入脾胃二经，一可醒脾运胃，促气机运行，气行则邪气散，防止热、湿、痰、瘀、浊邪郁滞于体内，再生他变；二可促水液代谢，健脾益胃，体内水液得以运化，在温病治疗中，既可消除外来湿热邪气，又可运化体内所生湿浊，湿去则热不独存；三可辟秽扶正，香者气正，气正则邪气不干，扶正强体，除秽辟邪。常见归脾胃二经的芳香药有厚朴、藿香、白术、草豆蔻等，用于气分证、卫气同病证、预防类等。

《本草纲目》云“脾乃元气之母，肺乃摄气之龠”，脾为后天之本，可运化水谷精微，促元气化生。肺主气司呼吸，为气之本也，且肺开窍于鼻，在体合皮，其华为毛。气味芳香之品一则可通过鼻窍，二则可通过毛窍腠理，三则可通过口咽进入人体，符合温病入侵人体的三个途径。另外，芳香药物以辛味为主，行散之力尤盛，且辛味可入肺，助肺宣发肃降之功，可透热散邪，常见归肺经的芳香药有薄荷、淡豆豉、前胡、陈皮等，涵盖卫气营血辨证与预防各个类型。

二、开心窍，调达肝

心主神明，神志异常等症状皆可从心入手。治疗温病热闭神昏的代表方“凉开三宝”以大量芳香开窍之品组成，其走窜之力迅猛，速入心窍，使禁锢于体内的痰浊血瘀之邪从外透散，继而神志清。常见开窍醒神归心经的芳香药有石菖蒲、麝香、冰片、郁金等，用于气分、营分、血分高热、痰热导致的神志异常诸症。

肝主疏泄，可调畅周身气机，亦可助脾运化、肺宣降、津液输、气血行。因此肝气的调达对气机运行、邪气透发意义重大。结合脾为中焦气机升降枢纽，肺为一身之气所主，肝、脾、肺三脏调控整个机体气运流转。单纯祛邪不足以使邪尽，当配伍行气调达、宣散透散之品，气行则邪走，邪散则诸脏安，符合透邪外达这一芳香药防治温病的核心作用机制。常见入肝经的芳香药有薄荷、桑叶、苍术、降香等，与他药配伍运用于卫气营血辨证及预防各个类型。

第六节　芳香药物防治温病对现代疫情启示

芳香药物因其性温味辛，气芬芳，在明清时期广泛应用于温病的

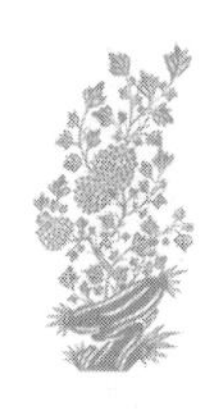

防治过程中，效果佳。因此，根据明清时期芳香药防治温病的机制、治法、功效、用药特色等内容的探讨，对现代疫情的预防及治疗有一定的启示。

一、未病先防，辟秽扶正

《素问·四气调神大论》云“圣人不治已病治未病，不治已乱治未乱”，“治未病”一直以来是中医预防疾病的基本原则。中医认为芳香药物大多性温、味辛，行散之力尤盛，外用时主要通过两种途径进入人体，一为肌肤腠理，二为鼻窍。现代药理研究发现，芳香药物因含有挥发油，且具有抗菌、抗病毒等功能，以佩戴、雾化、药浴等外用形式，通过鼻腔、皮肤直接作用于人体，以发挥中枢调节、抗菌、抗病毒等作用。并且芳香药可用外用形式，原材料易获取，制备简单，使用方便，人群接受度高，特别适合不能使用或不接受中药汤剂内服的人群，如婴幼儿、无法进食的患者等，因此有广阔的市场前景。前文提到通过数据挖掘出的具有预防功效的新方，如“桂枝、朱砂、防风、干姜”“苍术、甘松、独活、乳香”“白芷、甘松、独活、芒硝”，可进入实验研究或临床研究，达到预想预防效果时，可投入市场。制剂形式及用法也可以多种多样，不拘于书中所述，可包括香熏防疫口罩、芳香穴位敷贴、芳香药煎煮熏蒸、芳香药雾化空气消毒、芳香药煎汤局部浸泡或全身浴等。

二、既病防变，透邪外达

《素问·阴阳应象大论》云：“故邪风之至，疾如风雨，故善治者治皮毛，其次治肌肤，其次治筋脉，其次治六腑，其次治五脏。治五脏者，半死半生也。”由此可见，病邪一旦侵入人体，及早祛除是治疗关键。无论何种传染病、何种病毒，侵犯人体后，均会阻滞气机、耗损正气，应当及时透邪外出，而芳香药治疗温病的核心机制为芳香以透邪外达。在治疗时，除了对应主症的药物以外，还应配伍芳香之品，利用其透散之功，使在内的温热邪气，由内而外，由深出浅，渐渐透于体表。如温邪初入人体，病位不深，可选用金银花、连翘组成的银翘散或桑菊饮，以达芳香轻清疏透之功；温邪入气分，高热不解，伤津耗气，可选用芳香辛凉的淡豆豉与清热的栀子相伍，以达到芳香宣郁透邪之功；温邪继而入里，深入营血，心营大损，阴血耗竭，当以清热凉血之药配伍连翘、金银花等芳香透散之品，以达透热转气之功；温病后期，邪恋正虚，当以芳香之物青蒿，领邪外出。但在治疗的过程中，应当根据病情的发展，合理使用芳香药，注意与其他药物之间的配伍，防止其进一步伤津耗液，反生他变。

参考文献

[1] 张天嵩．论透法在新型冠状病毒肺炎治疗中的应用[J]．上海中医药杂志，2020，54(08)：16-20.

[2] 孙美灵，张思超，张义敏．“透法”在外感热病中的运用[J]．河南中医，2020，40(05)：674-676.

[3] 高奎亮，郜贺，白长川．白长川汗透泄截法论治外感发热性疾病经验[J]．中医杂志，2018，59(20)：1730-1734.

[4] 杨景月，王乐平．温病“清透法”探微[J]．中华中医药学刊，2014，32(08)：1930-1932.

[5] 方奕芬，叶玺，何皓颋．张锡纯运用薄荷撷菁[J]．中国中医基础医学杂志，2019，25(11)：1585-1587.

[6] 胡一莉．温病透法内涵及其临床运用[J]．中医药临床杂志，2017，29(07)：1014-1016.

[7] 丁鑫，王乐平．清透法在清代温病医案湿热证用药规律的研究[J]．中华中医药学刊，2015，33(01)：131-134.

[8] 陈雷鸣，朱正阳，包洁，等．透热转气法在系统性红斑狼疮治疗中的应用[J]．浙江中医药大学学报，2020，44(01)：11-14.

[9] 商春爽，张福利．“透因透用”法治疗过敏性皮炎临床应用[J]．中国中医基础医学杂志，2018，24(11)：1644-1645.

[10] 杨鹏．中药金银花的药用成分和药理作用[J]．中国社区医师，2013，15(5)：367-368.

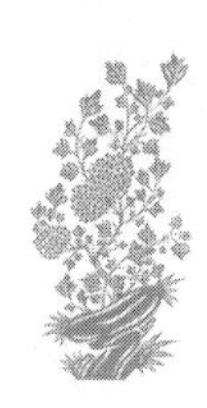

［11］宋宁，王青，白雅黎，等．薄荷的临床应用及其用量探究［J］．吉林中医药，2020，40（9）：1225-1227.

［12］田程飘，朱伟伟，宋雅玲．生姜和醋泡生姜抗菌、抗氧化和抗肿瘤活性比较研究［J］．食品工业科技，2019，40（14）：18-23.

［13］Y Y, Z J T, Q C. Comparison of the anti-ulcer activity between the crude and bran-processed Atractylodes lancea in the rat model of gastric ulcer induced by acetic acid［J］. J Ethnopharmacol,2015(160):211.

［14］苗彬，张淑文，王红．Cajal 细胞在脓毒症所致胃肠动力障碍中的形态改变及厚朴酚干预的实验研究［J］．首都医科大学学报，2013，34（2）：163-170.

［15］邓燕君，刘博文，贺桢翔，等．基于网络药理学和分子对接法探索藿香正气口服液预防新型冠状病毒肺炎（COVID-19）活性化合物研究［J］．中草药，2020，51（05）：1113-1122.

［16］马惠苗，陈兰英，周子也．白头翁皂苷 B4 抑制香烟烟雾诱导的慢性阻塞性肺病及癌前病变的作用［J］．中国药理学与毒理学杂志，2021，35（10）：793.

［17］李卫霞．陈皮的药理分析及临床应用研究［J］．医学理论与实践，2018，31（10）：1521-1522.

［18］张跃飞，李鑫，孟宪生．香附挥发油的生物活性及其 GC-MS 分析［J］．中国实验方剂学杂志，2015，21（14）：32-35.

［19］杨淑芬，杨艺娇，王海颖．浅述开窍醒脑中药作用机制［J］．中国中医急症，2017，26（02）：244-245.

［20］黄丽．β- 细辛醚、冰片、麝香酮、苏合香挥发油醒神护脑共性作用的研究［D］．广州：广州中医药大学，2018.

［21］岳利峰，马培，邵卫，等．芳香中药防治疫病的中医机理探讨［J］．辽宁中医杂志，2021，48（8）：87-89.

［22］丁曼旎，方晓阳，朱建平．中国古代烟熏避疫方的用药规律

研究［J］. 中华中医药杂志，2015，30（9）：3095-3098.
［23］朔王皓，天崔换，腾胡紫 . 祛湿药在新型冠状病毒肺炎治疗中用药规律分析及潜在作用机制研究［J］. 辽宁中医药大学，2020，22（10）：99-105.
［24］吴卓娜，吴卫刚，张彤 . 不同产地广藿香化学成分及药理作用研究进展［J］. 世界科学技术，2019，21（6）：1227-1231.
［25］王志福，龚德贵，俞向梅 . 浅析吴炳煌针灸调节免疫功能的学术思想与临床经验［J］. 中国针灸，2016，36（8）：861-863.
［26］刘月，罗云，谭婷，等 .《伤寒论》和《温病条辨》中汤剂煎煮终点的判断［J］. 中草药，2020，51（24）：6405-6413.
［27］张思超 .《温病条辨》芳香药钩玄及临床运用［J］. 山东中医杂志，2019，38（10）：903-906.
［28］岳冬辉，毕岩 . 吴鞠通运用易理遣方用药特色探析［J］. 中国中医基础医学杂志，2014，20（08）：1038-1039.
［29］刘名波 . 辨病论治与中医内病外治理论研究［J］. 亚太传统医药，2016，12（23）：71-72.
［30］王嘉俊，李梦瑶 . 中医芳香疗法现代研究［J］. 新中医，2019，51（3）：38-41.
［31］罗晓燕，王依娜，杨伯凌，等 .《普济方·诸香》芳香疗法探究［J］. 中医文献杂志，2017，35（03）：25-27.
［32］张泰 . 芳香性中药成分透皮吸收促进作用的研究进展［J］. 中华中医药杂志，2019，34（06）：2589-2592.
［33］赵海平，康林之，罗云，等 . 芳香中药“以气（香）用事”探析［J］. 中医杂志，2021，62（9）：743-747.
［34］江绣英 . 芳香疗法配合穴位点按治疗原发性痛经的临床研究［D］. 广州：广州中医药大学，2014.
［35］刘慧娟，白明，康乐，等 . 中药吸入疗法辅助治疗新型冠状病毒肺炎的应用分析［J］. 重庆理工大学学报，2021，35（07）：

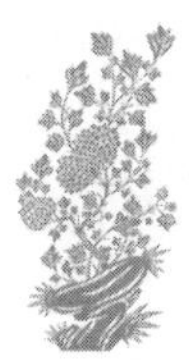

216-222.

［36］马楷轩，张燚德，侯田雅 . 新型冠状病毒肺炎疫情期间隔离人员生理心理状况调查［J］. 中国临床医学，2020，27（1）：36-40.

［37］张乃舒，王佩娟 . 芳香疗法辅助治疗产后抑郁症的设想研究［J］. 浙江中医药大学学报，2014，38（11）：1346-1348.

［38］陈雪飞，叶涛 . 芳香疗法在疼痛应用中的研究进展［J］. 上海医药，2020，41（16）：33-35.

［39］张泰 . 芳香性中药成分透皮吸收促进作用的研究进展［J］. 中华中医药杂志，2019，34（06）：2589-2592.

［40］王艳宏，刘书博，王锐，等 . 中药挥发油促透皮吸收及透皮吸收作用的研究进展［J］. 中国实验方剂学杂志，2017，23（03）：192-199.

［41］唐维我，吴佳莹，吴威，等 . 古今防疫香囊处方对比及相关活性成分和抑菌抗病毒作用研究进展［J］. 药物评价研究，2021，44（03）：652-666.

［42］曲哲 . 六种药用植物的抑菌性及应用研究［D］. 上海：上海交通大学，2017.

［43］陈亚乔，侯林，崔清华，等 . 中药抗病毒活性及作用机制研究进展［J］. 中医药导报，2017，23（22）：103-106.

［44］杨燕初，庄菊萍 . 芳香调息疗法对乳腺癌放疗患者睡眠质量的影响［J］. 护理实践与研究，2020，17（21）：76-77.

［45］魏晓露，彭成，万峰 . 广藿香醇体外抗呼吸道病毒作用研究［J］. 中药药理与临床，2013，29（1）：26-29.

［46］曹玲，于丹，崔磊，等 . 艾叶的化学成分、药理作用及产品开发研究进展［J］. 药物评价研究，2018，41（5）：918-923.

［47］侯锡鸿，张佩林，王斯娴，等 . 芳香开窍中药对中枢神经系统疾病的治疗作用研究进展［J］. 药学进展，2021，45（05）：372-381.

[48] 吴文理，王秋玲.佩兰的应用及研究进展[J].海峡药学，2019，31（6）：28-30.
[49] 张博.冰片等开窍药对实验动物的睡眠时间与睡眠时相的影响[D].哈尔滨：黑龙江中医药大学，2013.
[50] 刘菊，崔瑛，白明学，等.基于中医药防治新型冠状病毒肺炎的用药探析[J].中草药，2020，51（04）：860-865.

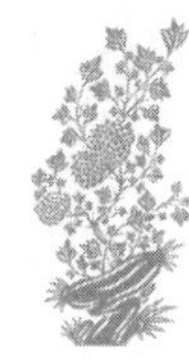

结 语

本书在整理明清温病文献的基础上，通过筛选出含有芳香药物的内容，立足于温病防治，从代表医家的学术思想、用药特色到现代数据挖掘研究，系统地归纳总结芳香药物在明清时期防治温病方面的使用规律及应用特色。

首先，文献挖掘部分列出了吴有性、叶桂、薛雪、吴瑭、王士雄、雷丰、刘奎、杨璿、周扬俊、陈平伯、熊立品、何炳元12位善用芳香药物的温病学派代表人物。

吴有性创立了芳香辟秽、开达膜原之达原饮，奏截断病势、邪溃早逐之功，为治疫第一方；重视气机宣通，善用芳香之品行散之性，透邪外达；喜用辛香之生姜，走而不守，宣散透邪；合理有度使用芳香之品，防止津气大耗；其芳香辟秽思想影响着后世医家。

叶桂以芳香之品透热转气，透热外达；善用芳香质轻味薄之剂；喜用凉开三宝，芳香开窍；芳香斡旋中焦，湿除热孤；巧用芳香药连翘，因其在卫、气、营、血各个阶段中作用不同，既可开心窍、清窍，又可透发斑疹。

薛雪善用芳香之品治疗湿热病，主张“湿去热孤”治则，芳香药物在祛湿时主要体现在上焦宣湿，中焦化湿、燥湿；还载有金银花制露，郁金、木香、乌药磨汁等芳香药物的特殊用法。

吴瑭善用芳香药治疗温病，认为辛温芳香之品可防止大队寒凉的清热之物作用于人体后，凝滞气机，阻碍邪气排出体外，另外他认为芳香药具有芳香宣热、芳香祛湿、芳香开窍、芳香逐秽之功。银翘散、桑菊饮、清营汤等为吴氏常用芳香药代表方剂，同时他还注意到芳香药物在煎药的时候需“香气出则即服”，可防止有效成分挥发。

王士雄常用葱豉汤、甘露消毒丹、连朴饮等含芳香药的方剂治疗温病，同时结合自己的临床经验对前人运用芳香药治疗温病的不足之处提出批判。

雷丰创立治温之法60种，其中含有芳香药物的治法有23种。治疗四时温病时使用不同的芳香药物：在春、夏以连翘为主，在秋以陈皮为主，在冬以前胡、淡豆豉为主。雷氏芳香药应用特色：使用芳香药物时需因人制宜；以芳香之物透邪外达；芳香轻灵之剂可去除实证；勿过用滥用芳香药物防止伤津耗气；善用含芳香药物的药对、药引以求增效。

刘奎将芳香药物制成内服、外用两种用途的制剂。外用法常包括点眼、手握、焚烧、佩戴、悬挂、沐浴等，内服法常包括汤药、噙化等，以此达到除瘟、避瘟之功。

杨璿以僵蚕、蝉蜕为主要药对，配伍芳香清透之品，以达宣透腠理、清透郁热之功。

周扬俊钟情于香薷，祛暑解热。

陈平伯强调祛邪应轻提外透，善用芳香质轻味薄之品。

熊立品使用生姜、柴胡二味辛香之品内服，可解肌散热，透表逐邪；又提出以芳香辟秽之品外用避疫。

何炳元以伏气温病治法为上，以“透”邪为主，顺从邪气传变之向，以芳香药物，助邪逐层透发。

其次，对明清时期温病文献中的专著、医案部分分别进行整理，将其中含有芳香药物的方剂按卫分证、气分证、营分证、血分证、卫气同病证、卫营同病证、气营两燔证、气血两燔证8个证型和温病预防大类逐一进行数据挖掘，以便获得用药规律。

专著中卫分证53首方剂，整体用药偏温热；涉及芳香药45味，芳香药使用频次最高的为薄荷，芳香药以辛温为主，主入肺经，多为解表药；甘草—薄荷为使用最多的含芳香药物药对；演化成核心组合12个，新处方6首。气分证50首方剂，整体用药偏寒凉；涉及芳香药49味，芳香药使用频次最高的为陈皮，芳香药以辛温为主，主入脾经，多为化湿药；陈皮—茯苓为使用最多的含芳香药物药对；演化成核心组合20个，新处方10首。营分证10首方剂，整体用药偏寒凉；涉及芳香药23味，芳香药使用频次最高的为麝香，芳香药以辛温为主，主入心经，多为开窍药；连翘—犀牛角为使用最多的药对；演化成核心组合6个，新处方3首。血分证4首方剂，整体用药偏寒凉；涉及芳香药12味，芳香药使用频次最高的为郁金，芳香药以苦温为主，主入心经，多用开窍药；演化成核心组合2个，新处方1首。卫气同病证25首方剂，整体用药偏温热；涉及芳香药82味，芳香药使用频次最高的为生姜，芳香药以辛温为主，主入脾肺经，多为解表药；生姜—甘草为使用最多的含芳香药物药对；演化成核心组合12个，新处方6首。卫营同病证3首方剂，整体用药偏寒凉；涉及芳香药8味，芳香药使用频次最高的为当归，芳香药寒热各半，主入心经；演化成核心组合2个，新处方1首。气营两燔证29首方剂，整体用药偏寒凉；涉及芳香药40味，芳香药使用频次最高的为麝香，芳香药以辛温为主，主入脾经，多为解表药；紫苏—甘草、朱砂—麝香为使用最多的含芳香药物药对；演化成核心组合18个，新处方9首。气血两燔证13首方剂，整体用药偏寒凉；涉及芳香药24味，芳香药使用频次最高的为当归，芳香药以辛温为主，主入脾肺经，多为解表药；生地黄—当归为使用最多的含芳香药物药对；演化成核心组合10个，新处方5首。温病预防类14首方剂，整体用药偏寒凉；涉及芳香药14味，芳香药使用频次最高的为苍术，芳香药以辛温为主，主入脾经，多为解表药；苍术—雄黄、细辛—苍术、降香—苍术为使用最多的含芳香药物药对；演化成核心组合6个，新处方3首。

医案中卫分证49首方剂，整体用药偏寒凉；涉及芳香药37味，芳香药使用频次最高的为连翘，芳香药以辛温为主，主入肺经，多为解表药；桑叶—杏仁为使用最多的含芳香药物药对；演化出核心组合22个，新处方11首。气分证186首方剂，整体用药偏寒凉；涉及芳香药47味，芳香药使用频次最高的为连翘，芳香药以辛温为主，主入肺经，多为化湿药；连翘—杏仁为使用最多的含芳香药物药对；演化出核心组合22个，11首新处方。营分证54首方剂，整体用药偏寒凉；涉及芳香药23味，芳香药使用频次最高的为连翘，芳香药以苦寒为主，主入心经，多为解表药；连翘—玄参为使用最多的含芳香药物药对；演化成核心组合6个，新处方3首。血分证19首方剂，整体用药偏寒凉；涉及芳香药17味，芳香药使用频次最高的为连翘，芳香药以苦寒为主，主入心经，多为解表药；连翘—犀牛角为使用最多的含芳香药物药对；演化成核心组合10个，新处方5首。卫气同病证48首方剂，整体用药偏寒凉；涉及芳香药40味，芳香药使用频次最高的为连翘，芳香药以辛温为主，主入肺经，多为化湿药；半夏—厚朴为使用最多的含芳香药物药对；演化成核心组合12个，新处方6首。卫营同病证14首方剂，整体用药偏寒凉；涉及芳香药14味，芳香药使用频次最高的为连翘，芳香药以苦寒为主，主入肺经，多为解表药；连翘—犀牛角为使用最多的含芳香药物药对；演化出核心组合2个，新处方1首。气营两燔证33首方剂，整体用药偏寒凉；涉及芳香药24味，芳香药使用频次最高的为连翘，芳香药以苦寒为主，主入肺经，多为解表药；连翘—犀牛角为使用最多的含芳香药物药对；演化出核心组合10个，新处方5首。气血两燔证12首方剂，整体用药偏寒凉；涉及芳香药18味，芳香药使用频次最高的为连翘，芳香药以苦寒为主，主入肺经，多为解表药；栀子—当连翘、金银花—连翘为使用最多的含芳香药物药对；演化成核心组合10个，新处方5首。

最后，通过古代文献整理与现代数据挖掘相结合的方法，得出以下几点结论。

明确了芳香药物的概念：一切含有芳香气味，从古至今被明确指出属于芳香药或气味芬芳之中草药，亦或某些未被明确记载，却由于医家临床用药经验将其约定俗成归为芳香性质的中草药，称为芳香药物。

明清时期温病学文献中芳香药物防治温病的核心机制为透邪外达，芳香透邪法为其具体体现，亦为核心治法。按卫、气、营、血及温病后期分类，将芳香透邪法具体细化为9个治法，于卫分时以芳香轻清疏透法、芳香祛湿辛透法为主；于气分时以芳香宣郁透邪法、芳香化湿宣透法、芳香透解秽浊法为主；于营分时以芳香透转法、芳香开窍透邪法为主；于血分时以芳香凉血透斑为主；于温病后期时以芳香搜络透邪法为主。

用于防治温病的芳香药物具有五大功效，分别为芳香散热、芳香化湿、芳香行气、芳香开窍、芳香解毒、芳香辟秽扶正，这些功效均基于芳香药透邪外达这一作用机制。

芳香药物虽多以花、叶、穗、果、子等质轻之品组成，但是在治疗温病时起着重要作用，可祛除实邪。上、中、下焦均可配伍使用，治上焦时质轻上扬，芳香宣散；治中焦时辛香醒脾，行气化湿；治下焦时芳香理气，透邪缓下。

芳香药物防治温病外用巧妙，中医认为芳香药物大多性温、味辛，行散之力尤盛，外用时主要通过两种途径进入人体，一为肌肤腠理，二为鼻窍。现代药理研究发现，芳香药防治温病外用主要有四大机制，分别为嗅法机制、透皮机制、抗菌抗病毒机制及中枢调节机制。芳香药外用可最大化保护所含挥发油，使用之前需提前制备，成品需阴凉密封贮存。

芳香药与脏腑的关系可归纳为醒脾悦胃，宣降肺气，香开心窍，调达肝气。一则与卫气营血辨证所涉及的脏腑一致；二则符合温病入侵途径；三则符合芳香药物防治温病的核心机制。

根据明清时期芳香药防治温病的机制、治法、功效、用药特色等内容，对现代疫情预防及治疗有一定的启示：辟秽扶正以达未病先防之意，透邪外达以行既病防变之功。

本书以明清时期温病学文献为研究对象，由于尚有流传于民间或已失传的未知文献，难以全部获取，因此无法完全阅览，可能导致结果存在少许偏倚，但不影响整体研究结论。另外笔者学识有限，在构思与书写过程中，难免存在一些疏漏，还望读者朋友们不吝赐教，给予意见及建议。

附录一　芳香药物四气、五味、归经、类属总表

中药名称	四气	五味	归经	类属
薄荷	凉	辛	肺、肝	解表药·发散风热药
厚朴	温	辛、苦	脾、胃、肺、大肠	化湿药
陈皮	温	辛、苦	脾、肺	理气药
连翘	寒	苦	心、肺、小肠	清热药·清热解毒药
荆芥	微温	辛	肺、肝	解表药·发散风寒药
藿香	温	辛	脾、胃、肺	化湿药
香薷	温	辛	肺、脾、胃	解表药·发散风寒药
紫苏	温	辛	肺、脾	解表药·发散风寒药
生姜	温	辛	脾、肺、胃	解表药·发散风寒药
羌活	温	辛、苦	膀胱、肾	解表药·发散风寒药
防风	温	辛、甘	膀胱、肝、脾	解表药·发散风寒药
柴胡	寒	辛、苦	肝、胆	解表药·发散风热药
独活	温	辛、苦	肾、膀胱	祛风湿药·祛风湿散寒药
金银花	寒	甘	心、胃、肺	清热药·清热解毒药
白术	温	苦、甘	脾、胃	补虚药·补气药
苍术	温	辛、苦	脾、胃、肝	化湿药
川芎	温	辛	肝、胆、心	活血化瘀药·活血止痛药
淡豆豉	凉	辛、苦	肺、胃	解表药·发散风热药
葱白	温	辛	肺、胃	解表药·发散风寒药
细辛	温	辛	肺、肾、心	解表药·发散风寒药
前胡	寒	辛、苦	肺	化痰止咳平喘药·化痰药
桑叶	寒	苦、甘	肺、肝	解表药·发散风热药
藁本	温	心	膀胱	解表药·发散风寒药
佩兰	平	辛	脾、胃、肺	化湿药
麻黄	温	辛、苦	肺、膀胱	解表药·发散风寒药
石菖蒲	温	辛、苦	心、胃	开窍药
丁香	温	辛	脾、胃、肺、肾	温里药

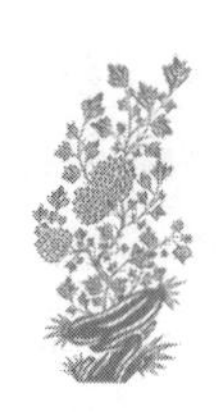

续表

中药名称	四气	五味	归经	类属
菊花	寒	辛、苦、甘	肺、肝	解表药·发散风热药
香附	平	辛、苦、甘	肝、脾、三焦	理气药
当归	温	辛、甘	肝、心、脾	补虚药·补血药
檀香	温	辛	脾、胃、心、肺	理气药
扁豆花	平	甘	脾、胃	化湿药
雄黄	温	辛	肝、胃、大肠	解毒杀虫燥湿止痒药
芫荽	温	辛	肺、胃	解表药·发散风寒药
麝香	温	辛	心、脾	开窍药
冰片	寒	辛、苦	心、脾、肺	开窍药
桂枝	温	辛、甘	心、肺、膀胱	解表药·发散风寒药
紫草	寒	甘、咸	心、肝	清热药·清热凉血药
青皮	温	辛、苦	肝、胆、胃	理气药
草豆蔻	温	辛	脾、胃	化湿药
干姜	热	辛	脾、胃、肾、心、肺	温里药
草果	温	辛	脾、胃	化湿药
木香	温	辛、苦	脾、胃、大肠、胆	理气药
白芷	温	辛、苦	脾、胃、大肠、胆	解表药·发散风寒药
砂仁	温	辛	脾、胃、肾	化湿药
乳香	温	辛、苦	心、肝、脾	活血化瘀药·活血止痛药
茵陈	寒	辛、苦	胆、胃、脾、肝	利水渗湿药·利湿退黄药
郁金	寒	辛、苦	心、肝、胆	活血化瘀药·活血止痛药
白豆蔻	温	辛	脾、肺、胃	化湿药
吴茱萸	热	辛、苦	肝、脾、胃、肾	温里药
紫苏子	温	辛	肺、大肠	化痰止咳平喘·止咳平喘药
没药	平	辛、苦	心、肝、脾	活血化瘀药·活血止痛药
樟脑	热	辛	心、脾	开窍药
泽兰	温	辛、苦	肝、脾	活血化瘀药·活血调经药
葱须	平	辛	肺	解表药·发散风寒药
姜黄	温	辛、苦	肝、脾	活血化瘀药·活血止痛药
降香	温	辛	肝、脾	止血药·化瘀止血药
橘红	温	辛、苦	肺、脾	理气药
沉香	温	辛、苦	脾、胃、肾	理气药
安息香	平	辛、苦	心、脾	开窍药
苏合香	温	辛	心、脾	开窍药

续表

中药名称	四气	五味	归经	类属
青木香	寒	辛、苦	肝、胃	理气药
青蒿	寒	辛、苦	肝、胆、肾	清热药·清虚热药
乌药	温	辛	肺、膀胱、脾、肾	理气药
莪术	温	辛、苦	肝、脾	活血化瘀药·破血消癥药
甘松	温	辛、甘	脾、胃	理气药
山柰	温	辛	胃	温里药
花椒	温	辛	脾、胃、肾	温里药
芸香	温	辛、微苦	肺、胃、膀胱	解表药·发散风寒药
肉桂	热	辛、甘	肾、脾、心、肝	温里药
艾叶	温	辛、苦	肝、脾、肾	止血药·温经止血药
侧柏叶	寒	苦、涩	肺、肝、脾	止血药·凉血止血药
玫瑰花	温	甘、微苦	肝、脾	理气药

注：表格中药物四气、五味、归经、类属参考南京中医药大学编著、上海科学技术出版社出版的《中药大辞典》及雷载权主编、上海科学技术出版社出版的《中药学》。

附录二　专著部分书目作者、版本汇总表

序号	书名	作者	版本
1	《瘟疫发源》	清·马印麟	1725年初刻本
2	《广瘟疫论》	清·戴天章	1783年祖启刻本
3	《伤寒瘟疫条辨》	清·杨璿	1785孙宏智校刻本
4	《松峰说疫》	清·刘奎	1799年嘉庆四年本衙藏板
5	《瘟疫条辨摘要》	清·吕田	1859年《瘟疫条辨摘要》
6	《广温热论》	清·戴天章　撰 陆懋修　重订	1910年《世补斋医书后集》
7	《辨疫琐言》	清·李炳	1936年世界书局出版《珍本医书集成》铅印本
8	《温证指归》	清·周杓元	《三三医书》本
9	《重订广温热论》	清·戴天章　撰 何廉臣　重订	1914年浙东书局铅印本
10	《温疫论》	明·吴有性	1691年金陵长庆堂刻本、1694年葆真堂本
11	《瘟疫辨论》	清·马印麟	1710年历下张廷壁校刻本
12	《治疫全书》	清·熊立品	1777年西昌松园编次《瘟疫传症》本
13	《二分析义》	清·陈良佐	1860年张文星斋刻字店存板
14	《温热论》	清·叶桂	1777年卫生堂刻本、1792年吴门唐氏问心草堂刻《吴医汇讲》本
15	《湿热论》	清·薛雪	1809徐行《医学蒙求》刻本
16	《温热朗照》	清·缪遵义	民国转抄本
17	《温病条辨》	清·吴瑭	1813年问心堂初刊本
18	《温热病指南集》	清·陈平伯	1809年初刻本
19	《四时病机》	清·邵步青	1880年震译庄元植署本
20	《温热经纬》	清·王士雄	1863年刻本
21	《时病论》	清·雷丰	1884年雷慎修堂刻本

注：所选书目均出自由曹洪欣主编，福建科学技术出版社出版的《温病大成》。

附录三　医案部分书目作者、版本汇总表

序号	书名	作者	版本
1	《沈氏医案》	清·沈璠	清王寿康节抄本
2	《临证指南医案》	清·叶桂	1775年崇德书院刻本
3	《眉寿堂方案选存》	清·叶桂	上海大东书局《中国医学大成》铅印本
4	《扫叶庄医案》	清·薛雪	1936年《珍本医书集成》铅印本
5	《顾西畴方案》	清·顾西畴	1910年黄寿南手抄本
6	《南雅堂医案》	清·陈念祖	1920年上海群学书社石印本
7	《杏轩医案》	清·程文囿	1829年刻本
8	《何元长先生医案》	清·何元长	1979年上海古籍书店据清杨桂抄本复印本
9	《九峰医案》	清·王之政	1896年王硕元手抄本
10	《评点叶案存真类编》	清·叶桂　著 周学海　类评	1886年常熟抱芳阁刻本
11	《叶氏医案存真》	清·叶桂	1836年叶氏家刻本
12	《珠邨草堂医案》	清·张梦庐	1836年徐国琛本
13	《启蒙医案》	清·程阳	清程文树抄本
14	《问斋医案》	清·蒋宝素	1850年镇江快志堂刻本
15	《医案集存》	清·徐娱庭	1853年徐娱庭稿本
16	《顾雨田医案》	清·顾西畴	1904年王霖抄本
17	《医案偶存》	清·李铎	1865年琴城小安山房刻本
18	《纪效新书》	清·黄云台	中国中医科学院所藏抄本
19	《温氏医案》	清·温存厚	1886年温存厚自刻本
20	《外证医案汇编》	清·佚名	1894年苏州绿荫堂刻本
21	《紫来堂方案》	清·沈安伯	1894年王霖抄本
22	《金子久医案》	清·金子久	1927年上海江东书局铅印本
23	《诊视要编》	清·李桂庭	1915年抄本
24	《王旭高临证医案》	清·王旭高	1936年、1937年《珍本医书集成》世界书局铅印本

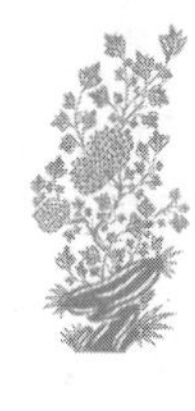

续表

序号	书名	作者	版本
25	《医案》	清·赵廷玉	1907年《赵双修医书十四种》抄本
26	《吴古年先生方案》	清·凌晓五	中国中医科学院图书馆馆藏抄本
27	《分类医案》	清·佚名	中国中医科学院图书馆馆藏抄本
28	《也是山人医案》	清·周小农	1936年《珍本医书集成》铅印本
29	《张履成先生医案》	清·张履成	中国中医科学院图书馆馆藏抄本
30	《医案》	清·佚名	中国中医科学院图书馆馆藏抄本
31	《医案备览》	清·红杏村人	中国中医科学院图书馆馆藏抄本

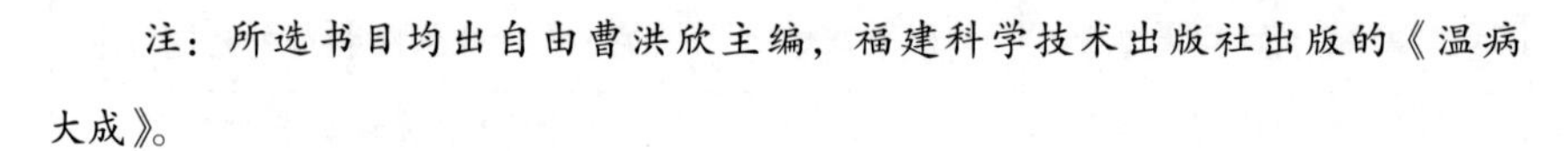

注：所选书目均出自由曹洪欣主编，福建科学技术出版社出版的《温病大成》。

附录四　专著部分含有芳香药物方剂汇总表

序号	方名	出处及作者	芳香药	非芳香药
1	达原饮	《温疫论》 明·吴又可	厚朴、草果仁、芍药	槟榔、知母、黄芩、甘草
	吴氏达原饮	《广瘟疫论》 清·戴天章	厚朴、草果仁、芍药	槟榔、知母、黄芩、甘草
	达原饮	《治疫全书》 清·熊立品	厚朴、草果仁、芍药	槟榔、知母、黄芩、甘草
	达原饮	《温证指归》 清·周杓元	厚朴、草果仁、芍药	槟榔、知母、黄芩、甘草
	达原饮	《四时病机》 清·邵步青	厚朴、草果仁、芍药	槟榔、知母、黄芩、甘草
	达原饮	《增订伤暑全书》 明·张凤逵	厚朴、草果仁、芍药	槟榔、知母、黄芩、甘草
2	三消饮	《温疫论》 明·吴又可	草果、厚朴、白芍、羌活、柴胡、姜	槟榔、甘草、知母、黄芩、大黄、葛根、枣
	三消饮	《增订伤暑全书》 明·张凤逵	草果、厚朴、白芍、羌活、柴胡、姜	槟榔、甘草、知母、黄芩、大黄、葛根、枣
	三消饮	《广瘟疫论》 清·戴天章	草果、厚朴、白芍、羌活、柴胡、姜	槟榔、甘草、知母、黄芩、大黄、葛根、枣
	三消饮	《治疫全书》 清·熊立品	草果、厚朴、白芍、羌活、柴胡、姜	槟榔、甘草、知母、黄芩、大黄、葛根、枣
3	芍药汤	《温疫论》 明·吴又可	白芍药、当归、厚朴、姜	槟榔、甘草
	芍药汤	《瘟疫辨论》 清·马印麟	白芍药、当归、厚朴（姜汁炒）、姜	槟榔、甘草
4	柴胡汤	《温疫论》 明·吴又可	柴胡、陈皮、生姜	黄芩、甘草、大枣

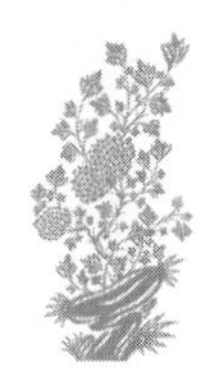

续表

序号	方名	出处及作者	芳香药	非芳香药
5	托里举斑汤	《温疫论》明·吴又可	白芍、当归、白芷、柴胡、姜	升麻、穿山甲（炙黄）
	托里举斑汤	《瘟疫辨论》清·马印麟	白芍、当归、白芷、柴胡	升麻、穿山甲末
	吴氏举斑汤	《广瘟疫论》清·戴天章	白芍、当归、白芷、柴胡	升麻、穿山甲（炙黄）
6	清燥养营汤	《温疫论》明·吴又可	当归身、白芍、陈皮	知母、天花粉、甘草、地黄汁
	吴氏清燥养荣汤	《广瘟疫论》清·戴天章	当归身、白芍、陈皮	知母、天花粉、甘草、生地汁、灯心
	清燥养荣汤	《瘟疫条辨摘要》清·吕田	归身、白芍、陈皮	知母、花粉、甘草、生地汁、灯心草
	清燥养荣汤	《重订广温热论》清·何廉臣	白归身、白芍、新会皮	白知母、天花粉、生地汁、炙甘草、灯心
7	柴胡养营汤	《温疫论》明·吴又可	柴胡、陈皮、当归、白芍、姜	黄芩、甘草、生地、知母、天花粉
	吴氏柴胡养荣汤	《广瘟疫论》清·戴天章	柴胡、陈皮、当归、白芍、生姜	黄芩、甘草、生地、知母、花粉、大枣
	柴胡养荣汤	《瘟疫条辨摘要》清·吕田	柴胡、陈皮、当归、白芍	黄芩、甘草、生地、知母、花粉、大枣、蝉蜕、僵蚕（酒炒）
8	承气养营汤	《温疫论》明·吴又可	当归、芍药、厚朴、姜	知母、生地、大黄、枳实、
	吴氏承气养荣汤	《广瘟疫论》清·戴天章	当归、芍药、厚朴、姜	知母、生地黄、大黄、枳实、
	承气养荣汤	《瘟疫条辨摘要》清·吕田	当归、芍药、厚朴、姜	知母、生地、大黄、枳实、
9	瓜贝养营汤	《温疫论》明·吴又可	橘红、白芍药、当归、紫苏子、姜	知母、花粉、贝母、瓜蒌实
	吴氏蒌贝养荣汤	《广瘟疫论》清·戴天章	橘红、白芍药、当归、紫苏子	知母、花粉、贝母、瓜蒌实
	贝母养荣汤	《瘟疫条辨摘要》清·吕田	橘红、白芍、当归、苏子	知母、花粉、贝母、瓜蒌仁
10	柴胡清燥汤	《温疫论》明·吴又可	柴胡、陈皮、姜	黄芩、花粉、甘草、知母、枣
	柴胡清燥汤	《瘟疫辨论》清·马印麟	柴胡、陈皮、姜	黄芩、花粉、甘草、知母、枣

续表

序号	方名	出处及作者	芳香药	非芳香药
	吴氏柴胡清燥汤	《广瘟疫论》清・戴天章	柴胡、陈皮、姜	黄芩、花粉、甘草、知母、枣
11	参附养营汤	《温疫论》明・吴又可	当归、白芍、干姜（炒）	生地、人参、附子（炮）
	吴氏参附养荣汤	《广瘟疫论》清・戴天章	当归、白芍、干姜（炒）	生地、人参、附子（炮）
12	半夏藿香汤	《温疫论》明・吴又可	真藿香、干姜（炒）、广陈皮、炒白术	白茯苓、甘草
13	人参养营汤	《温疫论》明・吴又可	当归身、白芍药、陈皮	人参、麦冬、辽五味、地黄、知母、甘草
	吴氏人参养荣汤	《广瘟疫论》清・戴天章	归身、白芍药、陈皮	人参、麦冬、辽五味、地黄、知母、甘草
	吴氏人参养荣汤	《瘟疫条辨摘要》清・吕田	归身、白芍、陈皮	人参、麦冬、五味、地黄、知母、甘草、黄芪
14	黄龙汤	《温疫论》明・吴又可	厚朴、当归	大黄、枳实、芒硝、人参、地黄
15	安神养血汤	《温疫论》明・吴又可	当归、芍药、陈皮	茯神、枣仁、远志、桔梗、地黄、甘草、龙眼肉
	吴氏安神养血汤	《广瘟疫论》清・戴天章	当归、芍药、陈皮	茯神、枣仁、远志、桔梗、地黄、甘草、龙眼肉
	安神养血汤	《瘟疫条辨摘要》清・吕田	当归、白芍、陈皮	茯神、枣仁、远志、桔梗、生地、甘草、元肉
	安神养血汤	《重订广温热论》清・何廉臣	归身、生白芍、新会皮	辰茯神、炒枣仁、远志肉、桔梗、大生地、炙甘草
16	小儿太极丸	《温疫论》明・吴又可	麝香、冰片	天竺黄、胆星、大黄、僵蚕
17	避瘟解毒汤	《瘟疫辨论》清・马印麟	金银花、荆芥、葱头	蒲公英、紫花地丁
18	运气五瘟丹	《瘟疫发源》清・马印麟	南香附、真紫苏叶	甘草、黄芩、黄柏、栀子、黄连
	运气五瘟丹	《温热暑疫全书》清・周扬俊	香附、紫苏	甘草梢、黄芩、黄柏、山栀子、黄连、大黄

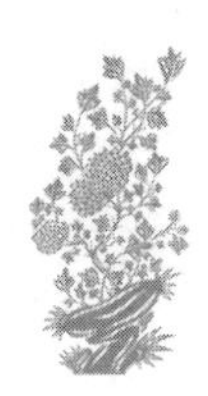

续表

序号	方名	出处及作者	芳香药	非芳香药
19	六神通解散	《广瘟疫论》清·戴天章	川芎、羌活、细辛、麻黄、苍术、豆豉、葱、姜	甘草、黄芩、石膏、滑石
20	九味羌活汤	《广瘟疫论》清·戴天章	羌活、防风、细辛、苍术、白芷、川芎、姜、葱白	黄芩、生地、甘草
	九味羌活汤	《治疫全书》清·熊立品	羌活、防风、细辛、苍术、白芷、川芎、姜、葱	黄芩、生地、甘草
	九味羌活汤	《温证指归》清·周杓元	羌活、防风、细辛、苍术、白芷、川芎、姜、葱	黄芩、生地、甘草
	九味羌活汤	《时病论》清·雷丰	羌活、防风、细辛、苍术、白芷、川芎、姜、葱	黄芩、生地、甘草
21	大羌活汤	《广瘟疫论》清·戴天章	羌活、防风、细辛、苍术、川芎、白术、独活	黄芩、生地、甘草、防已、知母、黄连
22	人参败毒散	《广瘟疫论》清·戴天章	柴胡、前胡、羌活、独活、川芎、薄荷、姜	人参、茯苓、甘草、枳壳、桔梗
	人参败毒散	《治疫全书》清·熊立品	柴胡、前胡、羌活、独活、川芎	人参、茯苓、甘草、枳壳、桔梗
	人参败毒散	《温热朗照》清·缪遵义	柴胡、前胡、羌活、独活、川芎、姜	人参、茯苓、甘草、枳壳、桔梗
23	四物汤	《广瘟疫论》清·戴天章	川芎、当归、白芍	熟地
24	柴葛解肌汤	《广瘟疫论》清·戴天章	柴胡、芍药、羌活、白芷、姜	葛根、甘草、黄芩、桔梗、枣
	柴葛解肌汤	《治疫全书》清·熊立品	柴胡、芍药、羌活、白芷	葛根、甘草、黄芩、桔梗
25	归脾汤	《广瘟疫论》清·戴天章	白术、木香、当归、白芍、姜	人参、黄芪、茯神、枣仁、远志、炙甘草、桂圆肉、枣
26	清燥汤	《广瘟疫论》清·戴天章	炒苍术、炒白术、陈皮、柴胡、当归	黄芪、人参、茯苓、黄连、黄柏、甘草、猪苓、泽泻、升麻、五味子、神曲、麦冬、生地黄

续表

序号	方名	出处及作者	芳香药	非芳香药
27	大柴胡汤	《广瘟疫论》清·戴天章	柴胡、白芍、生姜	半夏、大黄、枳实、黄芩、枣
28	补中益气汤	《广瘟疫论》清·戴天章	炒白术、陈皮、当归、炒柴胡、姜	人参、黄芪、炙草、蜜炙升麻、枣
29	防风通圣散（双解散）	《广瘟疫论》清·戴天章	防风、当归、芍药、荆芥、麻黄、薄荷、白术、川芎、姜、葱白、连翘	大黄、芒硝、栀子、甘草、石膏、滑石、黄芩、桔梗
	防风通圣散（双解散）	《治疫全书》清·熊立品	防风、当归、芍药、荆芥、麻黄、薄荷、白术、川芎、姜、葱白、连翘	大黄、芒硝、栀子、甘草、石膏、滑石、黄芩、桔梗
	双解散	《治疫全书》清·熊立品	防风、当归、芍药、荆芥、麻黄、薄荷、白术姜汁拌生用、川芎、姜、连翘	大黄、芒硝、栀子、甘草、石膏、滑石、黄芩、桔梗
	增损双解散	《温证指归》清·周杓元	广姜黄、防风、薄荷叶、荆芥穗、当归、连翘	白僵蚕、全蝉蜕、黄连、栀子、黄芩、桔梗、石膏、滑石、甘草、酒浸大黄、芒硝
	增损双解散	《伤寒瘟疫条辨》清·杨璿	广姜黄、防风、薄荷叶、荆芥穗、当归、白芍、连翘	白僵蚕、全蝉蜕、黄连、栀子、黄芩、桔梗、石膏、滑石、甘草、大黄（酒浸）、芒硝
	增损双解散	《瘟疫条辨摘要》清·吕田	广姜黄、防风、薄荷叶、芥穗、当归、白芍（酒炒）、连翘	僵蚕（酒炒）、蝉蜕、黄连、栀子、黄芩、桔梗、石膏（煅）、滑石、甘草、大黄（酒浸）、芒硝
	防风通圣散	《重订广温热论》清·何廉臣	防风、全当归、生白芍、荆芥穗、麻黄、苏薄荷、白术、川芎、生姜、青连翘	生锦纹、元明粉、焦山栀、生甘草、生石膏、飞滑石、青子芩、白桔梗
30	逍遥散	《广瘟疫论》清·戴天章	柴胡、当归、白芍、白术、薄荷、姜	茯苓、甘草

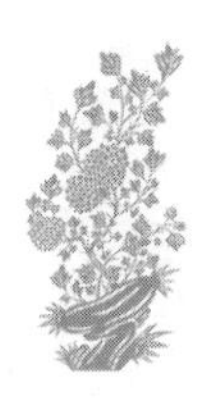

续表

序号	方名	出处及作者	芳香药	非芳香药
31	葛根葱白汤	《广瘟疫论》清·戴天章	芍药、川芎、生姜、葱白	葛根、知母
	葛根葱白汤	《重订广温热论》清·何廉臣	生芍药、川芎、鲜生姜、鲜葱白	生葛根、白知母
32	平胃散	《广瘟疫论》清·戴天章	苍术、厚朴、陈皮、姜	甘草、枣
	平胃散	《四时病机》清·邵步青	苍术、厚朴、陈皮、姜	甘草、枣
	平胃散	《温热经纬》清·王孟英	茅山苍术、紫厚朴（姜汁炒）、陈皮、姜	炙甘草
33	藿香正气散	《广瘟疫论》清·戴天章	藿香、紫苏、陈皮、苍术、白芷、厚朴、姜	大腹皮、甘草、桔梗、茯苓、半夏曲、枣
	藿香正气散	《温证指归》清·周杓元	藿香、紫苏、陈皮、白术、白芷、厚朴、姜	大腹皮、甘草、桔梗、茯苓、半夏曲、枣
	藿香正气散	《瘟疫条辨摘要》清·吕田	藿香、紫苏、陈皮、白术、白芷（土炒）、厚朴（姜炒）、姜	大腹皮、甘草、桔梗、茯苓、半夏、枣
	藿香正气散	《重订广温热论》清·戴天章 何廉臣	杜藿香、紫苏、广皮、生晒术、白芷、真川朴、春砂仁	炙甘草、苦桔梗、带皮苓、姜半夏
	藿香正气散	《温热朗照》清·缪遵义	藿香、紫苏、橘红、白芷（土炒）、白术、厚朴（姜炒）、姜	炙甘草、桔梗、白茯苓、制半夏
	藿香正气散	《温热经纬》清·王孟英	藿香、苏叶、陈皮、白芷、白术、厚朴	炙甘草、桔梗、茯苓、半夏、大腹皮
	藿香正气散	《时病论》清·雷丰	藿香、紫苏、陈皮、苍术、白芷、厚朴、姜	大腹皮、甘草、桔梗、茯苓、曲、枣、半夏
	藿香正气散	《温热暑疫全书》清·周扬俊	藿香、紫苏叶、陈皮、白术（土炒）、白芷、厚朴（姜汁炒）、姜	大腹皮、炙甘草、桔梗、茯苓、枣、半夏
34	橘皮半夏汤	《广瘟疫论》清·戴天章	橘皮、姜	半夏

续表

序号	方名	出处及作者	芳香药	非芳香药
35	荆防败毒散	《广瘟疫论》清·戴天章	荆芥、防风、柴胡、羌活、独活、前胡、薄荷、川芎	枳壳、人参、甘草、桔梗、茯苓
	荆防败毒散	《温证指归》清·周杓元	荆芥、防风、柴胡、羌活、独活、前胡、薄荷、川芎	枳壳、甘草、桔梗、茯苓
36	四君子汤	《广瘟疫论》清·戴天章	白术、姜	人参、茯苓、炙甘草、枣
37	异功散	《广瘟疫论》清·戴天章	白术、陈皮、姜	人参、茯苓、炙甘草、枣
38	普济消毒饮	《广瘟疫论》清·戴天章	橘红、柴胡、薄荷、连翘	黄芩、黄连、人参、元参、生草、桔梗、鼠粘子、板蓝根、马勃、白僵蚕、升麻
	普济消毒饮	《治疫全书》清·熊立品	陈皮、柴胡、连翘	黄芩、黄连、人参、甘草、桔梗、鼠粘子、板蓝根、马勃、白僵蚕、天麻、玄参
	普济消毒饮	《温证指归》清·周杓元	陈皮、柴胡、薄荷、连翘	黄芩（酒炒）、黄连（酒炒）、甘草、桔梗、牛蒡、板蓝根、马勃、僵蚕、天麻、玄参
	普济消毒饮	《重订广温热论》清·何廉臣	广橘红、川柴胡、苏薄荷	青子芩（酒炒）、小川连（酒炒）、生甘草、白桔梗、炒牛蒡、板蓝根、苏马勃、白僵蚕、天麻、元参
	普济消毒饮	《四时病机》清·邵步青	柴胡、薄荷、连翘、白芷	黄芩、黄连、甘草、桔梗、牛蒡、板蓝根、马勃、制蚕、元参、升麻
39	风温葳蕤汤	《治疫全书》清·熊立品	羌活、青木香、川芎	葳蕤、石膏、葛根、白薇、杏仁、甘草
40	金沸草散	《治疫全书》清·熊立品	前胡、细辛、荆芥、姜	旋覆花、赤苓、甘草、杏霜、枣
41	茯苓白术汤	《治疫全书》清·熊立品	白术、干姜、桂枝	茯苓、甘草

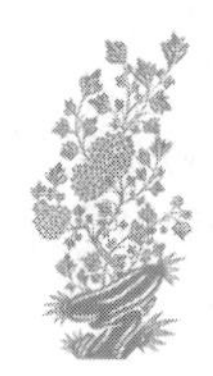

续表

序号	方名	出处及作者	芳香药	非芳香药
42	不换金正气散	《治疫全书》清·熊立品	厚朴、陈皮、藿香、苍术、姜	半夏、甘草、枣
	不换金正气散	《四时病机》清·邵步青	厚朴、陈皮、藿香、苍术	半夏、甘草
	不换金正气散	《温热经纬》清·王孟英	厚朴（姜炒）、陈皮、藿香、苍术（炒黄）	半夏、炙甘草
43	除湿汤	《治疫全书》清·熊立品	羌活、防风、藁本、苍术、姜	升麻、枣
	除湿汤	《温热朗照》清·缪遵义	苍术、厚朴、陈皮、白术、藿香、生姜	甘草、半夏、茯苓、大枣
44	香薷饮	《治疫全书》清·熊立品	香薷、厚朴	扁豆
	香薷饮	《温热朗照》清·缪遵义	香薷、厚朴	白扁豆
	香薷饮	《时病论》清·雷丰	香薷、制厚朴	扁豆
	香薷饮	《温热暑疫全书》清·周扬俊	香薷、制厚朴	白扁豆
	香薷饮	《增订伤暑全书》明·张凤逵	香薷、厚朴（姜炙）	白扁豆（微炒）
45	温胆汤	《治疫全书》清·熊立品	陈皮、柴胡、姜	半夏、枳实、茯苓、甘草、竹茹、人参、麦冬、枣
	《集验》温胆汤	《温热朗照》清·缪遵义	陈皮、生姜	半夏、枳实、茯苓、甘草、竹茹、枣
46	四妙汤	《治疫全书》清·熊立品	金银花、当归尾	黄芪、甘草节
47	人中黄丸	《治疫全书》清·熊立品	苍术、防风、香附	大黄、黄连、黄芩、人参、桔梗、滑石、人中黄、灯心草
48	如意丹	《治疫全书》清·熊立品	柴胡、川椒、肉桂、吴萸、当归、菖蒲、白姜、薄荷、川朴	川乌、槟榔、人参、茯苓、黄连、紫菀、桔梗、皂角、巴豆、灯心草、朱砂
49	牛蒡连芩汤	《治疫全书》清·熊立品	荆芥、防风	黄连（酒炒）、黄芩（酒炒）、桔梗、牛蒡子、玄参、大黄（酒炒）、石膏、甘草

续表

序号	方名	出处及作者	芳香药	非芳香药
50	连翘败毒散	《治疫全书》清·熊立品	羌活、独活、荆芥、防风、柴胡、归尾（酒洗）、苏木、连翘	升麻、桔梗、甘草、牛蒡子、红花（酒洗）、天花粉
	连翘败毒散	《重订广温热论》清·何廉臣	苏薄荷、荆芥、银花、羌活、独活、防风、青连翘	赤芍、炒牛蒡、苦桔梗、生甘草、白蒺藜、象贝母
	连翘败毒散	《时病论》清·雷丰	羌活、独活、荆芥、防风、柴胡、归尾（酒洗）、苏木、连翘	升麻、桔梗、粉甘草、牛蒡子、红花（酒洗）、天花粉
51	太仓公避瘟丹	《治疫全书》清·熊立品	苍术、白术、羌活、细辛、紫草、防风、独活、藁本、白芷、香附、当归、荆芥、官桂、甘松、山柰、麻黄、芍药、麝香	台乌、黄连、川乌、草乌、天麻、皂角、甘草
	太仓公避瘟丹	《松峰说疫》清·刘奎	苍术、白术、羌活、细辛、防风、独活、藁本、白芷、香附、当归、荆芥、官桂、甘松、山柰、麻黄、芍药、麝香、川芎、柴胡	黄连、草乌、天麻、牙皂、甘草
52	太乙灵通方应神丹	《二神析义》清·陈良佐	麝香、茅山苍术、麻黄、明雄黄、公丁香	甘草、锦纹大黄、杜蟾酥、辰砂、明天麻
53	增损大柴胡汤	《伤寒瘟疫条辨》清·杨璿	柴胡、薄荷、陈皮、白芍、广姜黄	黄芩、黄连、黄柏、栀子、枳实、大黄、白僵蚕（酒炒）、全蝉蜕
	增损大柴胡汤	《温证指归》清·周杓元	柴胡、薄荷、陈皮、白芍、广姜黄	黄芩、黄连、黄柏、栀子、枳实、大黄、白僵蚕、全蝉蜕
	增损大柴胡汤	《瘟疫条辨摘要》清·吕田	柴胡、薄荷、陈皮、白芍、广姜黄	黄芩、黄连、黄柏、栀子、枳实、大黄、白僵蚕、全蝉蜕

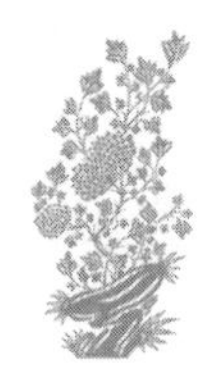

续表

序号	方名	出处及作者	芳香药	非芳香药
54	加味凉膈散	《伤寒瘟疫条辨》清·杨璿	广姜黄、薄荷、连翘（去心）	白僵蚕、蝉蜕、黄连、栀子、大黄、芒硝、甘草、竹叶
	加味凉膈散	《瘟疫条辨摘要》清·吕田	广姜黄、薄荷、连翘（去心）	僵蚕（酒炒）、蝉蜕、黄连、栀子、大黄、芒硝、甘草、竹叶
55	增损三黄石膏汤	《伤寒瘟疫条辨》清·杨璿	薄荷、豆豉	石膏、白僵蚕、蝉蜕、黄连、黄柏（盐水微炒）、黄芩、栀子、知母
	增损三黄石膏汤	《瘟疫条辨摘要》清·吕田	薄荷、豆豉	石膏、白僵蚕、蝉蜕、黄连、黄柏（盐水微炒）、黄芩、栀子、知母
56	清化汤	《伤寒瘟疫条辨》清·杨璿	金银花、泽兰叶、广皮、连翘（去心）	白僵蚕（酒炒）、蝉蜕、黄芩、黄连（炒栀）、龙胆草（酒炒）、元参、桔梗、白附子（炮）、甘草
	清化汤	《瘟疫条辨摘要》清·吕田	金银花、泽兰叶、橘红、连翘（去心）	僵蚕（酒炒）、全蝉蜕、黄芩、黄连、栀子（炒研）、胆草（酒炒）、元参、桔梗、白附子（炮）、甘草
57	大清凉汤	《伤寒瘟疫条辨》清·杨璿	当归、金银花、泽兰	丹皮、白僵蚕（酒炒）、蝉蜕、全蝎、生地、泽泻、木通、车前子（炒研）、黄连（姜汁炒）、黄芩、栀子（炒黑）、五味子、麦冬（去心）、龙胆草（酒炒）、知母、甘草
	大清凉汤	《温证指归》清·周杓元	当归、金银花、泽兰	丹皮、白僵蚕（酒炒）、蝉蜕、全蝎、生地、泽泻、木通、车前子（炒研）、黄连（姜汁炒）、黄芩、栀子（炒黑）、五味子、麦冬（去心）、龙胆草（酒炒）、知母、甘草

续表

序号	方名	出处及作者	芳香药	非芳香药
	大清凉汤	《瘟疫条辨摘要》清·吕田	当归、金银花、泽兰	丹皮、僵蚕（酒炒）、全蝉蜕、全蝎、生地（酒洗）、泽泻、木通、车前子（炒研）、黄连（姜汁炒）、黄芩、栀子（炒黑）、五味子、麦冬（去心）、龙胆草（酒炒）、知母、甘草
58	小清凉汤	《伤寒瘟疫条辨》清·杨璿	银花、泽兰、当归、紫草、丹皮	白僵蚕（炒）、蝉蜕、生地、石膏、黄连、黄芩、栀子（酒炒）
	小清凉汤	《温证指归》清·周杓元	银花、泽兰、当归、紫草、丹皮	白僵蚕（炒）、蝉蜕、生地、石膏、黄连、黄芩、栀子（酒炒）
	小清凉汤	《瘟疫条辨摘要》清·吕田	银花、泽兰、当归、紫草、丹皮	白僵蚕（炒）、蝉蜕、生地、石膏、黄连、黄芩、栀子（酒炒）
59	加味六一顺气汤	《伤寒瘟疫条辨》清·杨璿	柴胡、白芍、厚朴	白僵蚕（酒炒）、蝉蜕、大黄（酒浸）、芒硝、黄连、黄芩、甘草、枳实
	加味六一顺气汤	《温证指归》清·周杓元	柴胡、白芍、厚朴	僵蚕、蝉蜕、大黄（酒浸）、芒硝、黄连、黄芩、甘草、枳实
	加味六一顺气汤	《瘟疫条辨摘要》清·吕田	柴胡、白芍、厚朴	僵蚕（酒炒）、蝉蜕、大黄（酒浸）、芒硝、黄连、黄芩、甘草、枳实
60	玉枢丹（紫金锭）	《伤寒瘟疫条辨》清·杨璿	明雄黄、麝香	山慈菇、川文蛤、红芽大戟、千金子、朱砂
	玉枢丹（紫金锭）	《瘟疫条辨摘要》清·吕田	明雄黄、麝香	山慈菇、川文蛤、红芽大戟、千金子、朱砂
	太乙玉枢丹	《四时病机》清·邵步青	雄黄、麝香	山慈菇、川文蛤、红芽大戟、千金子、朱砂

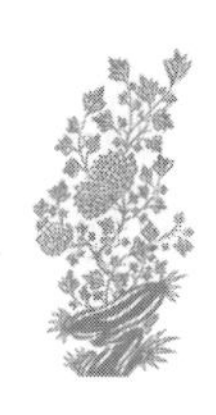

续表

序号	方名	出处及作者	芳香药	非芳香药
61	拨正散	《伤寒瘟疫条辨》清·杨璿	荜茇、雄黄、冰片、麝香	火硝
	拨正散	《瘟疫条辨摘要》清·吕田	荜茇、雄黄、冰片、麝香	火硝
62	三和汤	《伤寒瘟疫条辨》清·杨璿	当归（酒洗）、川芎、软柴胡、金银花、泽兰叶	粉丹皮、桃仁、红花（酒洗）、益母草、栀子、黄芩、白僵蚕（酒炒）、蝉蜕、生甘草
	三合汤	《瘟疫条辨摘要》清·吕田	当归（酒洗）、川芎、软柴胡、金银花、泽兰叶	粉丹皮、桃仁、红花（酒洗）、益母草、栀子、黄芩、白僵蚕（酒炒）、全蝉蜕、生甘草
63	金豆解毒煎	《松峰说疫》清·刘奎	金银花、陈皮	绿豆、生甘草、蝉蜕、井花水、僵蚕
64	取汗方	《松峰说疫》清·刘奎	苍术、羌活、姜汁	白矾
65	掌中金	《松峰说疫》清·刘奎	苍术、姜（温病用生姜、伤寒用干姜）	飞白矾、银朱
66	发汗散	《松峰说疫》清·刘奎	雄黄、麝香	辰砂、火硝、金箔
67	普济五瘟丹	《松峰说疫》清·刘奎	冰片、麻黄	牛黄、琥珀、生甘草
68	除秽靖瘟丹	《松峰说疫》清·刘奎	苍术、降真香、川芎、细辛、白檀香、羌活、藁本、白芷、荆芥、干姜、桂枝、川椒、山柰、甘松、桂皮、明雄黄、乳香、没药	大黄、虎头骨、斧头木、猬皮、山甲、羚羊角、红枣、附子、煅灶灰、排草、朱砂
69	苍降返魂香	《松峰说疫》清·刘奎	苍术、降真香	艾叶
70	黑膏	《松峰说疫》清·刘奎	淡豆豉、麝香、雄黄	生地
71	地荷煎	《松峰说疫》清·刘奎	薄荷、麝香	生地

续表

序号	方名	出处及作者	芳香药	非芳香药
72	避瘟丹	《松峰说疫》清·刘奎	苍术、乳香、甘松、细辛、芸香、降真香	
73	福建香茶饼	《松峰说疫》清·刘奎	沉香、白檀、儿茶、麝香、冰片	粉草
74	透顶清凉散	《松峰说疫》清·刘奎	白芷、细辛、当归、明雄黄	牙皂
75	神圣避瘟丹	《松峰说疫》清·刘奎	苍术、香附、羌活、独活、甘松、山柰、白芷、雄黄	赤箭、大黄
76	老君神明散	《松峰说疫》清·刘奎	苍术、细辛、	桔梗、附子、乌头
77	藜芦散（赤散）	《松峰说疫》清·刘奎	干姜、细辛、桂枝、	藜芦、丹皮、踯躅、皂角、附子、朱砂
78	屠苏酒	《松峰说疫》清·刘奎	白术、川椒、防风、桂枝	大黄、桔梗、乌头、葳蕤
79	避瘟丹	《松峰说疫》清·刘奎	乳香、苍术、细辛、川芎、降真、白檀	生草
80	不染瘟方	《松峰说疫》清·刘奎	雄黄、苍术	赤小豆
81	杀鬼丹	《松峰说疫》清·刘奎	雄黄、木香、白术、麝香	虎头骨、桃枭、斧头木、桃仁、朱砂、犀角屑、鬼箭羽
82	松峰审定五瘟丹（一曰凉水金丹，二曰代天宣化丹）	《松峰说疫》清·刘奎	香附、苏叶、苍术、陈皮、明雄黄	甘草、黄芩、黄柏、栀子、黄连、朱砂
83	柴葛煎	《松峰说疫》清·刘奎	柴胡、白芍、连翘	干葛、黄芩、甘草
84	灵瘀避瘟丹	《松峰说疫》清·刘奎	苍术、降香、雄黄、柏叶、丹参、桂枝、藿香、白芷、菖蒲、羌活、独活、唵叭香	硫黄、硝石、桃头、雄狐粪、升麻、商陆根、大黄、雌黄、赤小豆、仙茅、朱砂、鬼箭羽
85	人马平安行军散	《松峰说疫》清·刘奎	明雄黄、乳香、没药、冰片、麝香	朱砂、火硝、枯矾、儿茶、硼砂

续表

序号	方名	出处及作者	芳香药	非芳香药
86	六合定中丸	《松峰说疫》清・刘奎	苏叶、真藿香、丁香、白檀、香薷、木香	宣木瓜、甘草
87	六合定中丸	《瘟疫条辨摘要》清・吕田	苏叶、藿香、檀香、木香、厚朴、羌活、柴胡	香薷、木瓜、赤苓、甘草、枳壳
88	神曲煎	《松峰说疫》清・刘奎	青皮、芫荽	神曲、葛根、枳实、红曲
89	清气饮	《辨疫琐言》清・李炳	银花、广藿香、苏叶、广皮	杏霜、桔梗、蝉蜕、神曲、谷芽、半夏、赤茯苓
90	消风败毒散	《温证指归》清・周杓元	荆芥、防风、柴胡、羌活、独活、前胡、薄荷、川芎、陈皮、藿香	枳壳、桔梗、茯苓、甘草、厚朴、僵蚕、蝉蜕
91	加味太极丸	《温证指归》清・周杓元	广姜黄、冰片	白僵蚕（酒炒）、全蝉蜕、川大黄、天竺黄、胆星、西牛黄
	加味太极丸	《瘟疫条辨摘要》清・吕田	广姜黄、冰片	白僵蚕（酒炒）、全蝉蜕、川大黄、天竺黄、胆星、
92	五瘟丹	《瘟疫条辨摘要》清・吕田	紫苏、香附	黄连、黄柏、黄芩、甘草、大黄、朱砂
93	加味败毒散	《瘟疫条辨摘要》清・吕田	羌活、前胡、芥穗、薄荷	牛子、枳壳、元参、马勃、桔梗、黄芩、射干、僵蚕、人中黄
94	寸金丹	《瘟疫条辨摘要》清・吕田	乌药、防风、羌活、藿香叶、薄荷、木香、制苍术、香附、砂仁、炒白豆蔻、陈皮、川芎、白芷、前胡、草果仁、姜汁	半夏、赤苓、枳壳、炙甘草、生神曲、炒神曲
95	菩提丸	《瘟疫条辨摘要》清・吕田	陈皮、南苍术（炒）、砂仁（炒）、香附（酒炒）、藿香、南薄荷、苏叶、紫厚朴（姜炒）	制半夏（姜炒）、枳壳（炒）、茯苓、炒白扁豆、茯苓、山楂、神曲（炒）、麦芽（炒）、生甘草、黄芩（酒炒）

续表

序号	方名	出处及作者	芳香药	非芳香药
96	藿朴夏苓汤	《重订广温热论》清·何廉臣	杜藿香、真川朴、白蔻末、淡香豉	姜半夏、赤苓、光杏仁、生苡仁、猪苓、建泽泻
97	茵陈胃苓汤	《重订广温热论》清·何廉臣	杜苍术、炒广皮、生晒术、西茵陈、川桂枝	真川朴、浙苓、建泽泻、猪苓、炙甘草
98	清热渗湿汤	《重订广温热论》清·何廉臣	制苍术、生晒术	焦川柏、小川连、泽泻、淡竹叶、生甘梢、赤苓
99	藿香左金汤	《重订广温热论》清·何廉臣	杜藿香、吴茱萸、广皮	小川连、姜半夏、炒枳壳、炒车前、赤苓、六一散、细木通、建泽泻、猪苓
100	连朴饮	《重订广温热论》清·何廉臣	石菖蒲、真川朴、香豉	小川连、制半夏、焦山栀、活水芦根
101	星香导痰丸	《重订广温热论》清·何廉臣	香附子、陈皮、姜汁	制南星、制半夏
102	沉香百消曲	《重订广温热论》清·何廉臣	制香附、上沉香	五灵脂、黑丑、白丑
103	加味连茹橘半汤	《重订广温热论》清·何廉臣	广皮、鲜石菖蒲根叶	小川连、青子芩、龙胆草、仙露夏、鲜竹茹、鲜茅根
104	昌阳泻心汤	《重订广温热论》清·何廉臣	鲜石菖蒲、苏叶、真川朴	条芩、仙露夏、小川连、紫菀、鲜竹茹、鲜琵琶、活水芦根
105	太乙紫金丹	《重订广温热论》清·何廉臣	苏合油、白檀香、安息香、明雄黄、当门子、梅冰	山慈菇、川文蛤、大戟、千金霜、琥珀
106	厥证返魂丹	《重订广温热论》清·何廉臣	明雄黄、麝香	飞辰砂、生玳瑁、白芥子
107	朴黄丸	《重订广温热论》清·何廉臣	陈皮、木香、真川朴	制锦纹
108	神芎导水丸	《重订广温热论》清·何廉臣	苏薄荷、川芎	生锦纹、青子芩、炒黑丑、飞滑石、小川连
109	陆氏润字丸	《重订广温热论》清·何廉臣	前胡、广陈皮、白术、姜汁	酒炒锦纹、制半夏、山楂肉、天花粉、枳实、槟榔

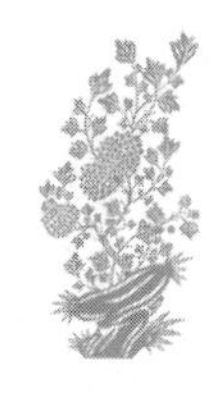

续表

序号	方名	出处及作者	芳香药	非芳香药
110	石氏犀地汤	《重订广温热论》清・何廉臣	银花、广郁金、姜汁、鲜石菖蒲根叶、青连翘	白犀角、鲜生地、雅梨汁、淡竹沥、活水芦根、灯心
111	瓜霜紫雪丹	《重订广温热论》清・何廉臣	青木香、上沉香、公丁香、麝香、冰片	白犀角、羚羊角、寒水石、石膏、灵磁石、飞滑石、元参、升麻、朱砂、生甘草、金箔、西瓜硝
112	紫雪丹方	《温病条辨》清・吴鞠通	木香、沉香、丁香、麝香	滑石、石膏、寒水石、磁石、羚羊角、犀角、升麻、元参、炙甘草、朴硝、硝石、辰砂
	紫雪丹方	《四时病机》清・邵步青	木香、沉香、丁香、麝香	滑石、石膏、寒水石、磁石、羚羊角、犀角、升麻、元参、生甘草、朴硝、硝石、辰砂、黄金
	紫雪	《温热经纬》清・王孟英	青木香、沉香、丁香、麝香	滑石、石膏、寒水石、磁石、羚羊角屑、犀角屑、升麻、元参、炙甘草、朴硝、硝石、朱砂、黄金
	紫雪	《时病论》清・雷丰	木香、沉香、丁香、麝香	滑石、石膏、寒水石、磁石、羚羊角、犀角、升麻、元参、甘草、朴硝、硝石、辰砂、黄金
113	邵氏热郁汤	《重订广温热论》清・何廉臣	苏薄荷、广郁金、青蒿露、青连翘	瓜蒌皮、焦栀子、青子芩、生甘草、桔梗、鲜竹叶
114	犀地桑丹汤	《重订广温热论》清・何廉臣	冬桑叶、老紫草、青蒿脑、池菊花、青连翘	丹皮、白犀角、鲜生地、生山栀、子芩、元参心、知母
115	青蒿鳖甲煎	《重订广温热论》清・何廉臣	青蒿脑、霜桑叶	丹皮、生鳖甲、鲜生地、白知母、地骨皮、银柴胡
116	雄黄解毒丸	《重订广温热论》清・何廉臣	腰黄、广郁金、银花	巴霜、朱砂

续表

序号	方名	出处及作者	芳香药	非芳香药
117	《局方》妙香丸	《重订广温热论》清·何廉臣	头梅冰、麝香	巴豆霜、西牛黄、轻粉、硇砂、辰砂、金箔
118	牛黄膏	《重订广温热论》清·何廉臣	广郁金、梅冰	粉丹皮、西牛黄、飞辰砂、生甘草
119	四顺饮子	《重订广温热论》清·何廉臣	白归身、白芍	生锦纹、生甘草
120	防风解毒汤	《重订广温热论》清·何廉臣	防风、荆芥穗、苏薄荷、青连翘	生石膏、知母、炒牛蒡、通草、淡竹叶、生枳壳、生甘草、桔梗
121	荷杏石甘汤	《重订广温热论》清·何廉臣	苏薄荷、北细辛	光杏仁、生石膏、知母、生甘草、鲜竹叶
122	缪氏竹叶石膏汤	《重订广温热论》清·何廉臣	苏薄荷、荆芥穗	生石膏、蝉衣、炒牛蒡子、生葛根、白知母、麦冬、生甘草、元参、西河柳叶、鲜竹叶、冬米
123	加味栀豉汤	《重订广温热论》清·何廉臣	苏薄荷、葱白、淡香豉	焦山栀、生甘草、桔梗、生枳壳、枇杷叶
124	加减普济消毒饮	《重订广温热论》清·何廉臣	苏薄荷、荆芥穗、新银花、青连翘	炒牛蒡、马勃、白僵蚕、大青叶、元参、苦桔梗、生甘草、活水芦根
125	五叶芦根汤	《重订广温热论》清·何廉臣	藿香叶、薄荷叶、佩兰叶	荷叶、枇杷叶、活水芦根、鲜冬瓜
126	新定牛黄清心丸	《重订广温热论》清·何廉臣	明雄黄、郁金、冰片、麝香	西牛黄、黄连、黄芩、山栀、犀角、朱砂、真珠
127	犀珀至宝丹	《重订广温热论》清·何廉臣	广郁金、石菖蒲、当门子、桂枝尖、连翘心	粉丹皮、白犀角、羚羊角、琥珀、炒穿山甲、蟾蜍、飞辰砂、真玳瑁、血竭、藏红花、金箔
128	代赈普济散	《重订广温热论》清·何廉臣	银花、荆芥穗、苏薄荷、连翘	苦桔梗、升麻、浮萍、元参、牛蒡子、蝉衣、黄芩、大青叶、白僵蚕、人中黄、马勃、射干、制锦纹

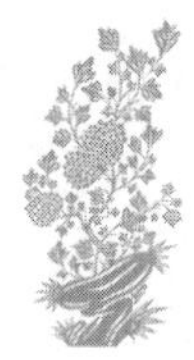

续表

序号	方名	出处及作者	芳香药	非芳香药
129	三黄二香散	《重订广温热论》清·何廉臣	明乳香、净没药	小川连、生锦纹、川柏
130	伍氏凉血解毒汤	《重订广温热论》清·何廉臣	老紫草、新银花、青连翘	鲜生地、桔梗、白僵蚕、藏红花、生甘草、紫花地丁
131	费氏清火解毒汤	《重订广温热论》清·何廉臣	老紫草、小青皮、青连翘	粉丹皮、赤芍、白犀角、生锦纹、净楂肉、木通、天花粉、生石膏、红花
132	叶氏神犀丹	《重订广温热论》清·何廉臣	鲜石菖蒲、鲜银花、紫草、青连翘、淡香豉	白犀角（磨汁）、鲜生地（捣汁）、人中黄、飞青黛、青子衿、元参、天花粉
	叶氏神犀丹	《温热经纬》清·王孟英	石菖蒲、银花、紫草、连翘、香豉	乌犀角尖（磨汁）、真怀生地（捣汁）、板蓝根、黄芩、元参、花粉
133	桑丹泻白散	《重订广温热论》清·何廉臣	滁菊花、银花、冬桑叶	丹皮、地骨皮、光杏仁、川贝母、生甘草、生桑皮
134	荆防败毒散加金汁方	《重订广温热论》清·何廉臣	荆芥穗、防风、川柴胡、前胡、新银花、青连翘、羌活、独活、川芎、苏木、白芷、归尾	苦桔梗、生甘草、炒牛蒡、漏芦
135	霍朴二陈汤	《重订广温热论》清·何廉臣	杜藿香、广皮、白蔻末、佩兰叶	真川朴、姜半夏、生苡仁、带皮苓、泽泻、飞滑石
136	苏合香丸	《重订广温热论》清·何廉臣	苏合香、安息香、公丁香、沉香、青木香、白檀香、制香附、荜茇、薰陆香、梅冰、当门子	飞朱砂、白犀角
	苏合香丸	《四时病机》清·邵步青	苏合香、安息香、丁香、沉香、广木香、香附、薰陆香、梅冰、麝香、白术	犀角

续表

序号	方名	出处及作者	芳香药	非芳香药
137	加味导痰汤	《重订广温热论》清·何廉臣	赖橘红、滁菊花、石菖蒲、姜汁	制南星、小枳实、仙露夏、赤苓、炙甘草、钩藤、皂角炭、鲜竹沥
	加减导痰汤	《重订广温热论》清·何廉臣	新会皮、鲜石菖蒲根叶	小枳实、浙茯苓、炙草、瓜蒌皮、杜兜铃、川贝母
138	牛黄清心丸	《重订广温热论》清·何廉臣	生於术、桂枝尖、归须、麝香、雄黄、梅冰	西牛黄、羚羊角、浙茯苓、炙甘草、潞党参、白犀角
139	香壳散	《重订广温热论》清·何廉臣	制香附、归尾、炒青皮、新会皮、台乌药、醋炒莪术	赤芍、炒枳壳、藏红花、炙甘草
140	代抵当汤	《重订广温热论》清·何廉臣	醋炒莪术、归尾、安边桂	酒炒锦纹、桃仁、炒川甲、元明粉、细生地
141	参胡温胆汤	《重订广温热论》清·何廉臣	川柴胡、广皮	潞党参、淡竹茹、仙露夏、浙茯苓、小枳实、炙草
142	苏子降香汤	《重订广温热论》清·何廉臣	炙苏子、紫降香、制香附、广郁金、葱须	川贝、焦山栀、淡竹茹、旋覆花、白前
143	加味温胆汤	《重订广温热论》清·何廉臣	广皮、鲜石菖蒲根叶、川柴胡、池菊花	淡竹茹、仙露夏、浙茯苓、双钩藤、通草、小枳实、炙甘草、鲜荷叶
144	耳聋神丹	《重订广温热论》清·何廉臣	冰片、麝香、明乳香、樟脑	鼠脑、青龙齿、朱砂
145	新加桑菊饮	《重订广温热论》清·何廉臣	滁菊花、薄荷、鲜石菖蒲、青连翘、冬桑叶	钩藤、光杏仁、苦桔梗、生甘草、天竺黄、竹沥
146	犀羚镇痉汤	《重订广温热论》清·何廉臣	银花、滁菊花、青连翘	鲜生地、元参心、甘中黄、生甘梢、莲心、犀角、羚角
147	犀羚白虎汤	《重订广温热论》清·何廉臣	滁菊花、钩藤	生石膏、白知母、生甘草、生粳米、犀角、羚角片

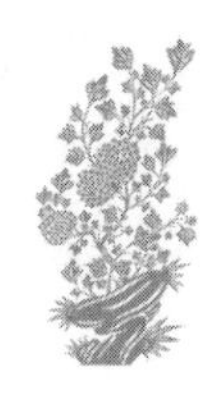

续表

序号	方名	出处及作者	芳香药	非芳香药
148	加味翘荷汤	《重订广温热论》清·何廉臣	苏薄荷、老紫草、青连翘	炒牛蒡、桔梗、焦栀皮、绿豆皮、生甘草、蝉衣、苇茎
149	清毒活血汤	《重订广温热论》清·何廉臣	老紫草、当归须、前胡、青连翘	酒洗赤芍药、炒牛蒡、木通、鲜生地
150	费氏苏解散	《重订广温热论》清·何廉臣	荆芥、防风、川芎、苏叶、白芷、前胡、老紫草、羌活、生姜、连翘心	细木通、生葛根、山楂、桔梗、升麻、炒牛蒡、甘草、蝉蜕
151	飞马金丹	《重订广温热论》清·何廉臣	广木香、赖橘红、广郁金、生打上雄黄、明乳香、净没药	巴豆霜、五灵脂、制锦纹、飞辰砂、山慈菇、百草霜
152	《准绳》柴胡升麻汤	《温热朗照》清·缪遵义	柴胡、荆芥、前胡、生姜、豆豉	赤芍、干葛、石膏、升麻、桑白皮、黄芩
153	东垣清暑益气汤	《温热朗照》清·缪遵义	白术、陈皮、苍术（麻油炒拌）、归身、青皮	黄芪（酒炒）、升麻（醋洗）、人参、神曲（炒）、炙草、麦冬、黄柏（盐酒炒）、五味子、葛根（酒煨）、泽泻
	清暑益气汤	《四时病机》清·邵步青	白术、陈皮、苍术、当归、青皮	黄芪、五味、神曲、甘草、麦冬、泽泻、人参、升麻、黄柏、葛根
	清暑益气汤	《温热经纬》清·王孟英	白术、广皮、苍术、当归、青皮	黄芪、五味子、神曲、炙草、麦冬、泽泻、人参、升麻、黄柏、葛根
	清暑益气汤	《时病论》清·雷丰	白术、陈皮、苍术、当归、青皮、姜	黄花、五味子、神曲、炙草、麦冬、泽泻、人参、升麻、黄柏、葛根、枣
	清暑益气汤	《温热暑疫全书》清·周扬俊	白术（炒）、陈皮、苍术、当归、青皮	黄芪、五味子、神曲（炒）、麦门冬、泽泻、人参、升麻、黄柏、葛根、炙甘草

续表

序号	方名	出处及作者	芳香药	非芳香药
	东垣清燥汤	《温热朗照》清·缪遵义	柴胡、苍术、白术、陈皮、归身	黄芪、五味子、黄连、神曲、猪苓、甘草、麦冬、生地、泽泻、人参、升麻、白茯苓、黄柏
154	清燥汤	《温热朗照》清·缪遵义	柴胡、苍术、白术、陈皮、归身	黄芪、五味子、黄连、神曲、猪苓、甘草、麦冬、生地、泽泻、人参、升麻、白茯苓、黄柏
155	清暑十全散	《温热朗照》清·缪遵义	香薷、陈皮、白术（姜汁炒）、藿叶、苏叶、厚朴（姜制）	扁豆（炒）、木瓜、炙草、茯苓
156	十味香薷饮	《温热朗照》清·缪遵义	香薷、白术、陈皮（醋炒）、厚朴（姜制）	人参、黄芪（酒炒）、茯苓、炙草、扁豆、木瓜
	十味香薷饮	《温热暑疫全书》清·周扬俊	香薷、白术、陈皮、厚朴（姜炒）	人参、黄芪、茯苓、炙草、白扁豆、木瓜
	十味香薷饮	《增订伤暑全书》明·张凤逵	香薷、白术（土炒）、陈皮、厚朴（姜炒）	人参、黄芪、白茯苓、炙草、白扁豆（炒）、干木瓜
157	选奇汤	《温热朗照》清·缪遵义	羌活、防风	甘草、黄芩（酒炒）
	选奇汤	《温热暑疫全书》清·周扬俊	羌活、防风	甘草、黄芩（酒炒）
158	黄连香薷饮	《温热朗照》清·缪遵义	香薷、厚朴（姜制）	黄连（酒蒸）
	黄连香薷饮	《四时病机》清·邵步青	香薷、厚朴	黄连
	黄连香薷饮	《温热暑疫全书》清·周扬俊	香薷、厚朴（姜制）	黄连（酒蒸）
159	二香散	《温热朗照》清·缪遵义	藿香、陈皮、白术（土炒）、紫苏、香薷、白芷、厚朴（姜汁炒）	半夏、桔梗、白茯苓、黄连、白扁豆、甘草、大腹皮
	二香散	《温热暑疫全书》清·周扬俊	藿香、陈皮、白术（土炒）、苏叶、香薷、白芷、厚朴（姜汁炒）	半夏（姜制）、桔梗、茯苓、黄连、白扁豆（炒）、甘草、大腹皮

续表

序号	方名	出处及作者	芳香药	非芳香药
160	枇杷叶散	《温热朗照》清·缪遵义	香薷、丁香、厚朴（姜汁炒）	枇杷叶（炙）、茅根、麦冬、炙草、木瓜
	枇杷叶散	《四时病机》清·邵步青	香薷、丁香、厚朴、陈皮、生姜	枇杷叶（炙）、白茅根、麦冬、甘草、木瓜
	枇杷叶散	《温热暑疫全书》清·周扬俊	香薷、丁香、厚朴（姜汁炒）、陈皮	枇杷叶（炙）、白茅根、麦门冬、炙甘草、木瓜
	枇杷叶散	《感证集腋》清·茅钟盈	香薷、丁香、厚朴（姜汁炒）、陈皮	枇杷叶（炙）、白茅根、麦门冬、甘草、干木瓜
161	《澹寮》芎苏散	《温热朗照》清·缪遵义	苏叶、柴胡、川芎、陈皮、生姜	葛根、枳壳、桔梗、半夏、茯苓、甘草、大枣
162	神授香苏散	《温热朗照》清·缪遵义	紫苏、香附（醋制）、陈皮	甘草
	神授香苏散	《温热暑疫全书》清·周扬俊	紫苏、香附（醋制）、陈皮	甘草
	香苏饮	《四时病机》清·邵步青	紫苏、香附、陈皮	甘草
	严氏紫苏饮	《温热朗照》清·缪遵义	紫苏、芍药、当归、川芎、陈皮、生姜、葱白	炙草、人参
163	银翘散	《温病条辨》清·吴鞠通	银花、薄荷、芥穗、连翘、淡豆豉	苦桔梗、竹叶、生甘草、牛蒡子、鲜苇根
	银翘散	《时病论》清·雷丰	金银花、薄荷、芥穗、连翘、淡豆豉	苦桔梗、竹叶、生甘草、牛蒡子、鲜芦根
164	桑菊饮	《温病条辨》清·吴鞠通	薄荷、桑叶、菊花、连翘	杏仁、苦梗、甘草、苇根
165	安宫牛黄丸	《温病条辨》清·吴鞠通	郁金、梅片、麝香、雄黄	牛黄、犀角、黄连、朱砂、真珠、山栀、金箔衣、黄芩
166	紫雪丹方	《温病条辨》清·吴鞠通	木香、沉香、丁香、麝香	滑石、石膏、寒水石、磁石、羚羊角、犀角、升麻、元参、炙甘草、朴硝、硝石、辰砂
167	局方至宝丹	《温病条辨》清·吴鞠通	麝香、安息香	犀角、朱砂、琥珀、玳瑁、牛黄

续表

序号	方名	出处及作者	芳香药	非芳香药
168	普济消毒饮去升麻柴胡黄芩黄连方	《温病条辨》清·吴鞠通	薄荷、芥穗、银花、连翘	马勃、牛蒡子、僵蚕、元参、板蓝根、苦桔、甘草、鲜苇根
169	新加香薷饮	《温病条辨》清·吴鞠通	香薷、银花、鲜扁豆花、厚朴、连翘	
	新加香薷饮	《温病条辨》清·吴鞠通	香薷、银花、鲜扁豆花、厚朴、连翘	
170	清络饮方	《温病条辨》清·吴鞠通	鲜银花、鲜扁豆花	鲜荷叶边、西瓜翠衣、丝瓜皮、鲜竹叶心
171	清营汤方	《温病条辨》清·吴鞠通	银花、连翘	犀角、生地、元参、竹叶心、麦冬、丹参、黄连
172	宣痹汤	《温病条辨》清·吴鞠通	郁金、香豆豉	枇杷叶、射干、白通草
173	桑杏汤方	《温病条辨》清·吴鞠通	桑叶、香豉	杏仁、沙参、象贝、栀皮、梨皮
174	翘荷汤	《温病条辨》清·吴鞠通	薄荷、连翘	生甘草、黑栀皮、桔梗、绿豆皮
175	杏仁滑石汤	《温病条辨》清·吴鞠通	橘红、郁金、厚朴	杏仁、滑石、黄芩、黄连、通草、半夏
176	三香汤	《温病条辨》清·吴鞠通	郁金、香豉、降香末	瓜蒌皮、桔梗、黑山栀、枳壳
177	新制橘皮竹茹汤	《温病条辨》清·吴鞠通	橘皮、姜汁	竹茹、柿蒂
178	一加减正气散方	《温病条辨》清·吴鞠通	藿香梗、广皮、绵茵陈、厚朴	杏仁、茯苓皮、神曲、麦芽、大腹皮
179	二加减正气散方	《温病条辨》清·吴鞠通	藿香梗、广皮、厚朴	茯苓皮、木防己、大豆黄卷、川通草、薏苡仁
180	三加减正气散	《温病条辨》清·吴鞠通	藿香、广皮、厚朴	茯苓皮、杏仁、滑石
181	四加减正气散	《温病条辨》清·吴鞠通	藿香梗、广皮、草果、厚朴	茯苓、楂肉（炒）、神曲
182	五加减正气散	《温病条辨》清·吴鞠通	藿香梗、广皮、苍术、厚朴	茯苓块、大腹皮、谷芽

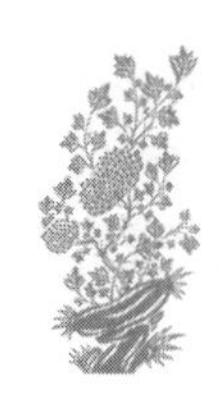

续表

序号	方名	出处及作者	芳香药	非芳香药
183	滑石藿香汤	《温病条辨》清·吴鞠通	藿香梗、白蔻仁、广皮	飞滑石、白通草、猪苓、茯苓皮
184	椒梅汤方	《温病条辨》清·吴鞠通	干姜、白芍、川椒（炒黑）	黄连、黄芩、乌梅、人参、枳实、半夏
185	香附旋覆花汤方	《温病条辨》清·吴鞠通	生香附、苏子霜	旋覆花、半夏、茯苓块、薏仁
186	断下渗湿汤方	《温病条辨》清·吴鞠通	生茅术、银花（炒黑）	赤苓、樗根皮（炒黑）、生黄柏、地榆（炒黑）、楂肉（炒黑）、猪苓
187	神术散	《四时病机》清·邵步青	石菖蒲、藿香、苍术、厚朴、陈皮	甘草
188	不换金正气散	《四时病机》清·邵步青	藿香、苍术、厚朴、陈皮	半夏、甘草
189	犀角消毒饮	《四时病机》清·邵步青	防风、荆芥穗	犀角、牛蒡、甘草
190	十味香薷饮	《四时病机》清·邵步青	香薷、厚朴、陈皮、白术	扁豆、茯苓、甘草、人参、黄芩、木瓜
	十味香薷饮	《温热暑疫全书》清·周扬俊	香薷、厚朴（姜炒）、陈皮、白术	扁豆、茯苓、甘草、人参、木瓜
191	六和汤	《四时病机》清·邵步青	砂仁、厚朴、藿香、生姜	人参、茯苓、甘草、半夏、木瓜、扁豆、大枣、杏仁
	六和汤	《温热暑疫全书》清·周扬俊	缩砂仁（炒）、厚朴、藿香、生姜	人参、赤茯苓、炙甘草、半夏、木瓜、白扁豆（姜汁略炒）、枣、杏仁
	六和汤	《温热经纬》清·王孟英	厚朴（姜制）、藿香、香薷、炒砂仁、生姜	半夏、炙甘草、人参、茯苓、扁豆、木瓜、大枣
	六和汤	《时病论》清·雷丰	砂仁、厚朴、藿香、生姜	人参、茯苓、甘草、半夏、木瓜、扁豆、大枣、杏仁
	六和汤	《增订伤暑全书》明·张凤逵	缩砂仁、厚朴（姜制）、藿香叶、生姜	人参、赤苓、炙甘草、半夏、木瓜、白扁豆（姜汁炒）、大枣、杏仁

续表

序号	方名	出处及作者	芳香药	非芳香药
192	消暑十全散	《四时病机》清・邵步青	香薷、厚朴、陈皮、藿香、苏叶、白术	扁豆、木瓜、甘草、茯苓
	消暑十全散	《温热暑疫全书》清・周扬俊	香薷、厚朴（姜炒）、陈皮、藿香、苏叶、白术（姜炒）	白扁豆（姜炒）、木瓜、甘草（炙）、茯苓
193	香朴饮	《四时病机》清・邵步青	香薷、厚朴、紫苏、陈皮	人参、扁豆、茯苓、甘草、木瓜、半夏、乌梅、泽泻
194	热郁汤	《四时病机》清・邵步青	薄荷、连翘	竹叶、甘草、黄芩、栀子、蒌皮、麦冬、郁金
195	至宝丹	《温热经纬》清・王孟英	雄黄、龙脑、麝香、安息香（酒研飞）	生乌犀角、生玳瑁、镜面朱砂、西牛黄、金箔、银箔
196	凉解散	《温热经纬》清・王孟英	连翘、薄荷	大黄、芒硝、甘草、黄芩（酒炒）、栀子
197	葱豉汤	《温热经纬》清・王孟英	葱白、香豉	
198	妙香丸	《温热经纬》清・王孟英	龙脑、麝香	巴豆、牛黄、腻粉、辰砂、金箔
199	中满分消汤	《温热经纬》清・王孟英	厚朴、干姜（炮）、吴萸、木香、生姜	半夏、黄连、黄柏（姜汁）、川乌、人参、茯苓、泽泻
200	来复丹	《温热经纬》清・王孟英	橘皮、青皮	太阴元精石、舶上硫黄、硝石、五灵脂
201	七香饼	《温热经纬》清・王孟英	香附、丁香皮、甘松、砂仁、广皮	神曲、益智仁、蓬术
202	甘露消毒丹	《温热经纬》清・王孟英	绵茵陈、石菖蒲、藿香、连翘、薄荷、白豆蔻	飞滑石、淡黄芩、川贝母、木通、射干
	甘露消毒丹	《增订伤暑全书》明・张凤逵	绵茵陈、石菖蒲、藿香、连翘、薄荷、白豆蔻	飞滑石、淡黄芩、川贝母、木通、射干
203	缩脾饮	《温热经纬》清・王孟英	缩砂仁、草果仁（煨）	乌梅肉、炙甘草、干葛、白扁豆
	缩脾饮	《时病论》清・雷丰	砂仁、草果	乌梅、粉甘草、葛根、扁豆

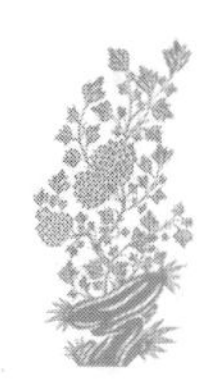

续表

序号	方名	出处及作者	芳香药	非芳香药
204	败毒散	《温热经纬》清·王孟英	羌活、独活、柴胡、川芎、薄荷	枳壳、桔梗、茯苓、甘草、厚朴、僵蚕、蝉蜕
205	清热解毒法	《时病论》清·雷丰	金银花、连翘	西洋参、大麦冬、细生地、元参
206	祛热宣窍法	《时病论》清·雷丰	连翘、鲜石菖蒲	犀角、川贝母
207	辛凉解表法	《时病论》清·雷丰	薄荷、前胡、淡豆豉	蝉蜕、瓜蒌壳、牛蒡子
208	清凉透斑法	《时病论》清·雷丰	银花、连翘	石膏、生甘草、鲜芦根、豆卷
209	消毒犀角饮	《时病论》清·雷丰	防风、荆芥	牛蒡子、甘草、犀角
210	凉膈散	《时病论》清·雷丰	连翘、薄荷	栀子、黄芩、大黄、芒硝、甘草
211	祛暑解毒法	《时病论》清·雷丰	银花、连翘	茯苓、制半夏、滑石、粉甘草、参叶、黄连、绿豆皮
212	增损胃苓汤	《时病论》清·雷丰	苍术（米泔炒）、厚朴（姜汁炒）、广陈皮、藿香	猪苓、白茯苓、泽泻、滑石
213	清暑开痰法	《时病论》清·雷丰	香薷、厚朴、陈皮	黄连、扁豆衣、杏仁、制夏、荷叶梗、滑石、甘草、朱砂
214	清离定巽方	《时病论》清·雷丰	甘菊花、冬桑叶、连翘	竹叶、细生地、元参、钩藤钩、宣木瓜
215	治乱保安法	《时病论》清·雷丰	广藿香、台乌药、广木香、茅苍术（米泔炒）、阳春砂仁	制半夏、白茯苓、伏龙肝
216	芳香化浊法	《时病论》清·雷丰	藿香叶（君）、佩兰叶（君）、陈广皮（臣）、厚朴（姜炒）	制半夏（臣）、大腹皮（酒洗）
217	二活同祛法	《时病论》清·雷丰	羌活、防风、独活、细辛、茅苍术	甘草
218	浆水散	《时病论》清·雷丰	炮姜、肉桂	附子、炙甘草、高良姜

续表

序号	方名	出处及作者	芳香药	非芳香药
219	痧疫回春丹	《时病论》清·雷丰	苍术、雄黄、沉香、丁香、木香、郁金、麝香	蟾蜍
220	行军散	《时病论》清·雷丰	雄黄、梅冰、当门子	西牛黄、火硝、蓬砂、飞金、真珠
221	清营捍疟法	《时病论》清·雷丰	连翘、青蒿、青皮	竹叶、扁豆衣、木贼草、黄芩（酒炒）、西瓜翠衣
222	宣透膜原法	《时病论》清·雷丰	厚朴、草果仁、藿香叶、生姜	槟榔、黄芩（酒炒）、粉甘草、半夏（姜）
223	营卫双调法	《时病论》清·雷丰	嫩桂枝、当归身（土炒）、白芍（土炒）、生姜	黄芪皮（蜜炙）、西潞参、炙甘草、枣
224	景岳木贼煎	《时病论》清·雷丰	小青皮、制厚朴、苍术	木贼草、制半夏、槟榔
225	严氏清脾饮	《时病论》清·雷丰	青皮、厚朴、草果仁、白术、姜	黄芩、制半夏、茯苓、甘草
226	太无神术散	《时病论》清·雷丰	藿香、石菖蒲、苍术、厚朴、陈皮	甘草
227	宣疏表湿法	《时病论》清·雷丰	苍术（土炒）、防风、藿香、陈皮、生姜、砂壳	秦艽、生甘草
228	羌活胜湿汤	《时病论》清·雷丰	羌活、独活、川芎、藁本、防风	蔓荆子、甘草
229	松峰达原饮	《时病论》清·雷丰	草果、厚朴、白芍	槟榔、甘草、黄柏、栀子、茯苓
230	滋燥养营汤	《时病论》清·雷丰	当归、白芍、防风	黄芩、生地、熟地、甘草、秦艽
231	滋燥养营丸	《感证集腋》清·茅钟盈	当归（酒洗）、白芍、防风	黄芩、生地、熟地黄、甘草、秦艽
232	五苓去桂加香薷汤	《温热暑疫全书》清·周扬俊	白术、香薷	猪苓、茯苓、泽泻
233	既济解毒汤	《温热暑疫全书》清·周扬俊	柴胡、连翘、当归	黄芩（酒炒）、黄连（酒炒）、甘草、桔梗、升麻、大黄（酒煨）
234	犀角消毒汤	《温热暑疫全书》清·周扬俊	防风、荆芥	牛蒡子（炒）、甘草、犀角

续表

序号	方名	出处及作者	芳香药	非芳香药
235	大青丸	《温热暑疫全书》清·周扬俊	薄荷、连翘	山栀子、黄芩、黄连、甘草、大黄、白龙骨粉
236	救急解毒丸	《温热暑疫全书》清·周扬俊	荆芥、防风、连翘、薄荷	甘草、桔梗、酒黄芩、酒大黄、酒黄连、升麻、僵蚕、蒲黄、青黛、盆消、射干
237	香薷丸	《感证集腋》清·茅钟盈	香薷、苏叶、檀香、丁香	炙甘草
238	元戎四物汤	《感证集腋》清·茅钟盈	当归、川芎、白芍药	熟地、大黄（煨）、桃仁
239	圣散子方	《增订伤暑全书》明·张凤逵	草豆蔻、石菖蒲、独活、麻黄（去根）、藁本、厚朴（姜炙）、芍药、柴胡、白术、细辛、防风、藿香	高良姜、木猪苓、炮附子、枳壳、泽泻、半夏（姜制）、炙甘草、茯苓
240	芍药汤加减	《增订伤暑全书》明·张凤逵	白芍药、当归、川芎	黄连、枳实、白茯苓、槟榔、黄芩、大黄、滑石

注：本表引用药名为古籍原貌辑录。存在不规范、不统一写法，不作改动。

附录五　代表医家关于芳香药防治温病著作节选辑录

《温疫论》节选　清·吴有性

上卷

温疫初起

温疫初起，先憎寒而后发热，日后但热而无憎寒也。初得之二三日，其脉不浮不沉而数，昼夜发热，日晡益甚，头疼身痛。其时邪在伏脊之前，肠胃之后，虽有头疼身痛，此邪热浮越于经，不可认为伤寒表证，辄用麻黄桂枝之类强发其汗。此邪不在经，汗之徒伤表气，热亦不减。又不可下，此邪不在里，下之徒伤胃气，其渴愈甚。宜达原饮。

达原饮

槟榔（二钱）　厚朴（一钱）　草果仁（五分）　知母（一钱）　芍药（一钱）　黄芩（一钱）　甘草（五分）

上用水二钟，煎八分，午后温服。

按：槟榔能消能磨，除伏邪，为疏利之药，又除岭南瘴气；厚朴破戾气所结；草果辛烈气雄，除伏邪盘踞；三味协力，直达其巢穴，使邪气溃败，速离膜原，是以为达原也。热伤津液，加知母以滋阴；热伤营血，加白芍以和血；黄芩清燥热之余；甘草为和中之用；以后四味，不过调和之剂，如渴与饮，非拔病之药也。凡疫邪游溢诸经，当随经引用，以助升泄，如胁痛、耳聋、寒热、呕而口苦，此邪热溢于少阳经也，本方加柴胡一钱；如腰背项痛，此邪热溢于太阳经也，

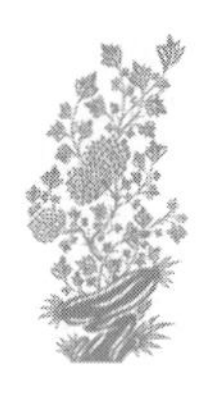

本方加羌活一钱；如目痛、眉棱骨痛、眼眶痛、鼻干、不眠，此邪热溢于阳明经也，本方加干葛一钱。证有迟速轻重不等，药有多寡缓急之分，务在临时斟酌，所定分两，大略而已，不可执滞。间有感之轻者，舌上白苔亦薄，热亦不甚，而无数脉，其不传里者，一二剂自解，稍重者，必从汗解，如不能汗，乃邪气盘踞于膜原，内外隔绝，表气不能通于内，里气不能达于外，不可强汗。或者见加发散之药，便欲求汗，误用衣被壅遏，或将汤火熨蒸，甚非法也。然表里隔绝，此时无游溢之邪在经，三阳加法不必用，宜照本方可也。感之重者，舌上苔如积粉，满布无隙，服汤后不从汗解，而从内陷者，舌根先黄，渐至中央，邪渐入胃，此三消饮证。若脉长洪而数，大汗多渴，此邪气适离膜原，欲表未表，此白虎汤证。如舌上纯黄色，兼之里证，为邪已入胃，此又承气汤证也。有二三日即溃而离膜原者，有半月十数日不传者，有初得之四五日，淹淹摄摄，五六日后陡然势张者。凡元气胜者毒易传化，元气薄者邪不易化，即不易传。设遇他病久亏，适又染疫，能感不能化，安望其传？不传则邪不去，邪不去则病不瘳，延缠日久，愈沉愈伏，多致不起，时师误认怯证，日进参芪，愈壅愈固，不死不休也。

表里分传

温疫舌上白苔者，邪在膜原也。舌根渐黄至中央，乃邪渐入胃。设有三阳现证，用达原饮三阳加法。因有里证，复加大黄，名三消饮。三消者，消内、消外、消不内外也。此治疫之全剂，以毒邪表里分传，膜原尚有余结者宜之。

三消饮

槟榔　草果　厚朴　白芍　甘草　知母　黄芩　大黄　葛根　羌活　柴胡　姜、枣煎服。

发斑

邪留血分，里气壅闭，则伏邪不得外透而为斑。若下之，内壅一通，则卫气亦从而疏畅，或出表为斑，则毒邪亦从而外解矣。若下后斑渐出，不可更大下，设有下证，少与承气缓缓下之。若复大下，中气不振，斑毒内陷则危，宜托里举斑汤。

托里举斑汤

白芍　当归（各一钱）升麻（五分）白芷　柴胡（各七分）穿山甲（二钱，炙黄）

水姜煎服。下后斑渐出，复大下，斑毒复隐，反加循衣摸床，撮空理线，脉渐微者危，本方加人参一钱，补不及者死。若未下而先发斑者，设有下证，少与承气，须从缓下。

战汗

疫邪先传表后传里，忽得战汗，经气输泄，当即脉静身凉，烦渴顿除。三五日后，阳气渐积，不待饮食劳碌，或有反复者，盖表邪已解，里邪未去，才觉发热，下之即解。疫邪表里分传，里气壅闭，非汗下不可。汗下之未尽，日后复热，当复下复汗。温疫下后，烦渴减，腹满去，或思食而知味，里气和也。身热未除，脉近浮，此邪气拂郁于经，表未解也，当得汗解。如未得汗，以柴胡清燥汤和之，复不得汗者，从渐解也，不可苛求其汗。应下失下，气消血耗，既下欲作战汗，但战而不汗者危。以中气亏微，但能降陷，不能升发也。次日当期复战，厥回汗出者生，厥不回，汗不出者死。以正气脱，不胜其邪也。战而厥回无汗者，真阳尚在，表气枯涸也，可使渐愈。凡战而不复，忽痉者必死。痉者身如尸，牙关紧，目上视。凡战不可扰动，但可温覆，扰动则战而中止，次日当期复战。战汗后复下，后越二三日反腹痛不止者，欲作滞下也，无论已见积、未见积，宜芍药汤。

芍药汤

白芍（一钱）当归（一钱）槟榔（二钱）厚朴（一钱）甘草（七分）水姜煎服。里急后重，加大黄三钱；红积，倍芍药；白积，倍槟榔。

盗汗

里证下后，续得盗汗者，表有微邪也。若邪甚竟作自汗，伏邪中溃，则作战汗矣。凡人目张，则卫气行于阳，目瞑，则卫气行于阴，行阳谓升发于表，行阴谓敛降于内。今内有伏热，而又遇卫气，两阳相搏，热蒸于外则腠理开而盗汗出矣。若内伏之邪一尽，则盗汗自止，设不止者，宜柴胡汤以佐之。时疫愈后，脉静身凉，数日后反得盗汗

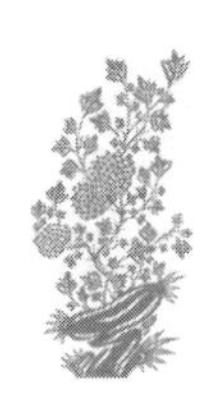

及自汗者，此属表虚，宜黄芪汤。

柴胡汤

柴胡（三钱） 黄芩（一钱） 陈皮（一钱） 甘草（一钱） 生姜（一钱） 大枣（二枚）

古方用人参半夏，今表里实，故不用人参。无呕吐，不加半夏。

解后宜养阴忌投参术

夫疫乃热病也，邪气内郁，阳气不得宣布，积阳为火，阴血每为热搏，暴解之后，余焰尚在，阴血未复，大忌参、芪、白术，得之反助其壅郁，余邪留伏，不惟目下淹缠，日后必变生异证，或周身痛痹，或四肢挛急，或流火结痰，或遍身疮疡，或两腿攒痛，或劳嗽涌痰，或气毒流注。或痰核穿漏，皆骤补之为害也。凡有阴枯血燥者，宜清燥养荣汤。若素多痰，及少年平时肥盛者，投之恐有腻膈之弊，亦宜斟酌。大抵时疫愈后，调理之剂，投之不当，莫如静养节饮食为第一。

清燥养荣汤

知母 天花粉 当归身 白芍 地黄汁 陈皮 甘草

加灯心煎服。表有余热，宜柴胡养荣汤。

柴胡养荣汤

柴胡 黄芩 陈皮 甘草 当归 白芍 生地 知母 天花粉

姜枣煎服。里证未尽，宜承气养荣汤。

承气养荣汤

知母 当归 芍药 生地 大黄 枳实 厚朴

水姜煎服。痰涎涌甚，胸膈不清者，宜蒌贝养荣汤。

蒌贝养荣汤

知母 花粉 贝母 瓜蒌实 橘红 白芍 当归 紫苏子

水姜煎服。

下后间服缓剂

下后或数下，膜原尚有余邪未尽传胃，邪热与卫气相并，故热不能顿除，当宽缓两日，俟余邪聚胃，再下之，宜柴胡清燥汤缓剂调理。

柴胡清燥汤

柴胡 黄芩 陈皮 甘草 花粉 知母

姜枣煎服。

下后反痞

疫邪留于心胸，令人痞满，下之痞应去，今反痞者，虚也。以其人或因他病先亏，或因新产后气血两虚，或禀赋娇怯，因下益虚，失其健运，邪气留止，故令痞满。今愈下而痞愈甚，若更用行气、破气之剂，转成坏证，宜参附养营汤。

参附养营汤

当归（一钱） 白芍（一钱） 生地（三钱） 人参（一钱） 附子（炮，七分） 干姜（炒，一钱）

照常煎服。果如前证，一服痞如失，倘有下证，下后脉实，痞未除者，再下之。此有虚实之分，一者有下证，下后痞即减者为实；一者表虽微热，脉不甚数，口不渴，下后痞反甚者为虚。若潮热口渴，脉数而痞者，投之祸不旋踵。

下后反呕

疫邪留于心胸，胃口热甚，皆令呕不止，下之呕当去，今反呕者，此属胃气虚寒，少进粥饮，便欲吞酸者，宜半夏藿香汤，一服呕立止，谷食渐加。

半夏藿香汤

半夏（一钱五分） 真藿香（一钱） 干姜（炒，一钱） 白茯苓（一钱） 广陈皮（一钱） 白术（炒，一钱） 甘草（五分）

水姜煎服。有前后一证首尾两变者，有患时疫，心下胀满，口渴发热而呕，此应下之证也。下之诸证减去六七，呕亦减半，再下之胀除、热退、渴止，向则数日不眠，今则少寐，呕独转甚，此疫毒去而诸证除，胃续寒而呕甚，与半夏藿香汤一剂，而呕即止。

补泻兼施

证本应下，耽搁失治，或为缓药羁迟，火邪壅闭，耗气搏血，精神殆尽，邪火独存，以致循衣摸床，撮空理线，筋惕肉瞤，肢体振战，目中不了了，皆缘应下失下之咎，邪热一毫未除，元神将脱，补之则邪毒愈甚，攻之则几微之气不胜其攻，攻不可，补不可，补泻不及，两无生理。不得已勉用陶氏黄龙汤。此证下亦死，不下亦死，与其坐以待毙，莫如含药而亡，或有回生于万一者。

黄龙汤

大黄　厚朴　枳实　芒硝　人参　地黄　当归

照常煎服。

按：前证实为庸医耽搁，及今投剂，补泻不及。然大虚不补，虚何由以回；大实不泻，邪何由以去？勉用参、地以回虚，承气以逐实，此补泻兼施之法也。或遇此证，纯用承气，下证稍减，神思稍苏，续得肢体振战，怔忡惊悸，心内如人将捕之状，四肢反厥，眩晕郁冒，项背强直，并前循衣摸床撮空等证，此皆大虚之候，将危之证也，急用人参养营汤。虚候少退，速可摒去。盖伤寒温疫俱系客邪，为火热燥证，人参固为益元气之神品，偏于益阳，有助火固邪之弊，当此又非良品也，不得已而用之。

人参养营汤

人参（八分）　麦冬（七分）　辽五味（一钱）　地黄（五分）　归身（八分）　白芍药（一钱五分）　知母（七分）　陈皮（六分）　甘草（五分）

照常煎服。

如人方肉食而病适来，以致停积在胃，用大小承气连下，惟是臭水稀粪而已。于承气汤中但加人参一味服之，虽三四十日所停之完谷及完肉于是方下。盖承气藉人参之力鼓舞胃气，宿物始动也。

下卷

劳复、食复、自复

疫邪已退，脉证俱平，但元气未复，或因梳洗沐浴，或因多言妄动，遂致发热，前证复起，惟脉不沉实为辨，此为劳复。盖气为火之舟楫，今则真气方长，劳而复折，真气既亏，火亦不前，如人欲济、舟楫已坏，其可渡乎？是火也，某经气陷，则火随陷于某经，陷于经络则为表热，陷于脏腑则为里热，虚甚热甚，虚微热微。

治法：轻则静养可复，重则大补气血，候真气一回，血脉融和，表里通畅，所陷之火，随气输泄，自然热退，而前证自除矣。若误用承气及寒凉剥削之剂，变证蜂起，卒至殒命，宜服安神养血汤。

若因饮食所伤者，或吞酸作嗳，或心腹满闷而加热者，此名食复，轻则损谷自愈，重则消导方愈。

若无故自复者，以伏邪未尽，此名自复，当问前得某证，所发亦某证，稍与前药，以彻其余邪，自然获愈。

安神养血汤

茯神　枣仁　当归　远志　桔梗　芍药　地黄　陈皮　甘草

加龙眼肉，水煎服。

小儿时疫

凡小儿感冒风寒疟痢等证，人所易知，一染时疫，人所难窥，所以耽误者良多。何也？盖由幼科专于痘、疹、吐、泻、惊、疳并诸杂证，在伤寒时疫甚略之，一也；古人称幼科为哑科，盖不能尽罄所苦以告师，师又安能悉乎问切之义？所以但知其身热，不知其头疼身痛也，但知不思乳食、心胸膨胀，疑其内伤乳食，安知其疫邪传胃也？但见呕吐恶心口渴下利，以小儿吐泻为常事，又安知其协热下痢也？凡此，何暇致思为时疫，二也。小儿神气娇怯，筋骨柔脆，一染时疫，延挨失治，即便二目上吊、不时惊搐、肢体发痉、十指钩曲，甚则角弓反张，必延幼科，正合渠平日学习见闻之证，是多误认为慢惊风，遂投抱龙丸、安神丸，竭尽惊风之剂，转治转剧，因见不啼不语，又将神门眉心乱灸，艾火虽微，内攻甚急，两阳相拂，如火加油，红炉添炭，死者不可胜记，深为痛悯。今凡遇疫毒流行，大人可染，小儿岂独不可染耶？但所受之邪则一，因其气血筋骨柔脆，故所现之症为异耳，务宜求邪以治，故用药与大人仿佛。凡五六岁以上者，药当减半，二三岁往来者，四分之一可也。又肠胃柔脆，少有差误，为祸更速，临证尤宜加慎。

小儿太极丸

天竺黄（五钱）　胆星（五钱）　大黄（三钱）　麝香（三分）　冰片（三分）　僵蚕（三钱）

上为细末，端午日午时修合，糯米饭杵为丸，如芡实大，朱砂为衣。凡遇疫证，姜汤化下一丸，神效。

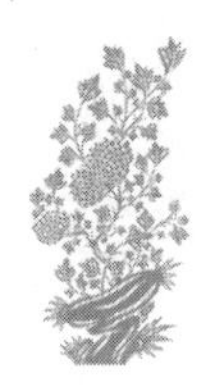

《湿热条辨》节选　清·薛雪

湿热证，始恶寒，后但热不寒，汗出胸痞，舌白，口渴不引饮。

先生自注曰：此条乃湿热证之提纲也。湿热证属阳明太阴经者居多。中气实则病在阳明，中气虚则病在太阴。病在二经之里者，每兼厥阴风木，以少阳厥阴同司相火，阳明太阴湿热内郁，郁甚则少火皆成壮火，而表里上下充斥肆逆，故是证最易耳聋、干呕、发痉、发厥。（而提纲中不言及者，因以上诸症，皆湿热病兼见之变局，而非湿热病必见之正局也。始恶寒者，阳为湿遏而恶寒，终非若伤寒伤于表之恶寒也。后但热不寒，则郁而成热，反恶热矣。热甚阳明则汗出，湿蔽清阳则胸痞，湿邪内甚则舌白，湿热交蒸则舌黄。热则液不升而口渴，湿则饮内留而不引饮。然所云表者，乃太阴、阳明之表，而非太阳之表。太阴之表四肢也，阳明也；阳明之表肌肉也，胸中也。故胸痞为湿热病必有之证，四肢倦怠，肌肉烦疼，亦必并见。其所以不干太阳者，以太阳为寒水之腑，主一身之表，风寒必自表入，故属太阳，湿热不必尽从表入，故不必由太阳。况风寒伤营卫，营卫乃太阳所司；表湿伤肌肉，肌肉为阳明所主；寒湿之属太阳者，以太阳为寒水，同气相求也。湿热之属阳明者，以阳明为中土，火化从阳也。湿热之邪从表伤者十之一二，由口鼻入者十之八九，阳明为水谷之海，太阴为湿土之脏，故多由阳明、太阴受病。膜原者，外通肌肉，内近胃腑，即三焦之门户，实一身之半表半里也。邪由上受，直趋中道，故病多归膜原。要之湿热之病，不独与伤寒不同，且与温病大异。温病乃少阴、太阳同病，湿热乃阳明、太阴同病也，而提纲中言不及脉者，以湿热之证，脉无定体，或洪或缓，或伏或细，各随证现，不拘一格，故难以一定之脉，拘定后人眼目也。湿热之证，阳明必兼太阴者，徒知脏腑相连，湿土同气，而不知当与温病之必兼少阴比例。少阴不藏，木火内燔，风邪外袭，表里相扇，故为温病。太阴内伤，湿饮停聚，客邪再至，内外相引，故病湿热。此皆先有内伤，再感客邪，非由腑及脏之谓。若湿热之证，不夹内伤，中气实者其病必微。或有先因于湿，再因饥饱劳役而病者，亦属内伤夹湿，标本同病。然劳倦伤脾为不足，湿饮停聚为有余，所以内伤外感，孰多孰少，孰实孰虚，又在临证时权衡矣。

湿热证，恶寒无汗，身重头痛，湿在表分。宜藿香、香薷、羌活、苍术皮、薄荷、大力子等味。头不痛者，去羌活。

身重恶寒，湿遏卫阳之表证。头痛必夹风邪，故加羌活。不独胜湿，且以祛风。此条乃阴湿伤表之候。

湿热证，恶寒发热，身重关节疼痛，湿在肌肉，不为汗解。宜滑石、大豆黄卷、茯苓皮、苍术皮、鲜荷叶、藿香叶、白通草、桔梗等味。不恶寒者，去苍术皮。

此条外候与上条颇同，惟汗出独异，更加关节疼痛，乃湿邪初犯阳明之表，故略见恶寒。及至发热，恶寒当自罢矣。用药通阳明之表，而即清胃脘之热者，不欲湿邪之郁热上蒸，而欲湿邪之淡渗下走耳，此乃阳湿伤表之候。

湿热证，三四日即口噤，四肢牵引拘急，甚则角弓反张。此湿热侵入经络脉隧中。宜鲜地龙、秦艽、威灵仙、滑石、苍耳子、丝瓜藤、海风藤、酒炒黄连等味。

此条乃湿邪夹风者。风为木之气，风动则木张，乘入阳明之络则口噤，走窜太阴之经则拘挛，故药不独胜湿。重用息风，一则风药能胜湿，一则风药能疏肝也。选用地龙、诸藤者，欲其宣通络脉耳，或问仲景治痉，原有桂枝加瓜蒌根及葛根汤两方，岂宜于古而不宜于今耶？今之痉者与厥相连，仲景不言及厥，岂《金匮》有遗文耶？余曰非也。药因病用，病源既异，治法自殊。伤寒之痉自外来，证属太阳，治以散外邪为主；湿热之痉自内出，波及太阳，治以息内风为主。盖三焦与肝胆同司相火，中焦湿热不解则热甚于里，而少火悉成壮火，火动则风生而筋挛脉急，风扇则火炽而识乱神迷，身中之气随风火上炎而有升无降，常度尽失，由是而形若尸厥。正《内经》所谓血之与气并走于上，则为暴厥者是也。外窜经脉则成痉，内侵膻中则为厥。

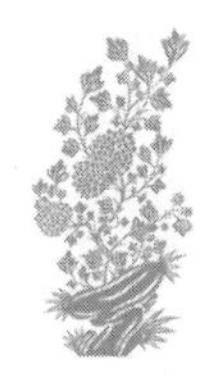

痉厥并见，正气犹存一线，则气复返而生，胃津不克支持，则厥不回而死矣。所以痉之与厥往往相连，伤寒之痉自外来者，安有是哉？暑月痉证，与霍乱同出一源，风自火生，火随风转，乘入阳明则呕，贼及太阴则泻，是名霍乱。窜入筋中则挛急，流入脉络则反张，是名痉。但痉证多厥，霍乱少厥。盖痉证风火闭郁，郁则邪势愈甚，不免逼乱神明，故多厥；霍乱风火外泄，泄则邪势外解，不至循经内走，故少厥。此痉与霍乱之分别也。然痉邪留滞三焦，三焦乃火化，风得火而愈扇，则逼入膻中而暴厥；霍乱邪走脾胃，脾胃乃湿化，邪由湿而停留，则淫及诸筋而拘挛。火郁则厥，火窜则挛，又痉与厥之遗祸也。痉之挛急，乃湿热生风，霍乱之转筋，乃风来胜湿；痉则由经及脏而厥，霍乱则由脏及经而挛。总由湿热与风淆乱清浊，升降失常之故。夫湿多热少，则风入土中而霍乱；热多湿少，则风乘三焦而痉厥。厥而不返者死，胃液干枯，火邪盘踞也。转筋入腹者死，胃液内涸，风邪独劲也。然则胃中之津液，所关顾不巨哉。厥证用辛开泄胸中无形之邪也，干霍乱用探吐泄胃中有形之滞也。然泄邪而胃液不上升者，热邪益炽；探吐而胃液不四布者，风邪更张，终成死候，不可不知也。

湿热证，壮热口渴，舌黄或焦红，发痉，神昏谵语或笑，邪灼心包，荣血已耗。宜犀角、羚羊角、连翘、生地、玄参、钩藤、银花露、鲜菖蒲、至宝丹等味。

上条言痉，此条言厥。温暑之邪本伤阳气，及至热极逼入荣阴，则津液耗而阴亦病。心包受灼，神识昏乱。用药以清热救阴，泄邪平肝为务。

湿热证，发痉，神昏笑妄，脉洪数有力，开泄不效者，湿热蕴结胸膈，宜仿凉膈散。若大便数日不通者，热邪闭结肠胃，宜仿承气微溏之例。

此条乃阳明实热，或上结或下结。清热泄邪止能散络中流走之热，而不能除肠中蕴结之邪，故阳明之邪仍假阳明为出路也。

湿热证，壮热烦渴，舌焦红或缩，斑疹、胸痞、自利、神昏痉厥，热邪充斥表里三焦。宜大剂犀角、羚羊角、生地、玄参、银花露、紫草、方诸水、金汁、鲜菖蒲等味。

此条乃痉厥中之最重者。上为胸闷，下挟热利，斑疹痉厥，阴阳告困。独清阳明之热，救阳明之液为急务者，恐胃液不存，其人自焚而死也。

湿热证，寒热如疟，湿热阻遏膜原，宜柴胡、厚朴、槟榔、草果、藿香、六一散、苍术、半夏、干菖蒲等味。

疟由暑热内伏，秋凉外束而成。若夏月腠理大开，毛窍疏通，安得成疟？而寒热有定期，如疟证发作者，以膜原为阳明之半表半里，湿热阻遏，则营卫气争。证虽如疟，不得与疟同治，故仿又可达原饮之例。盖一由外凉束，一由内湿阻也。

湿热证，数日后脘中微闷，知饥不食，湿邪蒙绕三焦。宜藿香叶、薄荷叶、鲜荷叶、鲜稻叶、枇杷叶、佩兰叶、芦尖、冬瓜仁等味。

此湿热已解，余邪蒙蔽清阳，胃气不舒。宜用极轻清之品，以宜上焦阳气，若投味重之剂，是与病情不相涉矣。

湿热初起，亦有脘闷懊侬，汗出口渴，眼欲闭，时谵语，浊邪蒙蔽清阳。在上焦者，宜用桔梗、枳壳、淡豆豉、生山栀涌泄法。若投轻剂又与病情不相合矣。此说须与前后两条参看，同一邪在上焦，而前条属虚，此条属实。且同一实证，而后条邪在中焦，此条邪在上焦，临证者当慎之。

湿热证，初起发热，汗出胸痞，口渴舌白，湿伏中焦。宜藿梗、蔻仁、杏仁、枳壳、桔梗、郁金、苍术、厚朴、草果、半夏、干菖蒲、六一散、佩兰叶等味。

浊邪上干则胸闷，胃液不升则口渴。病在中焦气分，故多开中焦气分之药。此条多有夹食者，其舌根现黄色，宜加瓜蒌、楂肉、莱菔子。

湿热证，数日后自利，溺赤，口渴，湿流下焦。宜滑石、猪苓、茯苓、泽泻、萆薢、通草等味。

下焦属阴，太阴所司。阴道虚故自利，化源滞则溺赤，脾不转津则口渴。总由太阴胜盛故也。湿滞下焦，故独以分利为治，然兼证口渴胸痞，须佐入桔梗、杏仁、大豆黄卷开泄中上，源清则洁自流，不可不知。以上三条俱湿重于热之候。

湿热之邪，不自表而入，故无表里可分，而未尝无三焦可辨。犹之河间治消渴以分三焦者是也。夫热为天之气，湿为地之气，热得湿而热愈炽，湿得热而湿愈横。湿热两分，其病轻而缓；湿热交合，其病重而速。湿多热少则蒙上流下，当三焦分治。湿热俱多，则下闭上壅而三焦俱困矣。犹之伤寒门二阳合病、三阳合病是也。盖太阴湿化，三焦火化，有湿无热，止能蒙蔽清阳。或阻于上，或阻于中，或阻于下，若湿热一合，则身中少火悉化为壮火，而三焦相火有不皆起而为虐者哉？所以上下充斥、内外煎熬，最为酷烈。兼之木火同气，表里分司，再引肝风，痉厥立至，胃中津液几何，其能供此交征乎？至其所以必属阳明者，以阳明为水谷之海，鼻食气，口食味，悉归阳明。邪从口鼻而入，则阳明为必由之路。其始也，邪入阳明，早已先伤其胃液；其继也，邪盛三焦，更欲取资于胃液。司命者，可不为阳明顾虑哉？

或问木火同气，热甚生风，以致痉厥，理固然矣。然有湿热之证，表里极热，不痉不厥者何也？余曰：风木为火热引动者，原因木气素旺，肝阴先亏，内外相引，两阳相扇，因而动张。若肝肾素优，并无里热者，火热安能招引肝风也？试观小儿，一经壮热便成瘛疭者，以纯阳之体，阴气未足，故肝风易动也。

湿热证，舌遍体白，口渴，湿滞阳明。宜用辛开，如厚朴、草果、半夏、干菖蒲等味。

舌白者，言其苔。如苔滑而口不渴者，即属太阴证，当温之。

此湿邪极盛之候，口渴乃液不上升，非有热也。辛泄太过即可变而为热，而此时湿邪尚未蕴热，故重用辛开，使上焦得通，津液得下也。

湿热证，舌根白，舌尖红，湿渐化热，余湿犹滞。宜辛泄佐清热，如蔻仁、半夏、干菖蒲、大豆黄卷、六一散、连翘、绿豆衣等味。

此湿热参半之证。而燥湿之中即佐清热者，亦所以存阳明之液也。上二条，凭验舌以投剂，极为临证时要诀。盖舌为心之外候，浊邪上熏心肺，舌苔因而转移。

湿热证，初起即胸闷，不知人，瞀乱，大叫痛，湿热阻闭中上二焦。宜草果、槟榔、鲜菖蒲、六一散、芫荽各重用，或加皂角、地浆水煎。

此条乃湿热俱盛之候，而去湿药多、清热药少者，以病邪初起即闭，不得不以辛通开闭为急务，不欲以寒凉凝滞气机也。

湿热证，四五日，口大渴，胸闷欲绝，干呕不止，脉细数，舌光如镜。胃液受劫，胆火上冲，宜西瓜汁、金汁、鲜生地汁、甘蔗汁，磨服郁金、木香、香附、乌药等味。

此营阴素亏，木火素旺者。木乘阳明，耗其津液，幸无饮邪，故一清阳明之热，一散少阳之邪。不用煎者，取其气全耳。

湿热证，呕吐清水或痰多，湿热内留，木火上逆，宜温胆汤加瓜蒌、碧玉散等味。

此素有痰饮而阳明、少阳同病，故一以涤饮，一以降逆。与上条呕同而治异，正当合参。

湿热证，呕恶不止，昼夜不差，欲死者，肺胃不和，胃热移肺，肺不受邪也。宜用川连三四分，苏叶二三分，两味煎汤，呷下即止。

肺胃不和最易致呕。盖胃热移肺，肺不受邪，还归于胃。必用川连以清湿热，苏叶以通肺胃。投之立愈者，以肺胃之气，非苏叶不能通也。分数轻者，以轻剂恰治上焦之病耳。

湿热证，咳嗽昼夜不安，甚则喘不得眠者，暑邪入于肺络，宜葶苈、六一散、枇杷叶等味。

人但知暑伤肺气则肺虚，而不知暑滞肺络则肺实。葶苈引滑石直泻肺邪则病自除。

湿热证，十余日，大势已退，惟口渴、汗出、骨节痛，余邪留滞经络。宜元米汤泡於术，隔一宿，去术煎饮。

病后湿邪未尽，阴液先伤，故口渴身痛。此时救阴则助湿，治湿则劫阴。宗仲景麻沸汤之法，取气不取味，走阳不走阴，佐以元米汤养阴逐湿，两擅其长。

湿热证，数日后，汗出热不除，或痉，忽头痛不止者，荣液大亏，厥阴风火上升。宜羚羊角、蔓荆子、钩藤、元参、生地、女贞子等味。

湿热伤荣，肝风上逆，血不荣筋而痉，上升巅顶则头痛。热气已退，木气独张，故痉而不厥，投剂以息风为标，养阴为本。

湿热证，胸痞发热，肌肉微疼，始终无汗者，腠理暑邪内闭。宜六一散一两，薄荷三四分，泡汤调下即汗解。

湿病发汗，昔贤有禁。此不微汗之，病必不除。盖既有不可汗之戒，复有得汗始解之治法，临证当知变通矣。

湿热证，按法治之，数日后，或吐下一时并至者，中气亏损，升降悖逆。宜生谷芽、莲心、扁豆、米仁、半夏、甘草、茯苓等味，甚则用理中法。

升降悖逆，法当和中，犹之霍乱之用六和汤也。若太阴惫甚，中气不支，非理中不可。

湿热证，十余日后，左关弦数，腹时痛，时圊血，肛门热痛，血液内燥，热邪传入厥阴之证。宜仿白头翁汤法。

热入厥阴而下利，即不圊血，亦当宗仲景治热利法。若竟逼入荣阴，安得不用白头翁汤凉血而散血乎。设热入阳明而下利，即不圊血，又宜师仲景治下利谵语用小承气汤之法矣。

湿热证，十余日后，尺脉数，下利，或咽痛，口渴心烦，下泉不足，热邪直犯少阴之证。宜仿猪肤汤凉润法。

同一下利有厥少之分，则药有寒凉之异。然少阴有便脓之候，不可不细审也。

湿热证，身冷脉细，汗泄胸痞，口渴舌白，湿中少阴之阳。宜人参、白术、附子、茯苓、益智等味。

此条湿邪伤阳，理合扶阳逐湿。口渴为少阴证，乌得妄用寒凉耶。

暑月病初起，但恶寒，面黄，口不渴，神倦，四肢懒，脉沉弱，腹痛下利，湿困太阴之阳。宜仿缩脾饮，甚则大顺散、来复丹等法。

暑月为阳气外泄，阴气内耗之时，故热邪伤阴，阳明消烁，宜清宜滋。太阴告困，湿浊弥漫，宜温宜散。古法最详，医者鉴诸。

湿热证，按法治之，诸证皆退，惟目瞑则惊悸梦惕。余邪内留，胆气不舒。宜酒浸郁李仁、姜汁炒枣仁、猪胆皮等味。

滑可去着。郁李仁性最滑脱，古人治惊后肝系滞而不下，始终目不瞑者，用之以下肝系而去滞。此证借用，良由湿热之邪留于胆中。

胆为清虚之府，精而不泻，是以病去而内留之邪不去。寐则阳气行于阴，胆热内扰，肝魂不安，用郁李仁以泄邪。必用酒浸者，酒入于胃，先走于胃也。枣仁之酸，入肝安神，而制以姜汁者，安神而又兼散邪也。

湿热证，曾开泄下夺，恶候皆平，独神思不清，倦语不思食，溺数，唇齿干。胃气不输，肺气不布，元神大亏。宜人参、麦冬、生谷芽、川石斛、木瓜、生甘草、鲜莲子等味。

开泄下夺，恶候皆平，正亦大伤。故现症多气虚之象。理合清补元气，若用腻滞阴药，去生便远。

湿热证，四五日，忽大汗出，手足冷，脉细如丝或绝，口渴，茎痛，而起坐自如，神清语亮，乃汗出过多，卫外之阳暂亡，湿热之邪仍结，一时表里不通，脉故伏，非真阳外脱也。宜五苓散去术加滑石、酒炒川连、生地、芪皮等味。

此条脉证，全似亡阳之候，独于举动神气得其真情。噫！此医之所以贵识见也。

湿热证，发痉神昏，独足冷阴缩。下体外受客寒，仍宜从湿热治，只用辛温之品煎汤熏洗。

阴缩为厥阴之外候，合之足冷，全似虚寒。乃谛观本证，无一属虚，始知寒客下体，一时营气不达，不但证非虚寒，并非上热下寒之可拟也。仍从湿热治之，又何疑耶？

湿热证，初起壮热口渴，脘闷懊侬，眼欲闭，时谵语，浊邪蒙蔽上焦。宜涌泄，用枳壳、桔梗、淡豆豉、生山栀，无汗者加葛根。

若病退后，脘中微闷，知饥不食，是余邪蒙绕上焦，法当轻散。余邪不净，自无壮热谵语等证，必与初起邪势重者形状不同。此则浊邪蒙闭上焦，故懊侬脘闷。眼欲闭者，肺气不舒也。时谵语者，邪逼心包也。若投轻剂，病必不除。经曰：高者越之。用栀豉汤涌泄之剂，引胃脘之阳而开心胸之表，邪从吐散。

湿热证，经水适来，壮热口渴，谵语神昏，胸腹痛，或舌无味，脉滑数。邪陷荣分，宜大剂犀角、紫草、茜根、贯众、连翘、银花露、鲜菖蒲等味。

热入血室，不独妇女，男子亦有之。不第凉血，亦须解毒，然必重剂乃可奏功。

湿热证，上下失血或汗血，毒邪深入荣分，走窜欲泄。宜大剂犀角、生地、丹皮、赤芍、连翘、紫草、茜根、银花等味。

汗血，即张氏所谓肌衄也。《内经》谓热淫于内，治以咸寒，方中当增入咸寒之味。

热逼而上下失血、汗血，势极危而犹不即环者，以毒从血出，生机在是。大进凉血解毒之剂，以救阴而泄邪，邪解而血自止矣。血止后，须进参、芪善后。

湿热证，七八日，口不渴，声不出，与饮食亦不却，默默不语，神识昏迷。进辛开凉泄、芳香逐秽俱不效，此邪入厥阴，主客浑受。宜仿吴又可三甲散：醉地鳖虫、醋炒鳖甲、土炒穿山甲、生天虫、柴胡、桃仁泥等味。

暑湿伤阳气，然病久不解，必及于阴。阴阳两困，气钝血滞而邪不得外泄，遂深入厥阴。络脉凝瘀，使一阳不能萌动，生气有降无升，心主阻遏，灵气不通，所以神识不清而昏迷默默也。破滞通瘀，斯络脉通而邪得解矣。

湿热证，口渴，苔黄起刺，脉弦缓，囊缩舌硬，谵语，昏不知人，两手搐搦，津枯邪滞。宜鲜生地、芦根、生首乌、鲜稻根等味。若脉有力，大便不通者，大黄亦可加入。

胃津劫夺，邪热内据，非润下以泄邪则不能。故仿承气之例，以甘凉易苦寒，正恐胃津受伤，胃津不复也。

《时病论》节选　清·雷丰

卷一

拟用诸法

辛温解表法

治春温初起，风寒寒疫，及阴暑秋凉等证。

防风（一钱五分） 桔梗（一钱五分） 杏仁（一钱五分，去皮尖，研） 广陈皮（一钱） 淡豆豉（三钱）

加葱白五寸煎。

是法也，以防风、桔梗，祛其在表之寒邪；杏子、陈皮，开其上中之气分；淡豉、葱白，即葱豉汤，乃《肘后》之良方，用代麻黄，通治寒伤于表。表邪得解，即有伏气，亦冀其随解耳。

清热解毒法

治温毒深入阳明，劫伤津液，舌绛齿燥。

西洋参（三钱） 大麦冬（三钱，去心） 细生地（三钱） 元参（一钱五分） 金银花（二钱） 连翘（二钱，去心）

加绿豆三钱，煎服。

此法治温热成毒，毒即火邪也。温热既化为火，火未有不伤津液者，故用银、翘、绿豆，以清其火而解其毒；洋参、麦冬，以保其津；元参、细地，以保其液也。

却热息风法

治温热不解，劫液动风，手足瘛疭。

大麦冬（五钱，去心） 细生地（四钱） 甘菊花（一钱） 羚羊角（二钱） 钩藤钩（五钱）

先将羚羊角煎一炷香，再入诸药煎。

凡温热之病，动肝风者，惟此法最宜。首用麦冬、细地，清其热以滋津液；菊花、羚角，定其风而宁抽搐；佐钩藤者，取其舒筋之用也。

祛热宣窍法

治温热、湿温、冬温之邪，窜入心包，神昏谵语，或不语，舌苔焦黑，或笑或痉。

连翘（三钱，去心） 犀角（一钱） 川贝母（三钱，去心） 鲜石菖蒲（一钱）

加牛黄至宝丹一颗，去蜡壳化冲。

是法治邪入心包之证也。连翘苦寒，苦入心，寒胜热，故泻心经之火邪；经曰：火淫于内，治以咸寒。故兼犀角咸寒之品，亦能泻心经之火邪；凡邪入心包者，非特一火，且有痰随火升，蒙其清窍，故用贝母清心化痰，菖蒲入心开窍：更用牛黄至宝之大力，以期救急扶危于俄顷耳。

辛凉解表法

治风温初起，风热新感，冬温袭肺咳嗽。

薄荷（一钱五分） 蝉蜕（一钱，去足翅） 前胡（一钱五分） 淡豆豉（四钱） 瓜蒌壳（二钱） 牛蒡子（一钱五分）

煎服。如有口渴，再加花粉。

此法取乎辛凉，以治风温初起，无论有无伏气，皆可先施。用薄荷、蝉蜕，轻透其表；前胡、淡豉，宣解其风。叶香岩云：温邪上受，首先犯肺。故佐蒌壳、牛蒡开其肺气，气分舒畅，则新邪伏气，均透达矣。

清凉透邪法

治温病无汗，温疟渴饮，冬温之邪内陷。

鲜芦根（五钱） 石膏（六钱，煨） 连翘（三钱，去心） 竹叶（一钱五分） 淡豆豉（三钱） 绿豆衣（三钱）

水煎服。

此治温病无汗之主方，其伏气虽不因风寒所触而发，然亦有有汗、无汗之分。无汗者宜透邪，有汗者宜保津，一定之理也。凡清凉之剂，凉而不透者居多，惟此法清凉且透。芦根中空透药也，石膏气轻透药也，连翘之性升浮，竹叶生于枝上，淡豆豉之宣解，绿豆衣之轻清，皆透热也。伏邪得透，汗出微微。温热自然达解耳。

清热保津法

治温热有汗，风热化火，热病伤津，温疟舌苔变黑。

连翘（三钱，去心） 天花粉（二钱） 鲜石斛（三钱） 鲜生地（四钱） 麦冬（四钱，去心） 参叶（八分）

水煎服。

此治温热有汗之主方。汗多者，因于里热熏蒸，恐其伤津损液，故用连翘、花粉，清其上中之热；鲜斛、鲜地，保其中下之阴；麦冬退热除烦；参叶生津降火。

清凉荡热法

治三焦温热，脉洪大而数，热渴谵妄。

连翘（四钱，去心） 西洋参（二钱） 石膏（五钱，煨） 生甘草（八分） 知母（二钱，盐水炒） 细生地（五钱）

加粳米一撮，煎服。

是法也，以仲圣白虎汤为主，治其三焦之温热也。连翘、洋参，清上焦之热以保津；膏、甘、粳米，清中焦之热以养胃；知母、细地，泻下焦之热以养阴。

清凉透斑法

治阳明温毒发斑。

石膏（五钱，煨用） 生甘草（五分） 银花（三钱） 连翘（三钱，去心） 鲜芦根（四钱） 豆卷（三钱，井水发）

加新荷钱一枚，煎服，如无，用干荷叶三钱亦可。

凡温热发斑者，治宜清胃解毒为主。膏、甘治之以清胃，银、翘治之以解毒。更以芦根、豆卷，透发阳明之热；荷钱者即初发之小荷叶也，亦取其轻升透发之意。热势一透，则斑自得化矣。

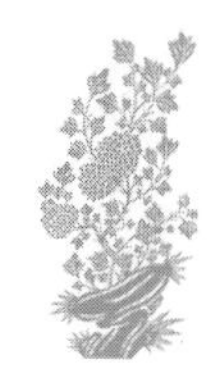

卷三

拟用诸法

清凉涤暑法

治暑温暑热，暑泻秋暑。

滑石（三钱，水飞） 生甘草（八分） 青蒿（一钱五分） 白扁豆（一钱） 连翘（三钱，去心） 白茯苓（三钱） 通草（一钱）

加西瓜翠衣一片入煎。

滑石、甘草，即河间之天水散，以涤其暑热也。恐其力之不及，故加蒿、扁、瓜衣以清暑；又恐其干犯乎心，更佐连翘以清心。夫小暑之节，在乎相火之后，大暑之令，在乎湿土之先，故先贤所谓暑不离湿也，兼用通、苓，意在渗湿耳。

卷四

拟用诸法

祛暑解毒法

治暑毒烦热赤肿，身如针刺。

茯苓（三钱） 制半夏（一钱五分） 滑石（三钱，水飞） 粉甘草（五分） 参叶（六分） 黄连（八分） 银花（三钱） 连翘（三钱，去心）

加绿豆衣三钱，煎服。

凡暑热成毒者，此法最宜。苓、夏偕甘，即海藏消暑方也。滑石偕甘，即河间清暑方也。更佐参叶以却暑，黄连以清心，银翘、绿豆以解毒也。

增损胃苓法

治暑湿内袭，腹痛水泻，小便热赤。

苍术（一钱，米泔炒） 厚朴（一钱，姜汁炒） 广陈皮（一钱五分） 猪苓（一钱五分） 白茯苓（三钱） 泽泻（一钱五分） 滑石（三钱，水飞） 藿香（一钱五分）

水煎，温服。

苍朴、陈皮以化湿，即平胃散损甘草也。二苓、泽泻以利湿，即五苓散损桂、术也。增滑石清暑渗湿，增藿香止泻和中。凡因暑湿而致泻者，是法最为拍合耳。

清暑开痰法

治中暑神昏不语，身热汗微，气喘等证。

黄连（一钱二分） 香薷（一钱） 扁豆衣（三钱） 厚朴（一钱，姜汁炒） 杏仁（二钱，去皮尖研） 陈皮（一钱五分） 制夏（一钱五分） 益元散（三钱，入煎）

加荷叶梗七寸为引。汗多除去香薷。

连、薷、扁、朴，清热祛暑；杏仁、陈、夏，顺气开痰；益元散，清暑宁心；荷叶梗，透邪宣窍。

清离定巽法

治昏倒抽搐，热极生风之证。

连翘（三钱，去心） 竹叶（一钱五分） 细生地（四钱） 元参（三钱） 甘菊花（一钱） 冬桑叶（三钱） 钩藤钩（四钱） 宣木瓜（一钱）

井华水煎服。

此法治热极生风之证，故用连翘、竹叶，以清其热；热甚必伤阴，故用细地、元参，以保其阴；菊花、桑叶，平其木而定肝风；钩藤、木瓜，舒其筋而宁抽搐。大易以离为火，以巽为风，今曰清离定巽，即清火定风之谓也。

清宣金脏法

治热烁肺金，咳逆胸闷，身体发热。

牛蒡子（一钱五分） 川贝母（二钱，去心） 马兜铃（一钱） 杏仁（二钱，去皮尖，研） 陈瓜蒌壳（三钱） 桔梗（一钱五分） 冬桑叶（三钱）

加枇杷叶三钱去毛蜜炙为引。

夏日炎暑，火旺克金，宜乎清热宣气，保其金脏。法中蒡、贝、兜铃，清其肺热；杏、蒌、桔梗，宣其肺气。夫人身之气，肝从左升，肺从右降，今肺被暑热所烁，而无降气之能，反上逆而为咳矣。故佐桑叶以平其肝，弗令左升太过；杷叶以降其肺，俾其右降自然。升降如常，则咳逆自安谧矣。

治乱保安法

治夏秋之间，霍乱吐泻，腹中绞痛。

广藿香（一钱五分） 台乌药（一钱） 广木香（五分） 制半夏（一钱） 白茯苓（三钱） 茅苍术（八分，米泔浸炒） 阳春砂仁（八分，研冲）

加伏龙肝三钱，水煎服。

邪扰中州，挥霍扰乱，宜此法也。首用藿香、乌、木，行气分以治其乱。夏、苓、苍术，祛暑湿以保其中。更佐砂仁和其脾，伏龙安其胃，此犹兵法剿抚兼施之意也。

芳香化浊法

治五月霉湿，并治秽浊之气。

藿香叶（一钱） 佩兰叶（一钱） 陈广皮（一钱五分） 制半夏（一钱五分） 大腹皮（一钱，酒洗） 厚朴（八分，姜汁炒）

加鲜荷叶三钱为引。

此法因秽浊霉湿而立也。君藿、兰之芳香，以化其浊；臣陈、夏之温燥，以化其湿；佐腹皮宽其胸腹，厚朴畅其脾胃，上中气机，一得宽畅，则湿浊不克凝留；使荷叶之升清，清升则浊自降。

二活同祛法

治表里受湿，寒热身疼，腰痛等证。

羌活（一钱五分） 防风（一钱五分） 独活（一钱五分） 细辛（五分） 茅苍术（一钱五分） 甘草（五分）

加生姜三片，煎服。

两感表里之湿证，此法堪施。其中羌活、防风，散太阳之表湿；独活、细辛，搜少阴之里湿；苍术燥湿气，生姜消水气；盖恐诸药辛温苦燥，故佐甘草以缓之。

卷五

拟用诸法

清营捍疟法

治暑疟恶寒壮热，口渴引饮。

连翘（一钱五分，去心） 竹叶（一钱五分） 扁豆衣（二钱） 青蒿（一钱五分） 木贼草（一钱） 黄芩（一钱，酒炒） 青皮（一钱五分）

加西瓜翠衣一片为引。

此治暑疟之法也。夫暑气内舍于营，故君以翘、竹清心，却其上焦之热。臣以扁衣解暑，青蒿祛疟。佐以木贼发汗于外，黄芩清热于内。古云疟不离乎少阳，故使以青皮引诸药达少阳之经，瓜翠引伏暑透肌肤之表。

辛散太阳法

治风疟寒少热多，头痛自汗，兼治伤寒伤湿。

嫩桂枝（一钱） 羌活（一钱五分） 防风（一钱五分） 甘草（五分） 前胡（一钱五分） 淡豆豉（三钱）

加生姜二片，红枣三枚，煎服。

凡外邪袭人，必先伤于太阳之表。疟虽因于伏暑，又必因外感秋风而触发也。盖风疟有风在表，故宜辛散之方。其中桂、羌、防、草，即成方桂枝羌活汤，本治风疟之剂也。内加前胡散太阳，复泄厥阴。淡豉解肌表，且祛疟疾。更加攘外之姜，安内之枣，表里俱安，何疟之有哉！

宣透膜原法

治湿疟寒甚热微，身痛有汗，肢重脘懑。

厚朴（一钱，姜制） 槟榔（一钱五分） 草果仁（八分，煨） 黄芩（一钱，酒炒） 粉甘草（五分） 藿香叶（一钱） 半夏（一钱五分，姜制）

加生姜三片为引。

此师又可达原饮之法也。方中去知母之苦寒及白芍之酸敛，仍用朴、槟、草果，达其膜原，祛其盘踞之邪，黄芩清燥热之余，甘草为和中之用，拟加藿、夏畅气调脾，生姜破阴化湿，湿秽乘入膜原而作疟者，此法必奏效耳。

清宣温化法

治秋时晚发之伏暑，并治湿温初起。

连翘（三钱，去心） 杏仁（二钱，去皮尖研） 瓜蒌壳（三钱） 陈皮（一钱五分） 茯苓（三钱） 制半夏（一钱） 甘草（五分） 佩兰叶（一钱）

加荷叶二钱为引。

连翘寒而不滞，取其清宣；杏仁温而不燥，取其温化：蒌壳宣气于上，陈皮化气于中，上中气分，得其宣化，则新凉伏气，皆不能留；茯苓、夏、草，消伏暑于内；佩兰、荷叶，解新邪于外也。

卷六

拟用诸法

宣疏表湿法

治冒湿证，首如裹，遍体不舒，四肢懈怠。

苍术（一钱，土炒） 防风（一钱五分） 秦艽（一钱五分） 藿香（一钱） 陈皮（一钱五分） 砂壳（八分） 生甘草（五分）

加生姜三片，煎服。

此治冒湿之法也。君以苍术、防、秦，宣疏肌表之湿。被湿所冒，则气机遂滞，故臣以藿、陈、砂壳，通畅不舒之气。湿药颇燥，佐以甘草润之。湿体本寒，使以生姜温之。

《松峰说疫》节选　清·刘奎

卷二·瘟疫应用药

发表

浮萍　葛根　柴胡　羌活　豆豉　葱白　苍术　升麻　生姜　洋糖　防风　杏仁　荆芥　薄荷　青蒿　蝉蜕　香薷　前胡　赤柽柳（一名河西柳，一名观音柳）

攻里

大黄　芒硝　枳实　槟榔　厚朴　草果　铁落　山甲　瓜蒌

寒凉

生地　麦冬　元参　栀子　黄芩　银花　石膏　丹皮　知母　绿豆　竹沥　童便　人中黄　大青　青黛　花粉　天冬　桔梗　山豆根　犀角　竹叶　竹茹　白芍（生）连翘　牛蒡子　柿霜　梨　西瓜　荸荠　甘草（生）茅根　雪水　冰水　蚯蚓　蚓粪　黄柏　胆草　苦参　射干　黄连　马勃　板蓝根

利水

车前　泽泻　木通　秦艽　茵陈　茯苓（赤白）赤芍　灯心　瞿麦　萹蓄　石韦　猪苓　淡竹叶　滑石

理气

枳壳　陈皮　橘红　苏子　青皮　佛手　柿蒂　香圆（皮）金枣（皮）香附

理血

归尾　桃仁　红花　川芎　抚芎　侧柏叶　紫草　京墨　䗪虫　苏木　发灰　百草霜

逐邪

藿香　雄黄　朱砂　龙齿　大蒜　桃枭（树上干桃）檀香　鬼箭

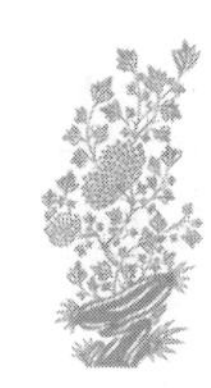

羽　降真香　斧头木（系斧柄入铁处）

消导

谷芽　麦芽　神曲　山楂　萝卜子　食物灰（所积者何物，即将何物烧灰存性，研或入药，水酒冲服）

温补

熟地　当归　白术　炙草　大枣　阿胶　莲子　山药　蜂蜜（生、熟）粳米　糯米　仓米　荷叶　百合　茯神　首乌　葳蕤　藕　黄酒人参

松峰曰：瘟疫原无用麻、桂、苏叶等药之理，故一概不录。即瘟疫变症所用之药，亦不开载。

卷五·诸方

避瘟方

雄黄丸

治瘟不相染。

明雄（一两，研）丹参　赤小豆（炒熟）鬼箭羽（各二两）

共为末，蜜丸梧子大。每日空心，温水下五丸。

避瘟丹

烧之能避一切秽恶邪气。

苍术　乳香　甘松　细辛　芸香　降真香（等分）

糊为丸豆大。每用一丸焚之，良久又焚一丸，略有香气即妙。

福建香茶饼

能避一切瘴气瘟疫，伤寒秽气，不时噙化。

沉香　白檀（各一两）儿茶（二两）粉草（五钱）麝香（五分）冰片（三分）

共为细末，糯米汤调，丸黍米大，噙化。

透顶清凉散

凡遇时令不正，瘟疫流行，人各带之，或嗅鼻，可免侵染。

白芷　细辛　当归　明雄　牙皂（等分）

共为细末，瓷瓶贮，勿泄气。用时令病者噙水口内，将药搐鼻，吐水取嚏，不嚏再吹，嚏方止。已患未患者皆宜用。

神圣避瘟丹

苍术（君，倍） 香附 羌活 独活 甘松 山柰 白芷 赤箭 大黄 雄黄（各等分）

共为末，糊丸弹子大，黄丹为衣，晒干。正月初一平旦，焚一炷避除一岁瘟疫邪气。

老君神明散

避瘟疫。

苍术（一钱） 桔梗（二钱五分） 细辛 附子（炮，去黑皮。各一两） 乌头（四两，去皮、尖）

共为细末，带于身边，可免瘟疫。不可服。

藜芦散

一名赤散，避瘟疫。

藜芦 踯躅 干姜（各一两） 丹皮 皂角（各一两六钱） 细辛（十八铢） 桂枝（一作桂心） 附子 朱砂（一作真珠，另研。各六两）

共为粗末，绛囊系臂上，男左女右，觉病作，取药末少许，纳鼻中。嫌分量多，和时四分之一亦可，后皆仿此。

务成子萤火丸

主避瘟疾恶气，百鬼虎狼，蛇虺蜂虿诸毒。五兵白刃盗贼凶害，皆避之。

萤火虫 鬼箭羽（去皮） 蒺藜 矾石（各一两。煅枯） 雄黄 雌黄（各二两） 羚羊角 煅灶灰 锤柄（入斧头木，烧焦。各两半）

共为粗末，以鸡子黄、雄鸡冠一具，和之如杏仁大。红绸缝三角囊盛五丸，带左臂上，仍可挂于门户。

屠苏酒

大黄（十五铢） 白术（十铢） 桔梗（十五铢） 川椒（十五铢，炒出汗） 防风（六铢） 乌头（六铢，炒） 桂枝（十五铢） 菝葜（六铢，乃今之二钱半，二十四铢为一两）

入红囊中，于腊月晦日，悬井中。毋着水，元旦出药入酒中，煎数沸，于东向户中饮之。先自小者饮起，饮三朝。若每年饮，可代代无病。内外井中，宜悉着药，忌猪、羊、牛肉，生葱、桃、李、雀肉。

避瘟丹

苍术　红枣

和丸烧之。

又方

时瘟疫流行，水缸内每早投黑豆一握，全家无恙。五更潜投黑豆大握于井中，勿令人见，饮水，家俱无恙。

入病家不染方

香油和雄黄、苍术末，涂鼻孔，既出，纸条探嚏。如无黄、术，即香油亦可。饮雄黄酒一杯，或止抹雄黄于鼻孔即妙。

瘟病不染

五月五日午时，多采苍耳嫩叶阴干收之。遇疫时，为末，冷水服二钱。或水煎，举家皆饮，能避邪恶。

避瘟良方

瘟疫盛行，车前子隔纸焙为末，服即不染。

瘟疫不染方

将初病人贴身衣服，甑上蒸过，合家不染。

又避瘟方

入瘟家，以麻油涂鼻孔，出再取嚏，则不染。

避瘟方

以桃叶上虫，捣烂，凉水调服，瘟疫不染。（一方止用桃虫蠹尿。）

又方

以赤小豆、糯米，浸水缸中，每日取水用。

又方

以贯众浸水用之，或苍术浸水用。

茵陈乌梅汤

治瘟疫。

九九尽日，茵陈连根采，阴干。遇瘟疫起，每一人用茵陈五分，乌梅二个，打碎，水二盅，煎八分，热服，汗出即愈。

赤豆避瘟法

（正月七日）用新布囊盛赤小豆，置井中，三日取出。举家皆服，男十粒，女二十粒，瘟则远避。

姜酒避瘟法

凡遇瘟疫行时，出门须先饮烧酒一杯，回家时仍再饮一杯，然后食别物，但勿至醉。不能饮者，出入可食姜蒜，或以塞鼻。

神砂避瘟丸

神砂一两，研细，白蜜和丸麻子大。以太岁日或平旦，一家皆向东方，用井花冷水各吞二十一丸，永无疫患。忌荤一日。

一方

元日五更，以红枣祭五瘟毕，合家食之吉。

一方

正月上寅日，取女菁草末三合，绛袋盛，挂帐中，能避瘟。

避瘟杀鬼丸（如要少做，或四分之一，或改两作钱皆可。一方有空心青鳖甲作龟甲）

雄黄　雌黄（各三两）　山甲　龙骨　鳖甲　猬皮（各二两）　川芎（二两）　禹余粮（二两）　真珠（酌加）　羚羊角（七两）　虎头骨（七两）　樗鸡（十五枚，如无，以芫青十五枚代）　东门上雄鸡头（一枚）

共为末，蜡熔为丸，弹子大。每正旦，病家门口烧一两丸，并每人带一丸，男左女右。避疫杀鬼。并吊丧问疾，皆吉。

太仓公避瘟丹

凡官舍旅馆，久无人到，积湿积邪，容易侵人，焚之可以远此。五六月，终日焚之，可以避瘟。

苍术（一斤）　台芎　黄连　白术　羌活（各八两）　川芎　草乌　细辛　柴胡　防风　独活　甘草　藁本　白芷　香附　当归　荆芥　天麻　官桂　甘松　干姜　山柰　麻黄　牙皂　白芍（各四两）　麝香（三分）

共为细末，点之。

一方

除夜，将家中所余杂药（调和成一处者。）焚之，并焚苍术，可避瘟疫。

一方

除夜有行瘟疫使者，降于人间。以黄纸朱书天行已过四字，贴于门额，吉。

一方

悬挂马尾松枝，可免瘟疫。

一方

天行时气，宅舍怪异，并烧降真香有验。

一方

兜木香烧之，去恶气，除病瘟，产兜渠国。

一方

烧青木香、薰陆、安息胶香，可避瘟疫。

烧香避瘟

枢密王博文，每于正旦四更，烧丁香避瘟。

入病家不染

用舌顶上额，努力闭气一口，使气充满毛窍，则不染。

避瘟丹

烧之避瘟邪气。

乳香　苍术　细辛　生草　川芎　降真　白檀

枣肉丸，焚烧。

不染瘟方

雄黄（五钱）　赤小豆（一两）　苍术（一两，泔浸去皮，壁土炒）

共为细末，水调。每服一钱。

又方

姜豉和白术浸酒，举家常服。（一方无术。）

又方

初伏，采黄花蒿阴干，冬至日研末收存，至元旦蜜调服。

又方

六月六日，采马齿苋晒干，元旦煮熟，盐醋调食之。

又方

元日，用麻子三七粒，赤豆七粒，共撒井中，避瘟。

又方

元日，吞赤小豆七粒，服椒酒一杯，却病避瘟。

又方

立春后庚子日，温蔓菁汁，合家并服，不拘多少，可避瘟。萝卜汁亦可。（蔓菁亦云芜菁。）

麻豆投井方

除夜四更时，取麻子、赤小豆各二十七粒，并佳人发少许，同投井中，终岁无伤寒瘟疫。

发泥投井

除夜，以合家头发烧灰，同脚底泥包，投井中。

避瘟方

于病人出汗时，身下舒一挑担，则不传染，须舒于褥底下，不得近身，恐挑担凉，冰汗不出。

杀鬼丹

虎头骨（真者，酥炙） 桃枭（系桃之干在树上者） 斧头木（系斧柄入斧头中之木） 雄黄（明亮者，另研） 桃仁（去皮、尖，麸炒黄） 朱砂（光明者，另研，各一钱五分） 犀角屑 木香 白术 鬼箭羽（各一钱） 麝香（七分五厘）

共为粗末，带之，可避瘟疫。

一方

于春分日，用远志去心，水煎。日未出时，东面饮二盅，探吐，则疾疫不生。

一方

于谷雨以后，用川芎、苍术、白芷、藁本、零陵香各等分，煎水沐浴三次，以泄其汗，汗出臭者无病。

吐免疫。

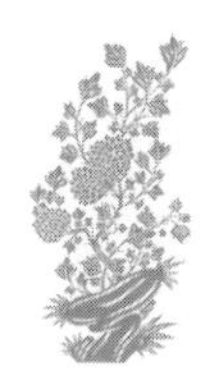

桃汤

元日，服桃汤，压邪气，制百鬼。

纳椒井中

腊日之夜，令人持椒卧井旁，无与人言，纳椒井中，可除瘟病。一方，除夜取椒二十粒行之。

又方

元日，饮苍术汤并用汤沐浴及焚烧，可避终岁疫。

逐蝇祛疫法

忆昔年，入夏瘟疫大行，有红头青蝇千百为群，凡入人家，必有患瘟疫而亡者。后传一法，用铁盆不拘大小，纳白矾四两，用滚水倾入盆内，令满，将矾化开，次以口含火酒，连喷三口于盆内，又取桃核一枚，割两头，令通去仁，用纸包枪药少许，塞桃核空壳内，用红线绳一根，穿入核内，将红线为弦，取桃枝缚作一弓，安于铁盆中。凡水内，弓背在下，弓弦向上。再用桃木作箭三枝，插于盆外，青蝇自当远避，举家即免瘟病。其盆随便安于宅之僻处，经岁莫动，相传极效。松峰记。

避瘟方

新布盛大豆，纳井中，一宿取出，每服七粒。

避疫椒柏酒

除日，用椒三七粒，东向侧柏七枝，浸酒一瓶，元日饮之。

通治疫疠方

常以东行桃枝煎汤浴之。（未病已病皆治。）

避瘟方

以绛囊盛马蹄屑佩之，男左女右。

预防热病（兼治急黄贼风）

葛粉（二升） 生地（一升） 豉（半升）

食后，米饮服三钱，日三服，已病则日五服。

避瘟不染

穄米为末，顿服之。

又方

三月三日，取黍面和菜作羹食。

预解疮疹

茜根煎汁，入少酒服。（时行疹子正发时，服此则可无患。）

李子建杀鬼丸

避瘟疫，杀一切魑魅魍魉。

藜芦（三两） 虎骨头（两半） 雄黄 鬼臼 天雄 皂荚 芜荑（各五钱）

共为末，揉入艾绒中，用壮纸二层卷作筒。遇瘟疫时点着，熏病人房中。

七物虎头丸（避瘟杀鬼）

虎头 朱砂 雄黄（各两半） 鬼臼 皂荚 芜荑 雄黄（各一两）

为末，熔蜡丸弹子大。红绢袋盛一丸，系男左女右臂上，又悬屋四角，晦望夜半各当户烧一丸，晨起各人吞小豆大一丸，则不传染。

太乙流金散（大避瘟疫）

雄黄（两半） 羚羊角（一两） 雌黄 白矾 鬼箭羽（各七钱半）

共粗末，三角绛囊盛一两，带心前，并挂户上，又青布包少许，中庭烧之。腊月鼠烧之避瘟气。又于正旦所居处埋之，避瘟疫气。

除瘟方

松峰审定五瘟丹（一名凉水金丹，一名代天宣化丹）

专治时症瘟疫，发热头身腹痛，谵语无汗，日久不愈。或发黄斑疹与痧，或二便五六日不行等症，并暑月一切热症。又解痘疹毒。

甘草（制，甲己年为君） 黄芩（乙庚年为君） 黄柏（丙辛年为君） 栀子（丁壬年为君） 黄连（戊癸年为君） 香附（去净细毛） 苏叶（凤头者） 苍术（米泔浸） 陈皮（以上四味为臣） 明雄（另研细） 朱砂（另研细）

制甘草法：立冬日，取大青竹竿，一头截去节，一头留节，纳生甘草末于内，蜡封紧口，浸粪坑中，头冬至取出，晒干听用。

前甘草等五味，当以某年为君者，多臣数之半。如甘草用二两，则香附等四味止用一两也。雄朱又减臣数之半，止用五钱矣。于冬至日，将甘草等九味，共为末，雄朱另研，以一半入甘草等药末中为丸，留一半为衣，再用飞金为衣。大人服者，丸如梧子；小儿服者，丸如黍米。雪水生蜜为丸，面东服五十丸。病轻日浅者，一服而愈，病深日久者，三四服而痊。忌腥辛辣油腻煎炒一切厚味。其分两如君用一两，臣则五钱，多寡不论。总臣减君一半，雄朱又减臣一半也。

松峰曰：此方见《万氏家传·瘟疫门》中，与《马氏瘟疫发源》书内所载互有异同。万氏有苍、陈，而马则无之。万氏香附制炒，而马氏言俱不见火。万氏用雪为丸，而马氏用大黄膏子。万氏不贴金，而马氏则贴金。万氏服用滚白水，而马氏则用凉水。万氏甘草法制，而马氏不法制。其余俱各相同。愚意甘草制之则成人中黄，大能祛疫。苍术、香附，吾用其生者，盖炒之则未免有火气。飞金重贴亦妙，以其镇静也。至于用大黄膏为丸，于初感瘟疫邪尚在经者，大不相宜，当仍以雪水为丸，如恐不黏，酌加生蜜则易丸。初感瘟疫者，用滚白水送，大热时冷水送，不大便时方用大黄水送。取二方而斟酌尽善，此为近之。

柴胡白虎煎

治阳明温热，表邪不解等症。

柴胡　黄芩　麦冬（各二钱）石膏（三钱）甘草（七分）引用竹叶

柴葛煎

治瘟毒表里俱热，能散毒养阴，并治痘疹。

柴胡　干葛　黄芩　连翘（去隔）白芍（酒炒）甘草

水煎服。

归柴饮

治营虚不能作汗，及真阴不足，外感寒邪难解者，此神方也。大便多溏者，以冬术代当归亦佳。

当归（一两）柴胡（五钱）炙草（八分）

流水煎，或加姜三五片，或加陈皮一钱，或加参。

人马平安散

治一切时症，风寒暑湿，内伤生冷饮食，头风头痛，心痛，绞肠痧，闷气，小肠疝气，牙痛，猪羊疯症。用簪脚点两眼角，或吹鼻孔，男左女右。

焰硝（二钱） 朱砂 明雄（各一钱） 冰片（五分） 麝香（一钱）

共为细末，端阳午时修合，瓷瓶收贮，勿出气。

神仙祛瘟方

服后已病者即痊，未病者不染。

抚芎（八钱五分） 苍术（三钱三分三厘，米泔浸，炒） 甘草（一钱六分六厘） 干葛（一钱三分六厘） 生姜（三片） 葱（三棵）

连根水二碗，煎八分，空心服。病急者即当急服，勿拘空心之说。抚芎用一钱亦效，已试。

葛根淡豉汤

治四时感冒。

葛根（五钱） 淡豉（三钱）

煎服，入姜汁少许。

人中黄丸

一味，不拘多少，饭为丸，绿豆大，下十五丸。

炒麸熨法

热邪传里，服药后将盐炒麸一升，绢包于病人腹上熨之。药气得热则行，大便易通。

松毛酒

可避五年瘟。

松毛（细切，末）

酒下二钱，日三服。

姜糖引

治瘟疫，兼治伤寒。

白糖（一两） 生姜（五钱，捣烂）

滚水和服，不应，再服。

头痛如破

连须葱（半斤） 生姜（二两）

水煮，温服。

姜熨法

治胸膈不宽，一切寒结热结，水结痰结，痞气结。生姜捣如泥，将汁拧出存用。取渣炒热绢包，揉熨心胸胁下，渣冷，入汁炒，再熨。

仙传吐法

治一切瘟疫，伤寒伤风，伤酒伤食。（病初得，用之更宜。）饮百沸汤半碗，以手揉肚再饮，再揉，直至腹无所容。用鸡翎探吐，吐后煎葱醋汤饮之，覆衣取汗，甚捷。

诸葛行军散

绿豆粉（一两） 麻黄（末，八钱）

共研烂，和匀。每服一钱，用无根水调服，汗出即愈。

灵宝避瘟丹

苍术（一斤） 降香（四两） 雄黄（二两） 硫黄（一两） 硝石（一两） 柏叶（半斤） 丹参（二两） 桂皮（二两） 藿香（二两） 白芷（四两） 桃头（四两，五月五日午时收） 雄狐粪（二两，尖头者是） 菖蒲根（四两） 升麻（一两） 商陆根（二两） 大黄（二两） 羌活（二两） 独活（二两） 雌黄（一两） 唵叭香（如无，可减） 赤小豆（二两） 仙茅（二两） 朱砂（二两） 鬼箭羽（二两）

以上共二十四味，按二十四气为末，米糊为丸，如弹子大，焚一丸。

松峰按：桃头不知何物，岂桃树尖耶。唵叭香出唵叭国，色黑有红润者佳，以软静色明者为上。烧之能避邪魅。

逐瘟方

地黄（八两） 巨胜子（一升，研，再同地黄捣烂） 牛膝（四两） 五加皮（四两） 地骨皮（四两） 官桂 防风（各二两） 仙灵脾（三两）

用牛乳五两，同甘草汤浸三日，以半升同乳拌仙灵脾，放瓷瓶内，饭锅中蒸之，待牛乳尽出，（出字存疑。）方以温水淘切，同前药剉细，袋装，浸于二斗酒中数日，药味全下后去渣，十月朔饮至冬至。

一方

雪水能解瘟疫。（当收贮听用。）单饮煎药俱可。

一方

腊月取皂角烧为末，收贮。遇时疫，早起井华水调服一钱，或加姜汁、蜜少许。（井华水，清晨第一次汲者。）

干艾煎

治瘟疫头痛，壮热脉盛。

干艾叶（三升）

水一斗，煮一升，顿服取汗。

松峰按：水酒以升斗计，不行于今久矣，况艾叶乎？用时艾叶计以钱，水计以盅可耳。

椿皮煎

治瘟疫头痛壮热，初得二三日者。

生椿皮（一升，切）

水二升半，煎，每服八合。

松峰云：椿系香椿。今之臭椿乃樗耳。

蒿柳汁

治瘟疫伤寒，不论日之多少。

黄蒿心（七个） 柳条心（七个）

入碗内捣烂，（或少加水亦可。）滤去渣，用鸡子一个，飞金三帖，和汁搅匀，令病人一口吸尽，随即炒盐半碗，研细罗下，用手蘸盐，将病人胸腹并前后心遍擦，再速用黄蒿、柳条熬滚水，将病人周身荡之。照方如是者三次，立时发汗而痊。

吕祖塞鼻丹

歌曰：沉香木香（皆末）共乳香，硼砂皂角共良姜，细辛当归各等分，巴豆川椒及麝香；又加朱砂雄黄等，血竭硇砂熟枣穰，（捣烂。）每粒丸成桐子大，呼吸补泻便离床；口含冷水面朝上，（仰卧。）不问轻重一炷香，祖师留下灵丹药，诸病闻之自安康。（用此药治瘟疫亦可，故选入。治瘟疫应去巴豆。）

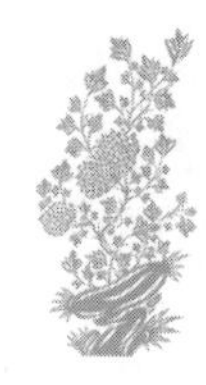

人马平安行军散

明雄　朱砂　火硝　枯矾　乳香（去油）儿茶　冰片　麝香　硼砂　没药（去油）

各等分，共为细末。点大眼角，男左女右。冰麝少加亦可。一点绞肠痧，二点气腰痛，三点重伤风，四点虫蝎伤，五点火眼发，六点走风痛，七点急心痛，八点急头痛，九点火牙痛，十点牛马驴。

神柏散

治瘟疫。

用庙社中西南柏树东南枝，（疑用嫩枝带叶者）。晒干研末。新汲水下二钱，日三次。

六合定中丸

苏叶（二两，炒）宣木瓜（二两，微炒）真藿香（二两，带梗）子丁香（一两，研，毋见火）白檀（一两）香薷（一两，晒，不见火）木香（一两，不见火）甘草（一两，微炒）

共为细末，滴水为丸如椒大。每服二钱。一治胸膈饱闷，用生姜二片，煎水服。一呕吐用滚水半盅，对姜汁少许服。一霍乱用生姜二片煎水，加炒盐五分服。一不服水土，煨姜三片，煎水服。一绞肠痧，炒盐水煎服。一泄泻，生姜煎水服。

藕蜜浆

治时气瘟症。

生藕，捣取汁一盅，入蜜一合，和匀，分作两服。

生姜益元煎

益元散（三钱）生姜（三钱，捣）

黄酒、水各半盅，煎三滚，温服即愈。除瘟解毒。

松峰云：方书每言一滚者，盖言煎滚取下，落滚再煎，再落，如是者三。

天行病心闷，用水中苔捣取汁。

治瘟方

用红糖入罐内，封固，蜡塞口，腊月浸粪坑中，二月取出，遇瘟疫，用水调服。

患疫忌荤一日。

牛桑饮

治余热不退，烦渴，四肢无力，不能饮食。牛蒡根（生、捣汁）约五六合，空腹分二服，服讫，取桑叶一大把，炙黄水一升，煮五六合服，暖覆取汗。无叶用枝。

白药散

治瘟疫。

白药子（出江西，叶似乌旧子，如绿豆）

末，空腹，水顿服，即仰卧一食时，候心头闷乱或恶心，腹内如车鸣刺痛，良久或吐利数次，皆勿怪，服冷粥一碗止之。

神曲煎（此方治瘟疫初起。自直隶传来，试之亦不甚效。意或瘟疫由食积而发者，服之始效耶）

神曲（五钱，炒） 青皮（一钱） 葛根（一钱） 枳实（钱五） 红曲（钱五） 芫荽（根，七条，鲜者更妙）

瓜蒌汤

大瓜蒌一个，取瓤剉，置碗中，热汤一碗沃之，盖良久，去渣，不拘时服。

治热病头痛发热。

一方

船底苔，疗天行时疫，伏热温毒。

治瘟疫秘方

麦冬（三钱，去心） 灯心（三十寸） 芫荽梗（三十寸） 枣三枚（劈） 竹叶（三十片）

流水煎，热服。

治瘟疫并大头方

大力子 防风（各等分）

共为末，每用五钱，黄酒一盅，水一大盅，同煎，空腹温服，盖被出汗。

六一泥饮

治瘟疫八九日，已经汗下不退，口渴咽干欲饮水者。

六一泥（即蚯蚓粪）

不拘多少，新汲水调服。

鸡子拖法（治同上）

用鸡子打一孔，留黄，将青倾在病者腹上，用手在腹上圆转摊搓，久则渐成白沫，用手抹弃，再敲开一鸡子，依样搓之。止用四五枚，腹内便觉清凉。

观音救苦散

专治伤风伤寒，并疫气所侵，稍觉头昏脑闷，项背拘急，吹鼻取嚏，毒气随散，永不染着，仙方也。

川芎　藿香　黎芦（各三钱）　丹皮（去心）　延胡索　朱砂（各二钱）　雄黄　白芷　牙皂（各四钱）

七味草药共为细末，朱雄另研，调入收贮。用时先噙水在口内，次以药吸入两鼻孔，吐水取嚏。未病者吹之不染，牛马等受瘟者，吹之亦效。

治鬼魅魇人法

降香（末，一钱）　皂角（末，一钱）　朱砂　雄黄（各三分，研）　麝香（三分，与上同研）　艾叶（五钱，揉烂）

将药末揉入艾中，草纸裹为长筒，点，放床底则不魇，兼祛百怪恶邪之气。

太乙紫金锭（一名紫金丹，一名玉枢丹）

瘟疫烦乱发狂，喉闭喉风，以及阴阳二毒，伤寒心闷，狂言，胸膈滞寒，邪毒未出，俱薄荷汤下。凡遇天行时疫，沿街阖户传染者，用桃根汤磨浓滴鼻孔，再服少许，任入病家不染。兼治数十种杂症，用引各殊，俱载《医宗金鉴・外科・脾发疽门》中，兹不录。

雄黄（三钱，取明红大块研）　朱砂（三钱，大而有神气者，研）　麝香（三钱，真者拣净皮毛，研）　川五倍子（二两，一名文蛤，捶破去虫屎，研）　红芽大戟（一两五钱，去芦根，洗净，焙干为末。杭州紫色者为上，江南土大戟次之。北方绵大戟，色白性烈害人，勿用）　千金子仁（一两，白者去油，一名续随子）

上药各择精品，于净室中制毕，候端午、七夕、重阳，或天月德，天医黄道上吉之辰，合药。前三日斋戒，至期，更衣洗手熏香，设药王牌位，焚香拜祷毕，将前药逐味称准，入大乳钵内，再研数百转，入细石臼内，渐加糯米浓汁调和，软硬得中，用杵捣千余下，至极光润为度。每锭一钱。修合时，除使令之人，余皆忌见。做此药唯在洁诚方效。病人每服一锭，势重者再服一锭，以通利为度。利后温粥补之。

通治瘟病

初得头痛，脉大壮热。小蒜汁，少加水顿服，再服即痊。

岚瘴

大蒜，生熟各七片共食。少顷腹鸣，或吐血泄泻即愈。

治时气

猪脂如弹丸，温水化服，日三次。

苦参酒

治瘟疫欲死，并治热毒气欲死。苦参一两，黄酒一壶煮半壶，饮尽当吐则愈。诸毒病服之，覆取汗皆愈。（此方三见，各有不同，故并录之。）

梓皮饮

生梓白皮切，水煎服。治时气瘟病，头痛壮热，初得一二日者。瘟病复感寒邪，变为胃哕，治同。

蘘荷汁

治伤寒瘟病，初得头痛壮热脉盛者。蘘荷连根叶捣，绞汁服。

治瘟疫

虎耳草擂酒服，治瘟疫。

时行风热

菾菜（音甜，一名莙荙，齐鲁名为滚当。）捣汁饮之。

梨甘饮

通治瘟疫。

梨树皮　大粉草（各一两）　黄秫谷（一合，为末）　百草霜（一钱）

共为细末，每服三钱，白汤日二服。

时气头痛烦热

皂角烧研，入姜汁、蜜各少许，水和二钱服之。先以热水淋浴，后服药，取汗即愈。

时疾烦闷泻痢大渴孕妇心热等症

芦根一两，煎浓汤服。

天行热疾烦渴发狂及服金石心热发渴

并煮苎汁服。

瘟毒大热

壮猪干粪，水渍，取清饮。

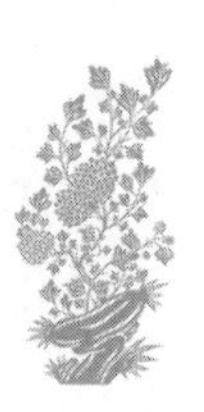

附录六　主要参考书目

［1］吴有性 . 温疫论［M］// 曹洪欣 . 温病大成：第一部 . 福建：福建科学技术出版社，2007.

［2］南京中医药大学 . 中药大辞典［M］. 上海：上海科学技术出版社，2020.

［3］叶桂 . 温热论［M］// 曹洪欣 . 温病大成：第二部 . 福建：福建科学技术出版社，2007.

［4］叶桂 . 眉寿堂方案选存［M］// 曹洪欣 . 温病大成：第五部 . 福建：福建科学技术出版社，2007.

［5］叶桂 . 临证指南医案［M］// 曹洪欣 . 温病大成：第五部 . 福建：福建科学技术出版社，2007.

［6］叶天士 . 临证指南医案［M］. 北京：华夏出版社，1995.

［7］彭胜权，林培政 . 温病学［M］. 北京：人民卫生出版社，2017.

［8］叶桂 . 叶氏医案存真［M］// 曹洪欣 . 温病大成：第五部 . 福建：福建科学技术出版社，2007.

［9］叶桂 . 评点叶案存真类编［M］// 曹洪欣 . 温病大成：第五部 . 福建：福建科学技术出版社，2007.

［10］薛雪 . 湿热论［M］// 曹洪欣 . 温病大成：第二部 . 福建：福建科学技术出版社，2007.

［11］薛雪 . 扫叶庄医案［M］// 曹洪欣 . 温病大成：第五部 . 福建：福建科学技术出版社，2007.

［12］吴瑭 . 温病条辨［M］// 曹洪欣 . 温病大成：第二部［M］. 福建：福建科学技术出版社，2007.

［13］王士雄 . 温热经纬［M］// 曹洪欣 . 温病大成：第二部 . 福建：

福建科学技术出版社，2007.

[14] 王士雄．王氏医案［M］// 曹洪欣．温病大成：第五部．福建：福建科学技术出版社，2007.

[15] 王士雄．随息居重订霍乱论［M］// 曹洪欣．温病大成：第四部．福建：福建科学技术出版社，2007.

[16] 雷丰．时病论［M］// 曹洪欣．温病大成：第二部．福建：福建科学技术出版社，2007.

[17] 刘奎．松峰说疫［M］// 曹洪欣．温病大成：第一部．福建：福建科学技术出版社，2007.

[18] 杨璿．伤寒瘟疫条辨［M］// 曹洪欣．温病大成：第一部．福建：福建科学技术出版社，2007.

[19] 周扬俊．温热暑疫全书［M］// 曹洪欣．温病大成：第三部．福建：福建科学技术出版社，2007.

[20] 熊立品．治疫全书［M］// 曹洪欣．温病大成：第一部．福建：福建科学技术出版社，2007.

[21] 戴天章．重订广温热论［M］// 曹洪欣．温病大成：第一部．福建：福建科学技术出版社，2007.

[22] 雷载权．中药学［M］．上海：上海科学技术出版社，2008.

[23] 蒲辅周．中医对几种急性传染病的辨证论治［M］．北京：人民卫生出版社，2006.

[24] 丁甘仁．丁甘仁医案［M］．北京：人民卫生出版社，2007.

[25] 赵绍琴．赵绍琴临床经验辑要［M］．北京：中国医药科技出版社，2018.

[26] 赵绍琴，胡定邦，刘景源．温病纵横［M］．北京：人民卫生出版社，1982.